# 经皮内镜
## 腰椎手术学

# Percutaneous Endoscopic
## Lumbar Spine Surgery

主　　编　李振宙

主　　审　侯树勋

副 主 编　曾建成　商卫林

作者名单（以姓氏拼音为序）

曹　峥　解放军总医院第一附属医院骨科

付　强　上海长海医院骨科

郭正纲　解放军总医院第一附属医院麻醉科

胡善云　珠海康弘发展有限公司技术部

李振宙　解放军总医院第一附属医院骨科

马　辉　东方肝胆外科医院骨科

商卫林　解放军总医院第一附属医院骨科

宋科冉　解放军总医院第一附属医院骨科

曾建成　四川大学华西医院骨科

赵宏亮　解放军总医院第一附属医院骨科

邹海波　中日友好医院骨科

人民卫生出版社

**图书在版编目（CIP）数据**

经皮内镜腰椎手术学/李振宙主编.—北京：人民卫生出版社，
2017

ISBN 978-7-117-24068-0

Ⅰ.①经⋯　Ⅱ.①李⋯　Ⅲ.①内窥镜 – 应用 – 腰椎 – 脊椎病 –
外科手术　Ⅳ.①R681.5

中国版本图书馆 CIP 数据核字（2017）第 014708 号

| 人卫智网 | www.ipmph.com | 医学教育、学术、考试、健康，购书智慧智能综合服务平台 |
| 人卫官网 | www.pmph.com | 人卫官方资讯发布平台 |

**经皮内镜腰椎手术学**

主　　编：李振宙
出版发行：人民卫生出版社（中继线 010-59780011）
地　　址：北京市朝阳区潘家园南里 19 号
邮　　编：100021
E - mail：pmph @ pmph.com
购书热线：010-59787592　010-59787584　010-65264830
印　　刷：北京建宏印刷有限公司
经　　销：新华书店
开　　本：787 × 1092　1/16　　印张：27
字　　数：657 千字
版　　次：2017 年 3 月第 1 版　2023 年 6 月第 1 版第 5 次印刷
标准书号：ISBN 978-7-117-24068-0/R·24069
定　　价：190.00 元

**打击盗版举报电话：010-59787491　E-mail：WQ @ pmph.com**
（凡属印装质量问题请与本社市场营销中心联系退换）

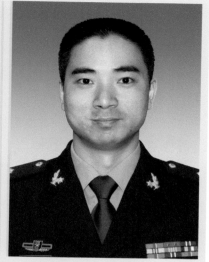

## 主编简介

　　李振宙　医学博士、硕士生导师、解放军总医院第一附属医院(原解放军 304 医院)骨科主任医师。兼任中国康复医学会脊柱脊髓专业委员会微创脊柱外科学组副主任委员,中国医疗保健国际交流促进会脊柱内镜学组副主任委员,中华医学会疼痛学分会脊柱内镜学组副主任委员,中国中西医结合学会微创骨科专业委员会脊柱内镜学组副主任委员,中国医药教育学会脊柱分会委员兼微创脊柱外科教育工作组副主任委员,中国医师协会骨科分会脊柱微创工作组委员、国际脊柱内镜外科学会(ISESS)执行委员,SICOT 中国部微创脊柱外科学会常委,亚太微创脊柱外科学会理事。

　　曾赴美国、德国多个微创脊柱外科中心访问、交流和学习。擅长颈、胸、腰椎退行性疾病的阶梯微创手术治疗和慢性颈腰痛的微创诊疗,尤其对经皮脊柱内镜技术有深入研究及全面临床运用。以第一作者发表微创脊柱外科相关论著 30 余篇,其中 SCI 论著 6 篇,获 2 项脊柱微创器械专利。

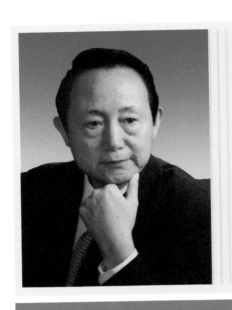

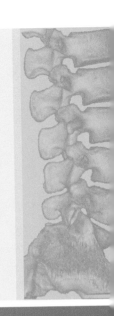

## 主审简介

侯树勋　一级教授、全军骨科研究所所长、解放军三〇四骨科医院院长。

目前担任国际脊柱内镜外科学会第一届执行委员会主席，中国医疗保健国际交流促进会骨科分会主任委员，《中国骨与关节杂志》主编；曾被国家人事部授予"有突出贡献的中青年专家"称号，并推选为中国人民政治协商会议第十届委员会委员，荣立个人二等功2次。2014年被评为"全国优秀科技工作者"及总后勤部"科学技术一代名师"。曾任中华医学会骨科学分会副主任委员，亚太微创脊柱外科学会主席，《中国脊柱脊髓杂志》主编，《中华骨科杂志》副主编，《中华创伤杂志》副主编。获国家科技进步二等奖2项、三等奖1项，省部级科技进步一等奖2项、二等奖2项，中华医学科技二等奖1项。发表SCI论文100余篇，统计源期刊论文400余篇。主编《骨科学》《现代创伤骨科学》和《脊柱外科学》等专著。

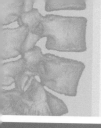

经皮内镜腰椎手术技术是近 10 年来发展最为迅猛的微创脊柱外科技术之一。目前可以对大多数类型的腰椎间盘突出症、腰椎管狭窄症、腰椎关节突关节囊肿、椎间盘源性腰痛、关节突关节综合征等腰椎退变性疾病进行有效的经皮内镜下手术治疗,但并发症也时有发生。我很欣慰我的学生李振宙博士在这方面做出的开拓性工作。

《经皮内镜腰椎手术学》较系统地介绍了经皮内镜腰椎手术相关解剖、腰椎经皮内镜设备及手术器械、手术麻醉,以及各种经皮内镜下腰椎间盘摘除术、腰椎管减压术、腰椎融合术、慢性盘源性腰痛及关节突关节源性腰痛的治疗等内容,对经皮内镜腰椎手术并发症及其防范也做相应介绍。尤其是李振宙博士将其近 10 年来在经皮内镜腰椎手术方面的临床研究成果、手术设计理念及内镜操作的经验体会收入其中,本书内容更为新颖、生动。

本书介绍的所有经皮内镜腰椎手术技术的运用及适应证选择均遵循 LiESS(less invasive,easy,efficient,effective and safe surgery)理念,全部 37 个典型病例均呈现完整的病史、体征、术前影像学资料、术前诊断、手术计划、手术实施、术后临床疗效及影像学结果。尤其是对手术技术的详细描述,整合了手术示意图、X 线透视图像及内镜下视频图像,有的病例还附带手术录像资料,逐步展现各种经皮内镜腰椎手术技术的操作步骤及技巧,具有极高的层次感和可复制性。除此之外,本书还介绍了他本人对经皮内镜腰椎手术技术的改进和器械的改良,这些研究成果,已经应用于临床。

本书对脊柱外科医生、神经外科及疼痛科医生具有一定的指导意义,是一部实用性较强的经皮内镜腰椎手术技术的专著。

衷心祝贺《经皮内镜腰椎手术学》的出版,希望该书的出版对我国经皮内镜腰椎手术技术的发展、推广及普及产生积极的推动作用,希望广大读者从中收益,最终惠及广大患者。

侯树勋

解放军骨科研究所

解放军总医院第一附属医院骨科

# 前　言

　　脊柱手术的微创化是脊柱外科发展的重要方向,微创脊柱外科已经成为较成熟的亚专业学科,其中内镜下手术更是微创脊柱外科的核心技术。经皮内镜下脊柱手术经过最近10年的迅猛发展和不断完善,对常见脊柱退行性疾病的治疗已经取得优异的疗效。在腰椎,经皮内镜下手术已经可以治疗各种类型的腰椎间盘突出症、腰椎管狭窄症、椎间盘源性腰痛、关节突关节源性腰痛、腰椎不稳症等疾病。但目前各脊柱内镜厂商器械设计各有特点、技术种类繁多、技术培训无法统一。基于此,有必要编写经皮内镜腰椎手术相关专著,对经皮内镜腰椎手术相关解剖、经皮脊柱内镜设备及相关手术器械的结构及使用方法、各种经皮内镜腰椎手术技术及适应证进行规范统一,便于学术交流及技术培训,利于促进经皮内镜腰椎手术的健康发展、普及和推广。

　　我从事经皮内镜脊柱外科工作10年,秉承LiESS(less invasive,easy,efficient,effective and safe surgery)理念。开展任何一项经皮内镜脊柱手术技术,都会按手术(surgery)对待,慎重选择适应证,确保安全性(safe)和手术疗效(effective),还要兼顾手术效率(efficient)和可复制性及易学性(easy),微创(less invasive)的手术方式是最后考虑的因素。经皮内镜脊柱手术应该达到"介入治疗技术的副损伤、传统开放手术的疗效",而不应该是"可视化的介入治疗"。我在10年间累计近2000例经皮内镜腰椎手术经验,所有经皮内镜下腰椎间盘摘除术及腰椎管减压手术均留取术前、术后影像学资料对比,确保手术技术的实施成功。LiESS理念也是本书中各种技术及适应证选择的基础。

　　本书主要包括经皮内镜腰椎手术相关解剖、腰椎经皮内镜设备及手术器械、手术麻醉、各种经皮内镜下腰椎间盘摘除术、腰椎管减压术、腰椎融合术、慢性椎间盘源性腰痛及关节突关节源性腰痛的治疗等内容,对经皮内镜腰椎手术并发症及防范也作相应介绍。各种技术的介绍均以典型病例的形式呈现,包括完整的病史、体征、术前影像学资料、术前诊断、手术计划、手术实施、术后临床疗效及影像学结果等要素,其中手术实施过程的线条图均基于患者影像学资料的等比例绘制,通过结合术中X线透视图像、术中内镜下图像,力求逐步展现经皮内镜腰椎手术步骤及技巧。本书入选37例典型病例(解放军总医院第一附属医院33例,四川大学华西医院4例),涵盖各种类型的腰椎间盘突出症、腰椎管狭窄症、椎间盘源性腰痛、关节突关节囊肿以及腰椎骨样骨瘤;手术入路包括经椎间孔入路和经椎板间隙入路。

　　本书结合本人10年来对于经皮内镜腰椎手术的临床研究和手术经验,总结我们对于经皮内镜腰椎手术的经验和体会。目的在于使骨科医生、神经外科医生及疼痛科医生能全面、系统、准确地认识经皮内镜腰椎手术相关解剖、脊柱内镜的使用技巧、各种腰椎退行性疾病的手术适应证及经皮内镜腰椎手术技术选择,掌握各种经皮内镜腰椎手术方法及技巧,更好地为广大病患解除病痛。

感谢我的恩师侯树勋教授将我引领入经皮内镜脊柱外科殿堂，并欣然同意担任本书主审及作序。

鉴于目前经皮内镜腰椎外科处于"百花齐放、百家争鸣"的时代，本书无法全面涵盖经皮内镜腰椎手术的所有技术。限于作者的水平有限，编撰经验不足，错误和不当在所难免。本书内容仅为"一家之言"，不全面及不恰当之处，敬请各位同道批评指正。

李振宙

2016 年 10 月

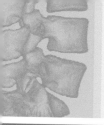

# 获取图书配套增值内容步骤说明

1. IOS 系统在 App Store 中,安卓系统在应用商店中搜索"人卫图书增值"下载客户端,或扫描下方二维码下载客户端。

2. 打开客户端,注册并登陆。

3. 使用客户端"扫码"功能,扫描参考书中二维码即可直接浏览相应资源。

客服热线:4006-300-567(服务时间:8:00-21:30)

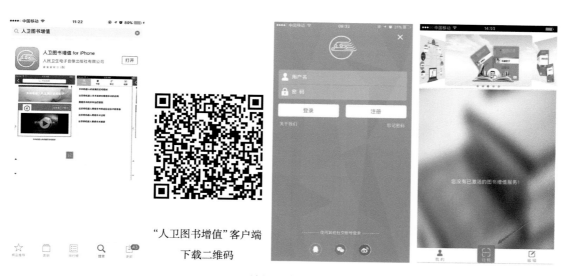

"人卫图书增值"客户端
下载二维码

IOS 系统操作步骤示意图

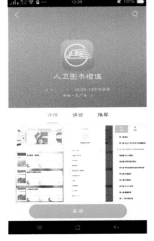

"人卫图书增值"客户端
下载二维码

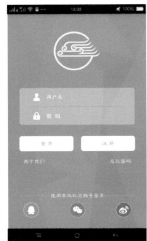

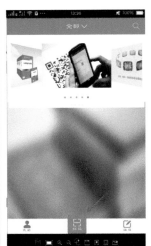

安卓系统操作步骤示意图

# 目　录

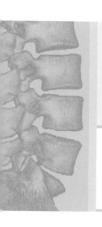

# 第一章

# 腰椎应用解剖

人体腰背部是由骨、骨连结、韧带、肌肉、血管、神经等诸多组织构成的复杂结构(图 1-0-1)。

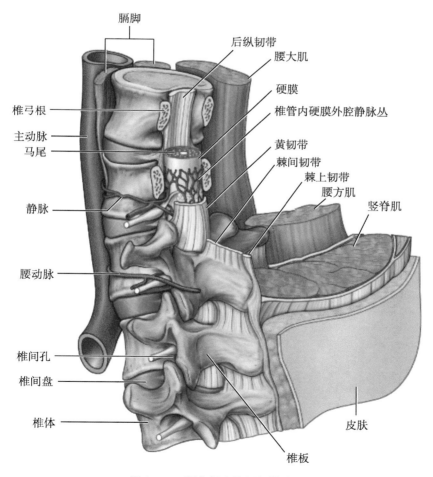

图 1-0-1　腰背部大体解剖模式图

（商卫林）

# 第一节 腰骶椎椎骨

## 一、腰椎椎骨

### （一）椎体

腰椎曲度前凸,其椎体因为负重关系,在所有脊椎骨中,体积最大,作肾形,上下扁平。腰椎椎体横径及矢径自 $L_{1~4}$ 逐渐增大,与椎体负重自上而下逐渐增加相一致,但重力到达 $L_5$ 下部时,部分负重经腰骶椎间关节传至骶髂关节,$L_5$ 椎体下部承受的重力小于上部,其下部横、矢径与 $L_4$ 椎体相应部位相比也变小(图 1-1-1、图 1-1-2、图 1-1-3、图 1-1-4)。

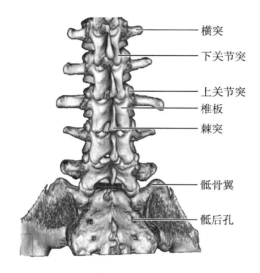

图 1-1-1 腰椎螺旋 CT 三维重建后面观

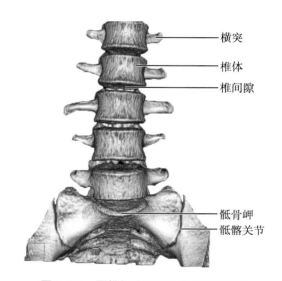

图 1-1-2 腰椎螺旋 CT 三维重建前面观

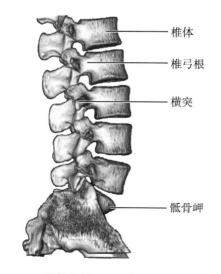

图 1-1-3 腰椎螺旋 CT 三维重建右侧面观

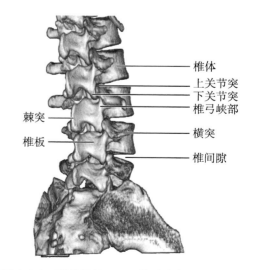

图 1-1-4 腰椎螺旋 CT 三维重建右后斜面观

**（二）椎板**

腰椎椎板较厚，并略向后下倾斜，L$_{1-4}$椎板均遮挡同节段椎间隙，影响经椎板间隙入路内镜下进入椎间盘操作；而L$_5$椎板向后方成角最大，所以L$_5$~S$_1$椎板间隙最大，适合经椎板间隙入路内镜下手术的实施（图1-1-5）。

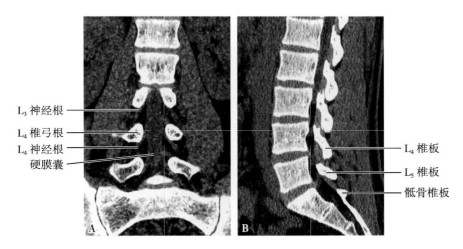

图 1-1-5　腰椎螺旋 CT 二维重建

A. 冠状位定位相，在侧隐窝部位重建；B. 矢状位相，显示不同节段椎板和椎间盘的位置关系。L$_5$~S$_1$椎板间隙最大、与椎间盘水平最接近，有利于经椎板间隙入路内镜下手术

**（三）椎弓根**

腰椎的椎弓根向后外，由于上关节突根部的存在使椎弓根上切迹较小，而椎弓根下切迹较大，下方为神经根通道。在经椎间孔入路内镜下手术治疗向下方高度移位的椎间盘突出症时，有时需要切除部分椎弓根上部以达到椎间盘脱出移位部位（图1-1-6）。

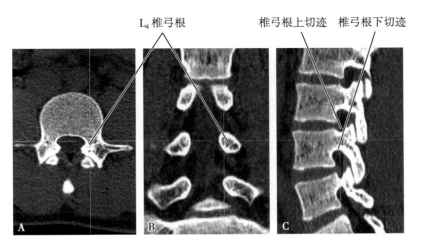

图 1-1-6　腰椎螺旋 CT 二维重建

A. 轴位定位相，显示 L$_4$ 椎弓根平面；B. 冠状位相，显示椎弓根和神经根的位置关节；在椎弓根中分部位重建；C. 矢状位相，显示椎弓根上、下切迹及出口神经根的位置

#### （四）关节突

腰椎的上关节突由椎弓根发出，向内，与上一节腰椎的下关节突相接，后者由椎板发出，向下外走行，因此上位关节突关节的方向作矢状位，但向下逐渐变为斜位，至 $L_5$~$S_1$ 节段几乎呈冠状位（图 1-1-7）。

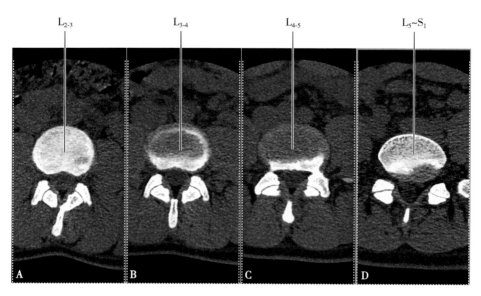

图 1-1-7　腰椎螺旋 CT 轴位扫描相显示不同节段腰椎关节突关节方向的改变

A. $L_{2-3}$ 水平；B. $L_{3-4}$ 水平；C. $L_{4-5}$ 水平；D. $L_5$~$S_1$ 水平

#### （五）横突

横突由椎弓根与椎板会合处向外突出，其上有腹横筋膜和腰方肌附着。腰脊神经后支自椎间孔发出后，其外侧支穿横突间韧带骨纤维孔后，沿横突的背面和上面走行，并穿过起于横突的肌肉至其背侧。腰椎横突有众多大小不等的肌肉附着，相邻横突之间有横突间肌，横突尖端与棘突之间有横突棘肌，横突前侧有腰大肌及腰方肌，$L_2$ 横突前还有膈肌，横突的背侧有骶棘肌，还有腹内、外斜肌和腹横肌，借助腰背筋膜起于 $L_{1-4}$ 横突。$L_5$ 横突短粗，基底宽，横突中部常有向下方的隆起，导致 $L_5$~$S_1$ 横突间隙空间最小，加上外侧髂骨的阻挡，使经椎间孔入路内镜下 $L_5$~$S_1$ 椎间盘摘除术变得较为困难（图 1-1-8）。

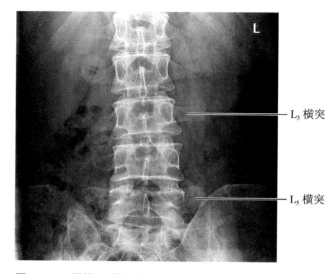

图 1-1-8　腰椎 $L_5$ 横突的形态学特点：横突短粗，基底宽，横突中部常有向下方的隆起

横突根部的后下侧有一小结节，称为副突。在上关节突的后缘有一卵圆形隆起，称为乳突。腰椎乳突与副突之间可形成浅沟、切迹、孔或管（图1-1-9）。脊神经背内侧支走行其中，如果该部位受卡压，常导致腰痛及下肢的牵涉痛，常需与坐骨神经痛相鉴别。

### （六）棘突

腰椎的棘突呈长方形，作水平方向，后缘较厚。棘突的末端膨大，下方如梨状，为多裂肌腱附着处。腰椎的棘突有杠杆作用，肌肉、韧带附着其上，更增加脊柱的坚固性及稳定性。

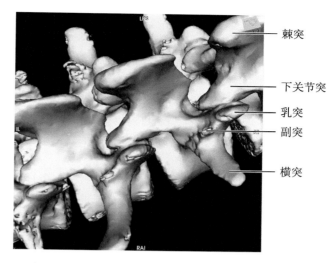

棘突

下关节突

乳突

副突

横突

图 1-1-9　腰椎脊神经背内侧支走行的骨性通道解剖

## 二、骶骨

骶骨本为5节，至成年后，互相愈合，作三角形，底朝上，尖朝下，有上、下、前、后、两侧6面。骶骨底宽大，呈椭圆形，和$L_5$相接，向前凸出，成为骶岬；尖部和尾骨相连。骶骨的前部由上而下凹进，平滑，两边各有4个骶前孔，骶神经前支由此孔穿出骶管。骶骨的后部粗糙，不整齐，中部的隆起小，为骶中嵴，两侧在骶关节嵴外侧各有4个骶后孔，骶神经后支由此通过。在骶骨两侧，上三节共有一个耳状面，和髂骨的耳状面相连形成骶髂关节。骶骨的下两节侧面无关节面，骨面粗糙，有韧带附着。骶髂关节后方的神经支配来自$L_4$~$S_2$脊神经背侧支（图1-1-10），所以部分骶髂关节来源慢性腰骶部疼痛可以采用内镜下$L_4$~$S_2$脊神经背侧支切断术治疗。

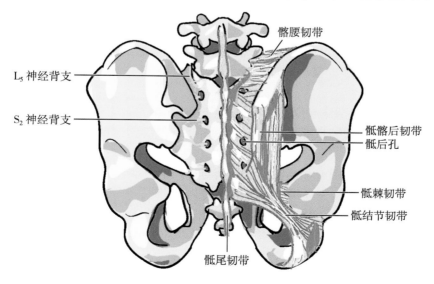

髂腰韧带

$L_5$神经背支

$S_2$神经背支

骶髂后韧带

骶后孔

骶棘韧带

骶结节韧带

骶尾韧带

图 1-1-10　骶骨背侧面解剖及骶神经背侧支解剖

（商卫林　赵宏亮　宋科舟）

# 第二节 腰段椎管

各腰椎椎孔相连成椎管。椎孔形状在 $L_{1\sim3}$ 多呈卵圆形，$L_{4\sim5}$ 多呈三叶形。其前界为椎体、椎间盘纤维环后面及后纵韧带；后界为椎板、棘突基底及黄韧带；两侧为椎弓根；后外侧为关节突。腰椎椎管自 $L_{1\sim2}$ 间隙以下包含马尾神经及神经根，其被硬脊膜包围的部分形成硬膜囊，各神经根自硬膜鞘袖发出后在椎管内的一段称为神经根管，以后分别自相应椎间孔穿出。

椎管横径和矢径中，以矢径最重要（图 1-2-1）。一般认为，如矢径 <13mm，横径 <18mm，可定为椎管狭窄；有的作者将矢径数值 10~12mm 定为相对狭窄，如 <10mm 则为绝对狭窄。$L_5$ 横径虽明显增大，但其矢径甚至比 $L_{1\sim2}$ 还小，各椎孔矢径中，以 $L_{3\sim4}$ 最小。

侧隐窝是椎管最狭窄都分，为神经根的通道，其矢径越小，横径越大，表示侧隐窝越窄越深。矢径 >5mm 为正常，矢径 3~5mm 定为相对狭窄，如 <3mm 则为绝对狭窄。$L_5$ 椎孔最易引起侧隐窝狭窄，原因是：①椎孔多呈三叶形；②侧隐窝明显，矢径可小至 2~3mm；③上关节突增生变形较多。

引起椎管狭窄的原因很多，骨性椎管由于发育障碍而狭窄，表现为横径、矢径变小，侧隐窝狭窄，椎板增厚，椎板间角度小等，后天最常见的原因为腰椎退行性变化，表现为椎间盘退行性变，向后膨出，椎体后缘、椎板上、下缘骨质增生，特别是关节突增大并靠近中线，从前方、后方及后外方突向椎管，引起三叶草状椎管，

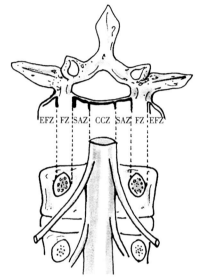

图 1-2-1 腰椎管分区
EFZ：椎间孔外区；FZ：椎间孔区；
SAZ：侧隐窝区；CCZ：中央椎管区

可能使腰神经根受压。与此同时，黄韧带及后纵韧带亦可增厚、钙化，发生皱褶，椎板间隙减小使椎管容积进一步减少。某些病理改变，如腰椎滑脱、外伤及椎板融合术后亦可引起椎管狭窄。

腰段脊柱从屈曲位至伸展位，椎管会发生下列改变：①腰椎椎管缩短 2.2mm，其内含神经组织也变短变宽；②黄韧带纤维变松、变粗；③椎间孔变窄；④在所有水平，椎间盘均向后轻度突出。

正常椎管，硬脊膜周围有相当空间允许其与神经鞘活动，而在椎管狭窄时，硬脊膜及其内含马尾神经被紧紧包裹，一旦椎管容积稍有减少，腰椎从屈曲位至伸展位运动时即受到障碍，站立及行走时，腰椎前凸增加，更限制其移动，神经受到牵扯，必然影响微循环，延迟神经传导，临床上常出现间歇性跛行，行走稍多，即疼痛难忍。坐位及蹲位时，腰椎转为轻度后凸，椎管容积稍有增加，血供增加而症状也有所缓解。

（商卫林　邹海波　宋科冉　赵宏亮）

# 第三节　腰椎骨的血供

## 一、腰椎动脉系统

腰椎动脉血供及椎体后壁动脉网模式图见图 1-3-1、图 1-3-2。

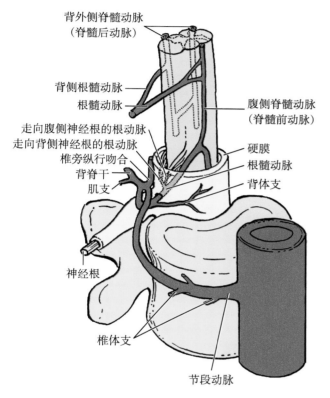

图 1-3-1　腰椎动脉血供模式图

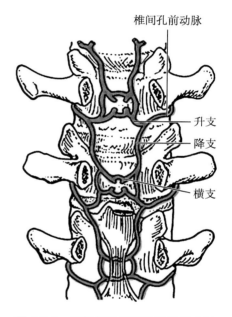

图 1-3-2　腰椎椎体后壁动脉网模式图

　　腰椎的血供来自腰动脉,由腹主动脉的后壁发出,沿椎体的中部向后外侧走行,沿途发出一些垂直小支进入椎体前方,以营养椎体。腰动脉至椎间孔前缘先后分为脊椎前支、横突前支及背侧支,形成椎管外、内血管网两组。前者以横突为界又分为:①椎管外血管网前组:由横突前支(横突前动脉)形成。此支比较粗大,沿途在横突前方发出许多肌支,还有许多交通支与相邻横突前动脉吻合。此动脉位置较深,破裂可产生巨大腹膜后血肿,随后可发生顽固性肠麻痹。②椎管外血管网后组:由背侧支的关节间动脉及上、下关节动脉组成。关节间动脉绕过椎弓根峡部向后方延伸,行走于椎板与肌筋膜之间,然后向中线行走,沿途发出许多肌支,最后分布于椎板间韧带及棘突。椎管内血管网包括脊前、后支(椎间孔前、后动脉)。脊前支先分出一个小支供应神经根,然后经椎间孔的前缘进入椎管内,随即分为升、降支,由升支再分出横支,在中线汇合,经椎体后面的静脉窦孔进入椎体,相邻节段脊前支的升、降支彼此吻合,形成纵行的血管网。动脉前支,神经支与椎管内窦椎神经沿脊椎上下伴行。脊后支较前支细,呈网状分布于椎板和黄韧带内侧,然后穿入椎板,以微细小支在硬膜外脂肪中走行,与硬脊膜动脉丛相连。

## 二、腰椎静脉系统

脊柱静脉系统由 3 个互相交通的无瓣膜的静脉网构成,腰椎也不例外(图 1-3-3)。

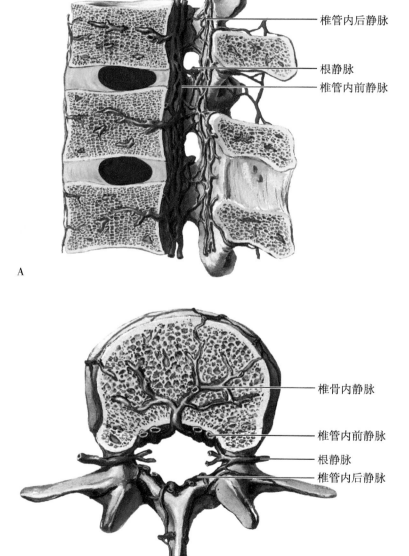

图 1-3-3　腰椎静脉回流模式图
A. 侧面观;B. 上面观

**（一）椎骨内静脉**

椎体周围静脉注入椎体中央管道,然后在后纵韧带及骨膜的深面经椎体后部滋养孔汇入静脉窦内,与椎管内静脉相交通。

**（二）椎管内静脉**

椎管内静脉分为3组:①椎管内前静脉(图1-3-4):在椎管横突冠状线之前,沿椎管前面有两个纵行静脉系统,此静脉在椎弓根部弯行向内,在椎间盘部弯行向外。在椎弓根内侧,这个静脉在滋养孔与椎骨内静脉相交通。椎管内前静脉紧贴椎间盘后面,位于硬脊膜及马尾神经之前。②椎管内后静脉(图1-3-5):离椎间盘较远,一般位于椎板内面,但也有小支至黄韧带,还有少数的横行、纵行或斜行的吻合支跨越黄韧带的内面。所以在进行经椎板间隙入路内镜手术时,有时需要对黄韧带的细小出血进行止血。③根静脉:为节段静脉,每个腰椎成对,分别在两侧椎弓根的上下穿出椎间孔,椎弓根下方的一对静脉与神经根密切相关,但椎弓根上方的静脉在经椎间孔入路内镜手术中容易损伤,引起出血。

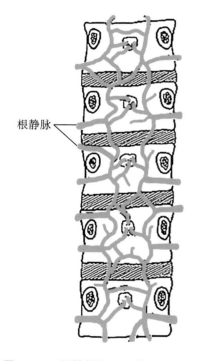

根静脉

图 1-3-4 腰椎椎体后壁静脉回流网
（椎管内前静脉）

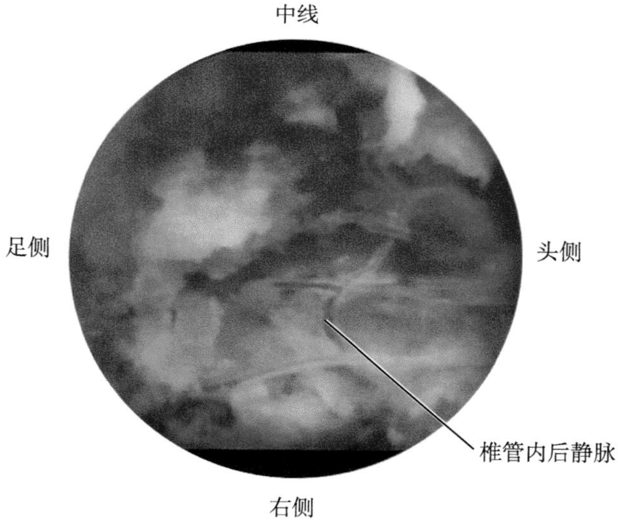

中线

足侧

头侧

椎管内后静脉

右侧

图 1-3-5 椎管内后静脉内镜下观

**（三）椎管外静脉**

主要为两侧的腰升静脉,在椎体、横突及椎弓根交界处形成的沟内纵行向上。在远侧,此静脉与髂总静脉相交通;在近侧,左腰升静脉注入半奇静脉,右侧的一般较小,可以在$L_{4-5}$椎间隙最终成为一个根静脉,向上又与其他根静脉重新组成,最后汇入奇静脉。

了解腰椎血管的解剖特点,在进行腰椎经皮内镜下手术时,可以防止大量出血,如进行经椎间孔入路内镜手术,不宜进入椎间孔上半部分。进行经椎板间隙入路经皮内镜手术时,为了充分减压,特别需要对神经根管后方进行减压,因为神经根管为骨性管道,上下各有椎间静脉通过,其前内侧有椎内静脉前丛,外侧有腰升静脉,出口处为椎间孔,充满网状的静脉丛,只有后方为安全区。

(商卫林 赵宏亮 宋科冉 曹峥)

# 第四节 腰 椎 关 节

腰椎关节由腰椎体间、椎弓间关节及连结组成。

## 一、腰椎体间关节及连结

腰椎体之间的连结由前、后纵韧带和椎间盘构成(图 1-4-1)。

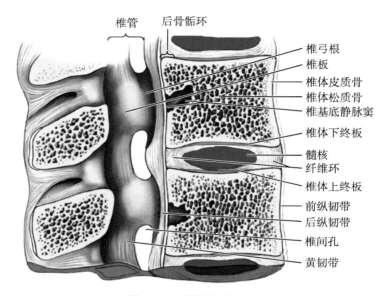

图 1-4-1 腰椎体间连结

### (一)前、后纵韧带

前纵韧带位于椎体的前面,上起枕骨的咽结节和寰椎前结节,下至 $S_{1-2}$,在其行程中借纤维束紧密附着于各椎体边缘,但与椎体连接疏松。此韧带在最上部为一束带,附着于寰椎前结节,并延至枕骨基底。前纵韧带是人体最长的韧带,较宽,非常坚强。前纵韧带由 3 层纵行纤维构成,浅层跨越 3~4 个椎体,中层跨越 2~3 个椎体,而深层仅连接相邻 2 个椎体。

后纵韧带比较薄弱,位于椎体的后部,上起枢椎,下达骶骨,最上部延展为覆膜。后纵韧带较前纵韧带狭窄,宽窄不齐,不能完全遮盖椎体的后部和椎间盘,其纤维作齿状,与椎体疏松相连,其间隔以静脉丛。后纵韧带分浅、深 2 层。浅、深层韧带均由中央部和扩张部组成,扩张部与椎间盘后纤维环紧密愈着,中央部与椎体后壁结合疏松,间隔以硬膜周围膜(图 1-4-2)。内镜下需要注意鉴别后纵韧带和神经根结构(图 1-4-3),以免神经根的医源性损伤。

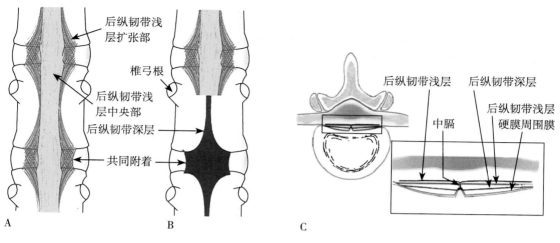

图 1-4-2 腰椎后纵韧带分层解剖

A. 后纵韧带浅层;B. 后纵韧带深层;C. 后纵韧带轴位

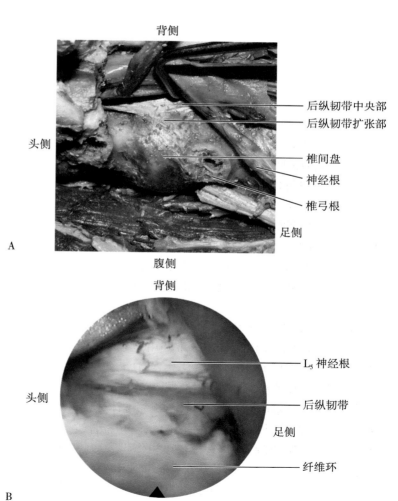

图 1-4-3 后纵韧带尸体解剖及内镜下观

A. 尸体观;B. 镜下观(L$_{4-5}$左侧经椎间孔成形入路)

内镜下可以看到椎管表面有一些较细且具有一定活动度的血管和韧带组织。在充分止血后,可以观察到从硬膜腹面及侧面延伸至后纵韧带的 Hoffman 韧带(图 1-4-4)及从硬膜和行走神经根延伸至后纵韧带和骨膜的硬膜韧带。

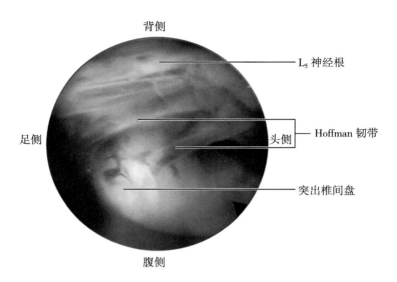

图 1-4-4　Hoffman 韧带从硬膜囊腹侧面及侧面延伸至后纵韧带表面($L_{4-5}$ 右侧远外侧经椎间孔入路)

### (二) 椎间盘

椎间盘即椎间纤维软骨,除 $C_{1-2}$ 之间外,其他椎体之间包括 $L_5$ 与 $S_1$ 之间均有这种结构,因此成人的椎间盘总数为 23 个。

椎间盘在横断面上与其所连接的椎体形状一致。椎间盘的厚薄,在脊柱不同部位有所不同,一般说,凡是运动较多的地方,椎间盘较厚,在颈、腰部就是如此。椎间盘在下腰部最厚。

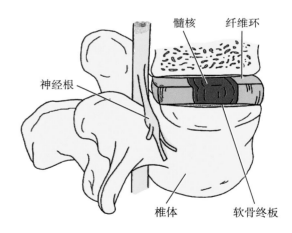

图 1-4-5　椎间盘构成及毗邻

1. 椎间盘的形态构造　椎间盘由透明软骨板、纤维环和髓核构成。纤维环由坚硬的致密胶质纤维形成,围以髓核(图 1-4-5)。

(1) 透明软骨板:透明软骨板即椎体的上下软骨面,作成髓核的上、下界,与相邻椎体分开。椎体上下无血管的软骨板如同膝、髋关节的关节软骨,可以承受压力保护椎体,防止椎骨遭受压力,只要软骨板保持完整,椎体不会因压力而发生吸收现象;软骨板还可视作半渗透膜,在渗透压下,水分可以扩散至无血管的椎间盘组织。

(2) 纤维环:在上、下透明软骨板的周围有一圈坚强的纤维组织,由胶原纤维及纤维软骨组成,称为纤维环,是椎间盘最主要维持负重的组织,与上、下软骨板和脊柱前、后纵韧带紧

密相连。纤维环作同心层排列,各纤维的方向
彼此交错。相邻两层之间借黏合剂样物质相
连,纤维环的前部及外侧部较后部约宽 1 倍,
后部各层较窄,层次少,相邻层的纤维接近平
行,连接物质亦较少,最内层纤维与髓核的细
胞间基质相融合,无明显界线(图 1-4-6)。

成人纤维环由一系列板层构成,形成不
完全的环,每个板层的纤维在 2 个椎体间斜
行,并以一定角度(30°~60°)越过邻近板层的
纤维,有的甚至垂直。对每个椎间盘来说,不

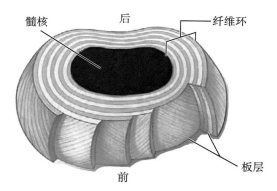

图 1-4-6　椎间盘纤维环板层排列

同纤维的交叉角度恒定。纤维环相邻纤维层的交叉排列,可能与髓核对其所施内部压力有
关。短纤维较长纤维更易遭受巨大应力,不利于两椎骨间的运动,可引起放射状撕裂。

纤维环连接相邻椎体,使脊柱在运动时作为一个整体,纤维环甚为坚固,紧密附着于软
骨板上,保持脊柱的稳定性,必须有极大力量广泛撕裂纤维环,才能引起椎体间脱位。纤维
环的特殊排列方向,使相邻椎体可以有轻度活动,但运动到一定限度时,纤维环紧张,又起节
制韧带的作用,管制旋转运动。纤维环主要为胶原纤维,但也含有一定弹性纤维,其纤维具
有一定的延展性(图 1-4-7)。

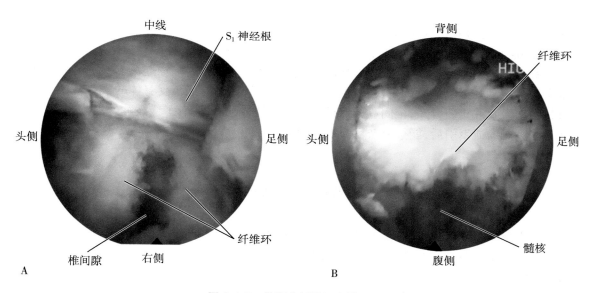

图 1-4-7　椎间盘纤维环内镜下观

A. 未染色纤维环呈黄白色($L_5$~$S_1$ 右侧经椎板间隙入路);B. 椎间盘以亚甲蓝染色后的纤维环呈淡蓝色,与深
蓝色染色的髓核组织易于辨别($L_5$~$S_1$ 右侧经椎间孔入路)

(3)髓核(图 1-4-8):髓核是一种富有弹、韧性半液体的胶状物质,约占椎间盘切面的
50%~60%。髓核由软骨样细胞组成,分散于细胞间基质,其中有分化较差不太致密的胶原
纤维网,覆以多糖蛋白质复合物。这个多糖硫酸软骨素的羟基能使髓核与水分结合,细胞间
基质形成三维乳胶体系统。髓核含有 85% 的水分及退化的脊索残余,髓核一般位于纤维环

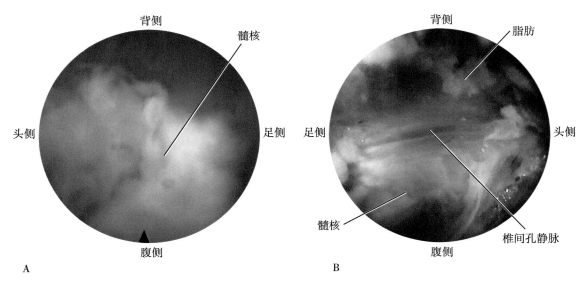

图 1-4-8 椎间盘髓核内镜下观

A. 正常未染色髓核呈白色棉絮状,退变明显的髓核可呈黄色或黄白色;B. 髓核以亚甲蓝染色后呈深蓝色,如脱出到椎管内,可与周围神经、血管等组织辨别($L_5$~$S_1$ 右侧经椎间孔入路)

的中部,较偏后,并不绝对在中心。

2. 椎间盘的血供 成人椎间盘几乎完全无血管,仅纤维环周围有些小血管穿入。

3. 椎间盘的功能及生理特点 椎间盘不但是椎体间主要的坚强连系与支持结构,同时也是脊柱运动和吸收震荡的主要结构,起着"弹性垫"的作用,能承受身体的重力,将施加于脊柱的力吸收并重新分布,椎间盘能保护和控制脊柱各种活动,有平衡缓冲外力的作用。椎间盘受到压缩或牵引后,能很快恢复原来形状。

## 二、椎弓间关节及连结

椎弓间关节及连结包括关节突关节和骨突间的韧带连接。

### (一) 关节突关节

关节突关节属于滑膜关节,由上、下相邻关节突构成。上腰椎关节面的方向近似矢状,在腰骶部近似冠状。上关节突从侧面观呈凹面,而从上下观呈平面,下关节突从侧面观呈凸面,上下观亦呈平面。关节面覆以透明软骨。关节囊甚松,借薄弱的纤维束而加强。关节囊韧带主要为胶原纤维,背侧较薄。在下腰部,其下部加强,有坚强纤维性结构至椎板,并部分为棘间韧带所代替,前部几乎全为黄韧带构成(图 1-4-9)。

在上部腰椎,关节囊附着紧靠关节突的边缘,约在其内侧 1~2mm,越向下越朝内,至腰骶部几至其内侧 13mm。滑膜覆盖呈半月状包含物,随年龄增长,这种纤维软骨性突出更明显。

关节突作为椎间孔的后界,不同节段腰椎间盘的后面与关节突的关系也有不同。在下腰部,特别是在 $L_5$~$S_1$,当人直立时,椎间盘的后面与下一腰椎骨的上关节突前面相接,这部分椎间盘正常位于椎间孔的下部。

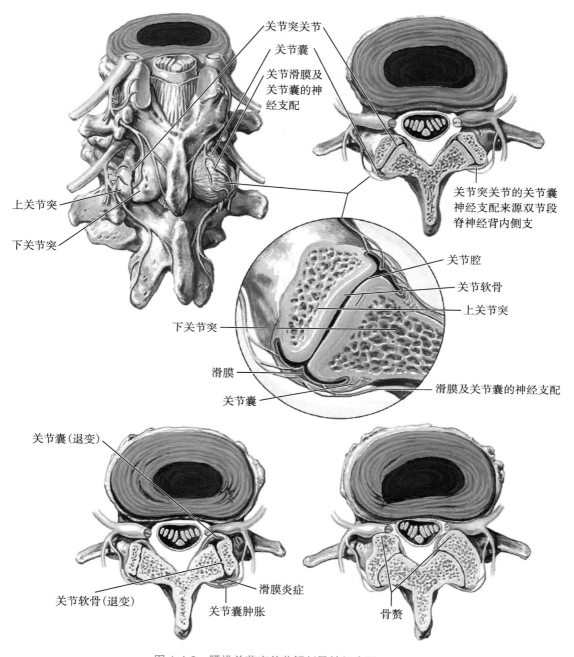

图 1-4-9 腰椎关节突关节解剖及神经支配

关节突关节由脊神经背侧支的内侧支发出的关节支支配。此内侧支恰在横突根的近侧,以后在上关节突外侧,位于乳突及副突之间,有时被骨化的乳突—副突韧带所覆盖,由其发出关节支,近侧支小,在关节突之下,供应关节突关节;背内侧支还发出比较大的降支向下,支配其下方关节囊的上内侧;另有一附加支,恰在横突间筋膜之前,至上关节突的上部。如此每个内侧支至少供给同一平面和下一平面的两个关节突关节,而每个关节突关节至少接受两个脊神经背侧支发出的关节支。椎间盘退变致椎间隙变窄,关节突肥大或不对称,可使椎间孔相对变小,因而脊神经背侧支可受到压迫,引起所谓关节突关节综合征。

### (二) 椎弓及骨突间韧带连接

骨突间连结虽无关节的构造,但在功能上与一般关节无异,在这些连结中,重要的有黄韧带、棘上韧带、棘间韧带和横突间韧带。

1. 黄韧带 黄韧带由薄而坚韧的黄色弹力组织所构成(图 1-4-10)。黄韧带纤维方向近乎垂直,连接毗邻的两椎板,向上附着于上一椎板下缘的前面,向外至同一椎骨的下关节突的根部,直至横突根部,向下附着于下一椎板上缘的后面及上关节突前上缘的关节囊,犹如屋瓦互相叠盖。在正中线,两侧黄韧带之间有少许脂肪,在外侧与关节突关节的关节囊相融合,并参与关节突关节囊前部的构成,它的侧缘构成椎间孔的软性后壁。因此,除椎间孔和后方正中线的小裂隙外,黄韧带几乎充满整个椎弓间隙。

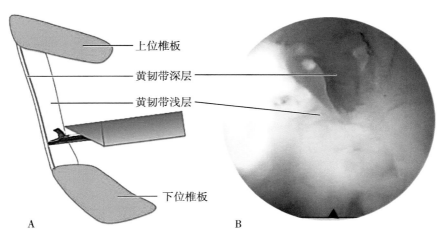

上位椎板
黄韧带深层
黄韧带浅层
下位椎板

A                                    B

图 1-4-10 黄韧带解剖及内镜下观

A. 黄韧带分浅、深 2 层,深层黄韧带较薄、弹性大;B. 经椎板间隙入路内镜下显示浅、深 2 层黄韧带

由于外伤或其他原因,黄韧带失去其正常柔软和能折起的特性,变为坚厚的纤维组织,甚至可厚达 8~16mm。连续的累积性损伤是引起黄韧带肥厚的主要原因,这种过度肥厚可引起椎管狭窄症及神经根的压迫症状,通常易发生在 $L_{4-5}$ 椎板之间,使该部马尾神经受到压迫,同时毗邻的椎板亦往往增厚。$L_5$ 椎孔因较小而神经根较粗大,如黄韧带过度增厚,该处的神经根极易受到压迫(图 1-4-11)。

2. 棘上韧带 棘上韧带呈连续的细索状突起,是一条坚强连接棘突的韧带。腰椎的棘上韧带于中线相接而附着于棘突末端的后方及两侧,能控制脊柱过度前屈。腰椎棘上韧带具有纵行胶原纤维,其深部纤维连接相邻棘突,浅部纤维越过 3~4 节。

3. 棘间韧带 棘间韧带薄而无力,不如棘上韧带坚韧,附于两棘突间的较深处,附着于下一椎板的上缘及椎骨棘突的基底,朝上后至上一椎骨的棘突,前与黄韧带融合,棘间韧带的厚度由下胸部至下腰部逐渐增加。

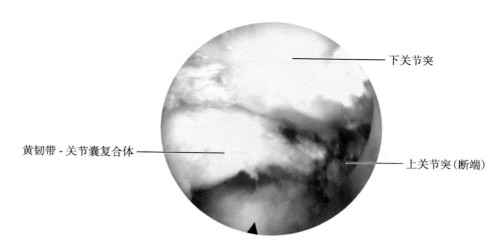

下关节突

黄韧带 - 关节囊复合体

上关节突(断端)

图 1-4-11　腰椎管侧方黄韧带 - 关节囊复合体镜下观($L_5$~$S_1$ 左侧经椎间孔成形入路)

4. 横突间韧带　横突间韧带分内、外两部,在上腰椎横突间隙,外侧部发育不良,仅为薄的筋膜层,在下两个腰椎横突间隙,参与构成髂腰韧带。横突间韧带内侧部作腱弓排列,保护脊神经背支及血管,其厚度由上向下逐渐增厚,在 $L_5$~$S_1$ 间,横突间韧带即髂腰韧带的腰骶部。

(商卫林　宋科冉　赵宏亮)

## 第五节　腰背筋膜及腰背部肌肉解剖

### 一、腰背筋膜及腰背部浅层肌肉

腰背筋膜保护肌肉,加强对腰部的支持。其后、中两层分别包被竖脊肌的后、前面。后层最厚,向上与胸部深筋膜相续,在竖脊肌后面形成一坚韧的被膜,其后为背阔肌和后下锯肌,同时也是这两肌的一部分肌起点,附于棘突和棘上韧带。中层附于腰椎横突尖,向上附于第 12 肋,向下附于髂嵴。在竖脊肌外缘、前、中、后层相连形成腹横肌腱膜,为腹横肌的起始部(图 1-5-1)。

腰背筋膜从内镜下看是由多重内部编织的缺少血供的白色纤维构成(图 1-5-2)。

### 二、腰背部深层肌肉

#### (一)竖脊肌

竖脊肌是一纵行肌群,位于脊椎棘突和肋角的沟内,起点由筋膜和肌性部分组成(图 1-5-3)。筋膜部分实际上和腰背筋膜后层相融合,肌性部分起于骶髂骨韧带和髂嵴上部,肌纤维向上,至肋下缘稍上,肌束上行分为髂肋肌、最长肌和棘肌,其中只有最长肌上升止于头部。

1. 髂肋肌　作为外侧柱,分为腰、胸、颈三部。腰髂肋肌由肌的总腱向上止于下数肋角。
2. 最长肌　作为中间柱,为三柱中最宽最厚者,分为胸最长肌、颈最长肌和头最长肌三

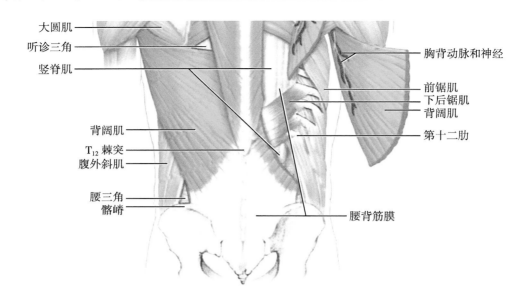

图 1-5-1 腰背筋膜及腰背部浅层肌肉

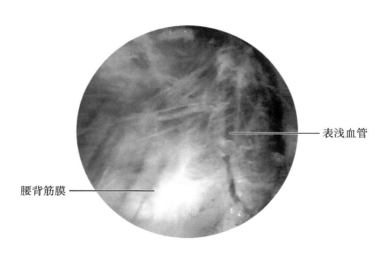

图 1-5-2 内镜下视野可观察到腰背筋膜由多重内部编织的缺少血供的白色纤维构成

部,胸最长肌止于腰椎的副突和横突、胸椎的横突尖及其附近的肋骨部分。

3. 棘肌 作为内侧柱,为三柱中最短者,主要由筋膜部分构成,宽约 1cm,扁平,紧附于棘突的两侧,起于下数棘突,止于上数棘突,自上腰部一直延展至下颈部。

髂肋肌管理腰部的侧屈,最长肌是伸肌。

**(二)多裂肌**

为多束小肌束,属于中间层,止点跨越 2~4 节椎骨,在下起自骶骨后面,在腰部起自乳突,止于上位 2~3 棘突的下缘。多裂肌是脊椎的背伸肌,可以加大腰椎前凸(图 1-5-4)。

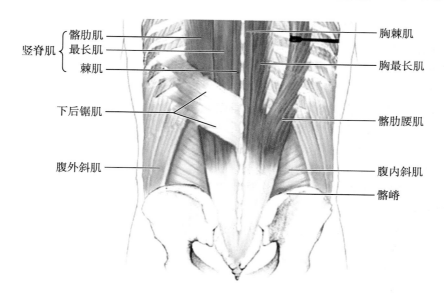

图 1-5-3 竖脊肌解剖

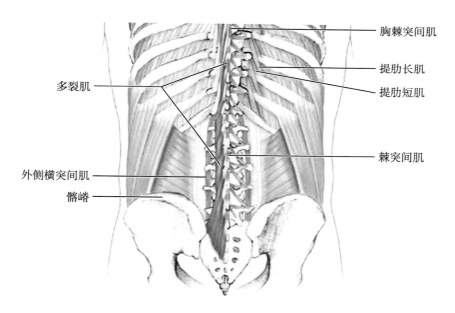

图 1-5-4 腰背部深层肌解剖

**（三）棘突间肌**

左右成对,介于棘突之间。

**（四）横突间肌**

介于上、下两横突之间。

腰背部深肌大部分为脊神经后支的分支所支配。

骶棘肌在内镜的照明及放大下比较容易辨别,呈略红的束状结构。肌纤维附着一定量的血管。脊柱内镜下手术结束时,通常在手术通道会有一些渗血,可通过对皮肤和椎旁肌的压迫来止血(图 1-5-5)。

腰背部深层肌肉的主要作用是维持身体的姿势。坐位或立位时,腰背部肌肉无时不在收缩以抵抗重力,作用于头、脊柱、肋骨和骨盆,按照运动情况而使各部屈、伸、侧屈与回旋。它不仅控制前屈时身体向下传达的重力,且能恢复直立姿势。

姿势不良、床铺不合适或腰背部扭伤常能引起腰背痛,这是由于腰背部肌肉失去正常平衡所致。分布于腰背部肌肉、韧带、骨骼或关节的腰骶神经后支如遭受刺激压迫或破坏,均可产生腰痛,一般多局限于腰部,但也能产生一侧或两侧牵涉性下肢放射痛,因刺激可沿后支反射到前支。

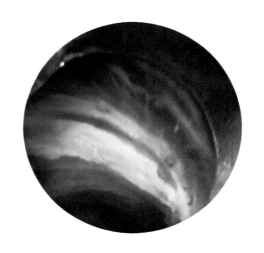

图 1-5-5　腰椎椎旁肌内镜下呈富含血管的肌肉束带

（商卫林　赵宏亮　宋科冉）

# 第六节　马尾神经及腰脊神经

## 一、脊髓及马尾神经的被膜及椎管内腔隙

脊髓及马尾神经的被膜由外向内分为 3 层(图 1-6-1、图 1-6-2)。

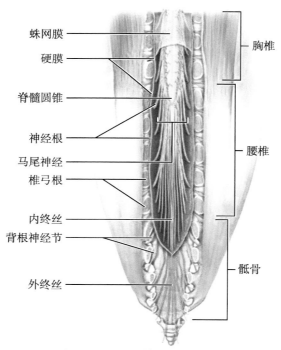

图 1-6-1　马尾神经及其被膜

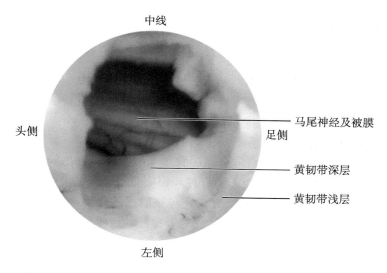

中线

头侧　　　　　　　　　　　　足侧

马尾神经及被膜

黄韧带深层

黄韧带浅层

左侧

图 1-6-2　马尾神经及其被膜内镜下观（L₅~S₁右侧经椎板间隙入路）

#### （一）硬脊膜

硬脊膜上与硬脑膜相续,其外层与椎管的骨膜相融合,内层坚厚,包被脊髓及其他两层脊膜,并且发出延长部,包被脊神经根,由椎间孔穿出。硬膜囊下界的位置在$S_1$下部到$S_3$上部,绝大部分位于$S_2$。

在硬脊膜内外层之间的间隙称硬脊膜外腔或硬脊膜外间隙,腔内的结缔组织束将硬脊膜固着于椎管壁上,并支持腔内全部组织。在硬膜外腔中,主要为疏松的网状组织和椎内静脉丛,前后均有丰富的吻合,在施行椎板切除术时,如不慎伤及,出血甚难制止。

硬膜外腔被两侧神经根分为前、后两部。在前部,硬脊膜紧贴椎体与后纵韧带,并以疏松纤维组织与后纵韧带相连,只在两侧有腔隙;后腔较大,内含脂肪、疏松结缔组织、大量静脉丛、小动脉及神经根等。脂肪含量多少与人的体型有关,骶管中较多,腰上部及胸下部较少。后腔中线比其两侧有较多纤维组织连结椎板间角及硬膜后面,形成纤维隔。

#### （二）脊髓蛛网膜

脊髓蛛网膜甚薄,柔软,无血管,呈蛛网状,可以透视其内容,在脊柱下端包绕脊髓下端与马尾。

脊髓蛛网膜和硬脊膜彼此可以自由活动,它们之间的间隙名硬膜下腔。在脊髓蛛网膜和软脊膜之间有一宽大的间隙,名蛛网膜下腔,以腰部为最大,内含脑脊液。腰椎穿刺术所以在$L_{3~4}$或$L_{4~5}$腰椎间刺入,一方面因此处不可能伤及脊髓,另一方面腰骶管内的神经根丝游动于脑脊液内,不致刺伤。

#### （三）软脊膜

软脊膜柔软而富于血管,紧贴脊髓表面,并为其供给营养,在脊髓前深入前正中裂内。软脊膜紧贴神经根,与神经根共同通过蛛网膜下腔而与硬脊膜相接。在脊髓的侧面,有两排三角形韧带,称为齿状韧带,呈双层薄板状,取额状位,其结构以胶原纤维束为主,并具有一定弹性纤维。齿状韧带每侧由枕骨大孔延至$L_1$平面,直达脊髓圆锥,其外缘形成 19~21 个齿状突起,自软脊膜向外伸出,其尖端将蛛网膜推向外侧,在上下两脊神经根之间附着于硬脊膜的内面,外侧作锯齿状。

## 二、脊神经

每个脊神经有两根,脊神经的前根均较后根大。前根(运动根)自灰质的前角细胞发出,后根(感觉根)依次在脊髓的后外侧进入脊髓。每个后根有一个脊神经节,骶尾神经的神经节位于椎管内,其余的神经节均位于椎间孔内。

### (一) 脊神经根与脊髓被膜的关系

脊神经前、后根走出椎管时,各自被脊髓硬脊膜及蛛网膜囊突出的鞘所包被,称为神经根鞘。两鞘之间的间隙与蛛网膜下腔相通,脊神经根完全浸于脑脊液中。前、后两根各自穿经硬脊膜并分别为硬脊膜形成的鞘包裹,此鞘还包被后根的脊神经节。脊神经前后根在脊神经节远侧会合,硬脊膜鞘也随之合为一鞘,成为脊神经的被膜即神经外膜(图1-6-3)。

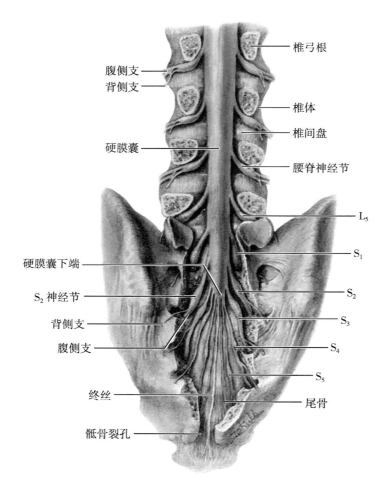

图 1-6-3　腰脊神经及背根神经节

在经皮内镜照明和放大下,神经根表现为黄白色的多纤维复合结构。在神经根和神经节表面存在一些毛细血管(图1-6-4)。存在炎症的神经根对接触和压力都异常敏感。

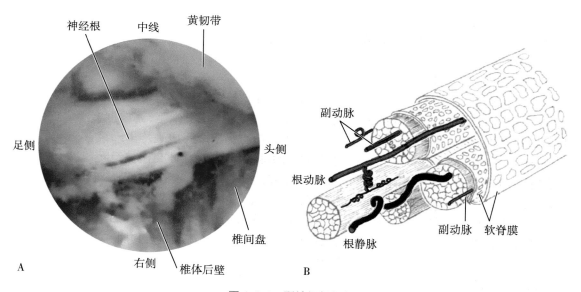

图 1-6-4 腰神经根解剖

A.神经根的内镜下观（L₅~S₁ 右侧经椎板间隙入路）;B. 神经根的动脉和静脉系统示意图

#### (二) 脊神经根与椎间孔的关系

每个脊神经根在硬膜外腔都包以由硬脊膜而来的神经根鞘,后者至椎间孔外侧延续为神经根的外膜。

脊神经根和椎间孔的关系与年龄及孔的节段水平有关,胚胎时,脊神经根作水平位;在儿童,斜行向下,并随年龄增长而斜度增大。

在不同椎间盘水平,腰脊神经根在椎间孔的位置与腰段脊柱的前凸角度有关。在下腰部,这个角度最大,上关节突前倾,而在上腰部则几乎垂直。

下腰部的椎间孔,特别在 L₄₋₅ 及 L₅~S₁,神经根紧位于椎间盘之上,在上一椎体椎弓根之下,并在椎体后外侧面所成的槽内。下腰部的椎间孔较上腰部为小,但神经根较粗,L₅ 尤为明显。孔的大小在屈曲时增加,伸展时减少。

极少数情况下,一个椎间孔内可以通过两个神经根,这种畸形如果发生在比较窄小的 L₅~S₁ 的椎间孔,神经受压的可能性就更大,临床上常表现为坐骨神经痛,有时与椎间盘突出不易鉴别。

由于椎骨及其相应的脊髓节并不在同一平面,因此由脊髓发出的脊神经的走行愈往下愈倾斜。当脊髓在 L₁ 平面已终了,而腰骶神经根仍需在椎管内行走一段颇长的距离,几乎垂直下降,才能从相当的椎间孔穿出。这些在脊髓下端聚集的一大束神经根即形成马尾。在硬膜外腔内,骶神经根最长(成人 S₂ 长 36mm),几乎垂直下行,神经节在骶管内;腰神经根次之(L₃ 长 24mm),斜向下外,神经节在椎间孔处;向上则神经根长度逐渐变短,由斜位逐渐变为水平位,神经节仍在椎间孔处。

#### (三) 脊神经节

脊神经节位于脊神经后根上,呈纺锤形,长约 4~6mm,其大小与所在脊神经后根的粗细成正比。脊神经节一般位于椎间孔内,但骶尾神经的脊神经节则位于椎管内。

脊神经节内以假单极细胞最多,还含有神经纤维。假单极细胞有一个胞突,在离胞体不远处分为二支,呈 T 形,中枢突较细,穿硬脊膜后,由单干分裂为一列根丝,先组成内外两股,然后入脊髓内;周围突较粗,分布至周围感受器。

### (四)脊神经的成分

典型的脊神经包含下列成分:①躯体传出纤维:起于脊髓灰质前角运动细胞,经前根入脊神经,支配骨骼肌。②躯体传入纤维:起于脊神经节的假单极细胞,其中枢突经后根入脊髓,周围突加入脊神经,传导皮肤、肌肉、关节及韧带的感觉。③内脏传出纤维:起于 $T_{1~3}$ 脊髓节侧柱的细胞,经前根及白交通支,或至相应的椎旁神经节,在此交换神经元;或只通过相应的椎旁神经节至其他椎旁神经节或椎前神经节,交换神经元。其自椎旁神经节发出的节后纤维,又经灰交通支至脊神经,随该神经及其分支,分布于脉管、腺体及平滑肌。由 $S_{2~4}$ 脊髓发出的副交感纤维经盆内脏神经至盆神经丛,再分布于盆腔各脏器及一部分结肠,在脏器的壁内交换神经元。④内脏传入纤维:来自脊神经节内的假单极细胞,其周围突或随脊神经走行,或经白交通支穿行交感干神经节,在节内不交换神经元,直接分布于内脏;其中枢突自脊神经后根入脊髓,可与躯体或内脏传出神经纤维形成反射弧。

### (五)脊神经分支

每个脊神经的前、后根在椎间孔内或其附近会合成脊神经,立即分为腹侧支、背侧支,这两支均同时含有运动和感觉纤维,属于混合神经(图 1-6-5)。腹侧支支配躯体侧面、前面及肢体肌肉和皮肤,背侧支支配躯体背侧肌肉及皮肤。

1. 腹侧支 腰脊神经腹侧支起始部与交感干神经节之间借交通支相连。白交通支由 $T_1~L_2$(有时为 $L_3$ 或 $L_4$)前支发出,至相应交感神经节,属节前纤维,主要由细小的有髓纤维组成。灰交通支自交感神经节发出,至相应脊神经前支,再随其分支分布于血管、淋巴管及竖毛肌,属节后纤维,主要由无髓纤维组成。灰交通支与脊神经相连位置一般在白交通支连接的内侧。

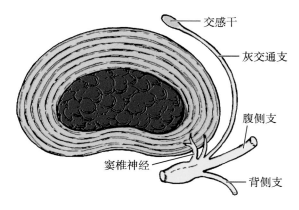

图 1-6-5 脊神经分支

2. 背侧支 腰脊神经背侧支较细,于椎间孔处在脊神经节外侧从脊神经发出,向后行经骨纤维孔,在下位腰椎的上关节突外侧缘与横突根部的上缘之间,至横突间肌内侧缘,立即分为后内侧支、中间支及后外侧支(图 1-6-6)。

骨纤维孔位于椎间孔的后外方,上界为横突间韧带的镰状缘,下界为下位椎骨横突的上缘,内侧界为下位椎骨上关节突的外侧缘,外侧界为横突间韧带的内侧缘。$L_{4~5}$ 的骨纤维孔有时被 1~3 条横行纤维束分隔为几个不同间隙,而将其中通行的神经及伴行血管隔开。

腰神经背侧支的长度以 $L_5$ 最长,平均为$(6.03 \pm 1.23)$mm,$L_1$ 最短,平均为$(5.18 \pm 1.09)$mm,$L_{2~4}$ 居中。$L_{1~5}$ 背侧支的长度以 5~6.9mm 者最多,占$(62.75 \pm 2.42)$%。腰神经背侧支的直径以 $L_2$ 最粗,平均为$(1.53 \pm 0.29)$mm,$L_1$ 次之,$L_3$ 以下按序数逐渐变细,以 $L_5$ 最细,平均为$(0.77 \pm 0.17)$mm,$L_{1~5}$ 背侧支的直径以 1~1.5mm 者最多。脊神经背侧支之间常形成

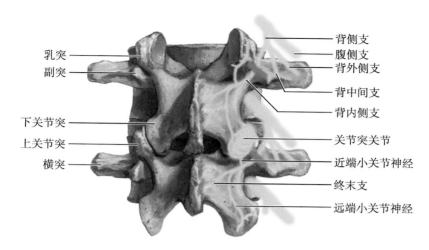

图 1-6-6 脊神经背侧支及其分支

"裶",不仅存在于皮支之间,而且在深层肌肉,背侧支干之间也存在。

(1)背内侧支:腰脊神经背内侧支在下位腰椎横突后面,向下位于横突及上关节突所形成的沟内,绕过上关节突的外侧缘,进入背内侧支骨纤维管(图 1-6-7)。背内侧支在进入骨纤维管前一段长度,$L_{1~4}$ 比较稳定,大致介于 11~12mm 之间,$L_5$ 较短,为(9.28 ± 1.92)mm。

腰脊神经背内侧支的直径以 $L_2$ 最粗,平均为(0.80 ± 0.20)mm,$L_1$ 次之,$L_3$ 以下按序数逐渐变细,平均为(0.25 ± 0.05)mm。

腰脊神经背内侧支骨纤维管位于腰椎上关节突根部的背面,在腰椎乳突与副突间的骨沟内,由外上向内下,后内侧支骨纤维管有 4 个壁,上壁为乳突,下壁为副突,前壁为乳突—副突间沟或有腱膜附着,后壁为乳突—副突韧带。如后壁的韧带发生骨化,则形成一个完整的骨管。乳突—副突韧带的长度以 6~8.9mm 最多,占(63.02 ± 2.46)%,宽度以 3~4.9mm最多,占(50.52 ± 2.55)%,厚度以 1.5~2.9mm 最多,占(58.85 ± 2.51)%。

腰脊神经背内侧支进入骨纤维管部位,即管的入口(外口),其外形可为圆形、椭圆形或呈裂隙状。在乳突—副突韧带的内侧缘有骨纤维管的出口,腰脊神经背内侧支自此离开管道。

骨纤维管是一个近似"拱形"的隧道,从上外到内下有一个转折,即乳突—副突间沟骨面向后突起的部分,此处乳突—副突韧带较厚,在 $L_{3~5}$ 更是如此,是骨纤维管一个狭窄区。

腰脊神经背内侧支进入骨纤维管后,先向上外,之后翻越骨嵴,转向内下。神经在此狭窄区折曲走行,如管的入口呈裂隙状,或乳突—副突韧带骨化,使骨纤维管变为一个完整的骨管,失去退让余地,更易使腰脊神经背内侧支遭受挤压而引起腰腿痛。与腰脊神经背内侧支伴行的血管表面有来自腰交感干的神经纤维包绕,也同样会受到挤压。在椎管、神经根管以及椎间孔,动、静脉及毛细血管遭受挤压后,也会引起腰痛。

腰脊神经背内侧支在骨纤维性管内呈扁圆形,直径为 0.8~1.3mm,而骨纤维性管内径为2.1~3.9mm。神经及伴行血管周围充满疏松结缔组织。由于后内侧支在走行过程中紧邻椎间关节及横突间韧带,又需通过骨纤维性管,故腰椎退行性病变、韧带损伤或骨纤维性孔内径改变,均可能刺激、压迫而引起后正中旁一侧疼痛和压痛,疼痛还可放射至椎间关节、多裂

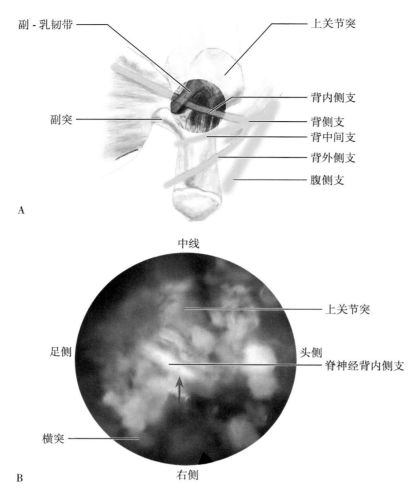

图 1-6-7 脊神经背内侧支解剖及内镜下观
A.脊神经背内侧支经乳突 - 副突韧带下走向背侧;B,内镜下显示脊神经背内侧支(箭)

肌、黄韧带、棘间韧带和棘上韧带等部位。必要时可以采用内镜下手术切断脊神经背内侧支以缓解疼痛。

背内侧支出骨纤维管后向内下方斜行,至椎板的后面转向下方,跨越 1~3 个椎骨,重叠分布于关节突关节连线内侧的关节囊韧带及肌肉。$L_5$ 背内侧支经腰骶关节的下方,发支至该关节囊及多裂肌。向下行走,发出分支至棘突两侧的肌肉、韧带和皮肤,同时又发出细支至下一平面的椎间关节内侧上部的关节囊。在腰背肌肉内分支与上下平面来的分支相连,与椎板紧紧相贴,一直到棘突的下缘,棘上韧带受上一平面的背内侧支支配。

（2）背中间支:脊神经背中间支向背侧及尾侧走行分布到胸最长肌,互相形成节段性交通支袢。$L_5$ 背侧支比 $L_{1\sim4}$ 的背侧支长,其沿骶骨翼上缘,走行于骶骨翼和骶骨上关节突交界处形成的骨沟之中,$L_5$ 背侧支分成内侧支和中间支,没有外侧支。内侧支沿腰骶小关节尾侧弯向内侧,止于多裂肌;中间支支配胸最长肌并与 $S_1$ 背侧支相交通。

（3）背外侧支:腰脊神经背外侧支沿横突背面向外下方斜行。$L_{1\sim3}$ 的背外侧支本干在骶棘肌表面向下走行一段较长距离后,再穿过腰背筋膜至皮下,构成臀上皮神经。

背外侧支的分支主要分布于关节突关节连线以外的结构,如横突间韧带、髂腰韧带、横突间肌、骶棘肌和腰背筋膜等。

腰脊神经背外侧支向下外,其行程分为 4 段:①第一段(骨表段):穿骨纤维性孔(出孔点)后,沿横突的背面和上面走行;②第二段(肌内段):走行于骶棘肌内;⑧第三段(筋膜下段):走行于腰背筋膜浅层深面;④第四段(皮下段):走行于浅筋膜内。神经走行并非直出直入,各段之间均有转折角,此角既是神经固定点,又是迂曲回转处。背外侧支全部走行有 6 个固定点,顺序为出孔点、横突点、入肌点、出肌点、出筋膜点及入臀点,其中出孔点、横突点和入臀点均有纤维骨性管固定,这些部位如遭受损伤或牵拉,可产生局部或牵扯性腰腿痛。

脊神经背内侧支、中间支和背外侧支支配脊柱后侧的韧带、肌肉和关节突关节,不仅调节脊柱正常的生理性活动,还能控制非生理性活动。支配韧带的神经传导及韧带的本体感觉至中枢神经系统,反射性地引起肌肉收缩,以保持稳定,防止脊柱发生不应有的损伤。腰脊神经背侧支还能调节竖脊肌紧张度,以与腹直肌保持平衡。

经皮内镜下手术时,在横突背面可以找到中间支及外侧支,在上关节突的外侧面或其内下方可找到内侧支,在椎间孔处可以找到背侧支。

3. 窦椎神经(Sinu-vertebral nerve)　窦椎神经又称 Luschka 神经,由脊神经和交感神经两种成分复合形成(图 1-6-8)。窦椎神经的主支较恒定,每一椎间孔内有 1 支,直径约为 0.2mm。此主支由脊神经的脊膜支和交感神经纤维构成。脊膜支(Ramus meningeus)或称返神经或脊膜神经,仅包含脊神经的躯体感觉神经。副支一般不恒定,可有 2~6 支。其来自邻近交感干或脊神经前、后支甚至脊神经节。主支和副支共同支配椎管内和椎管壁的各种结构。主支常与根动、静脉伴行,神经分布丰富,支配区靠前。主支主要分布于神经根袖和硬脊膜前面、椎体后骨膜和椎间盘纤维环后壁浅层、后纵韧带表面和深层,以及前硬膜外间隙内的血管和疏松结缔组织。副支分布稀少,支配区靠后。副支多在脊神经根的后方及上、下方走行,分布到硬脊膜后面、侧面、黄韧带前面、椎弓前骨膜,以及后硬膜外间隙内的血管和疏松结缔组织。椎间盘纤维环的浅层、硬脊膜后面和黄韧带内均有神经支配和游离神经末梢,但远比后纵韧带和硬脊膜前面稀少,黄韧带尤少。

窦椎神经在后纵韧带处发出升支、降支和横支。故与来自上、下节段和对侧的分支有广泛重叠分布。窦椎神经的末梢可呈丛状或树枝状。椎管内的软组织的感受器如受到强烈的伤害性刺激,可通过窦椎神经传入中枢,与腰腿痛的发生密切相关。由于窦椎神经在相邻节段之间和两侧之间有广泛吻合,因此伤害性刺激必然会跨节段和跨侧别传入中枢,疼痛很少呈局限性。

腰骶部椎管内软组织包括椎间盘及韧带受到刺激时,可引起腰部及股后肌群反射性痉挛及腰腿痛,切断窦椎神经可使椎间盘、后纵韧带、硬膜的本体感觉、痛觉和交感兴奋消失。

### 三、腰脊神经变异

#### (一)腰脊神经根变异

腰脊神经根变异比较常见,Kadish 和 Simmons 将神经根变异分为 4 种类型。

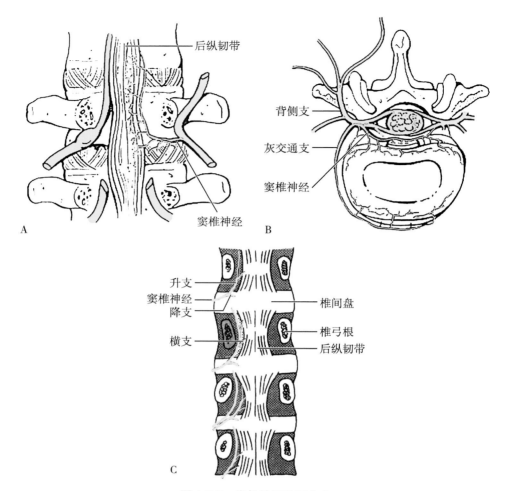

图 1-6-8 窦椎神经及其分支

A.窦椎神经起源及其毗邻;B.窦椎神经在纤维环表面的分布;C.窦椎神经在椎体后壁的分布

1. 神经根丝在硬膜内不同水平的吻合(图 1-6-9)。

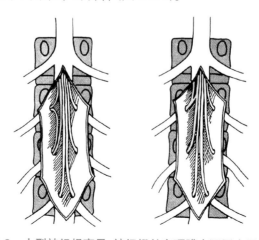

图 1-6-9 Ⅰ型神经根变异:神经根丝在硬膜内不同水平的吻合

2. 神经根起点异常（图 1-6-10）此型可分成 4 种亚型：①头侧起点型；②尾侧起点型；③头、尾侧起点混合型；④神经根融合型。

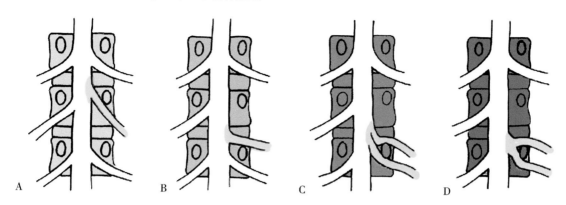

图 1-6-10　Ⅱ型神经根变异：神经根起点异常
A. 头侧起点型；B. 尾侧起点型；C. 头、尾侧起点混合型；D. 神经根融合型

3. 硬膜外神经根吻合型（图 1-6-11）。
4. 硬膜外神经根分叉型（图 1-6-12）。

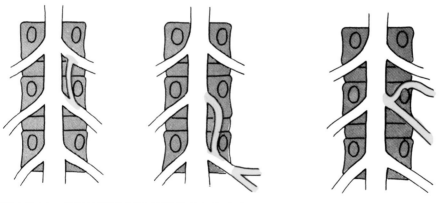

图 1-6-11　Ⅲ型神经根变异：硬膜外神经根吻合型

图 1-6-12　Ⅳ型神经根变异：
硬膜外神经根分叉型

变异的神经根对于经皮内镜下腰椎手术意义重大，切断这些神经将造成不可逆的神经损伤。术前仔细研究患者的症状、体征及影像学资料可以帮助发现变异神经根的存在，可以术前确定经皮内镜下手术入路，减少医源性神经损伤的风险（图 1-6-13）。

（二）分叉神经

分叉神经（furcal nerve）是独立的神经根，由其自身的前、后根汇合而成，具有其自身的背根神经节，通常在 $L_4$ 神经根水平发出，其分支呈"叉状"分布，分别加入腰神经丛（股神经及闭孔神经）和骶神经丛（腰骶干）。Kikuchi 经过尸体解剖研究将分叉神经分为 6 型（图 1-6-14）：A 型，分别在 $L_3$、$L_4$ 神经根水平共发出 2 根分叉神经；B 型，在 $L_4$ 神经根的头侧发出 1 根分叉神经；C 型，在 $L_4$ 神经根水平与正常 $L_4$ 神经根伴行；D 型，在 $L_4$ 神经根尾侧发出 1 根分叉神经；E 型，分别在 $L_4$、$L_5$ 神经根水平共发出 2 根分叉神经；F 型，在 $L_5$ 神经根水平发

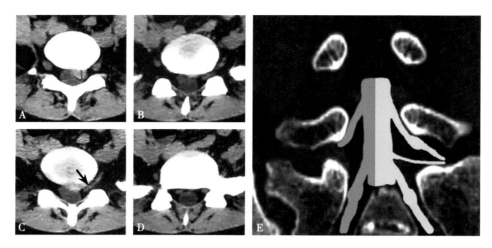

图 1-6-13　CT 轴位相不同层面连续观察可以发现神经根变异

A. L₅ 椎弓根下缘层面示双侧 L₅ 神经节;B. L₅ 下终板层面示左侧椎间孔出现异常神经根;C. L₅~S₁ 椎间盘层面示异常神经根在椎间孔外和 L₅ 神经根汇合;D. S₁ 上终板层面示 S₁ 左侧神经根靠外侧走行;E. 根据 A~D 描绘出的 L₅~S₁ 左侧神经变异的分布图

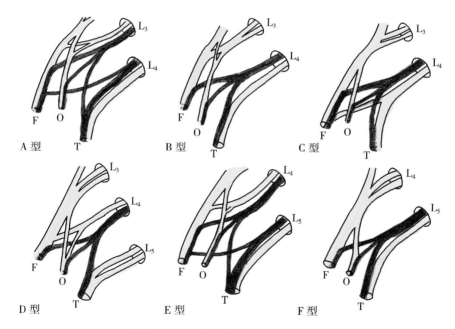

图 1-6-14　分叉神经的 Kikuchi 分型

A 型:分别在 L₃、L₄ 神经根水平共发出 2 根分叉神经;B 型:在 L₄ 神经根的头侧发出 1 根分叉神经;C 型:在 L₄ 神经根水平与正常 L₄ 神经根伴行;D 型:在 L₄ 神经根尾侧发出 1 根分叉神经;E 型:分别在 L₄、L₅ 神经根水平共发出 2 根分叉神经;F 型:在 L₅ 神经根水平发出 1 根分叉神经。F—股神经;O—闭孔神经;T—腰骶干

出 1 根分叉神经。

分叉神经受到机械压迫(如极外侧型腰椎间盘突出)可能导致多根神经根受压的症状及体征,可以解释临床上有些椎间盘突出症患者症状、体征和影像学检查不符合的现象。分叉神经的存在增加了椎间孔部位神经解剖的复杂性,使经椎间孔入路经皮内镜下手术的风险增加。

发现分叉神经的存在需要密切结合患者的症状、体征及影像学资料仔细分析。术中对内镜下神经结构的仔细辨认和处理可以避免或减少对分叉神经的损伤(图 1-6-15、图 1-6-16)。

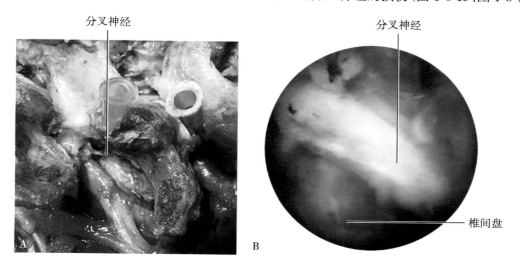

图 1-6-15　分叉神经的大体尸体解剖及内镜下观

A. 尸体解剖发现左侧 L$_4$ 神经根水平发出的分叉神经(蓝色针头);B. 内镜下发现走行与关节突前外侧 Kambin 三角内的分叉神经

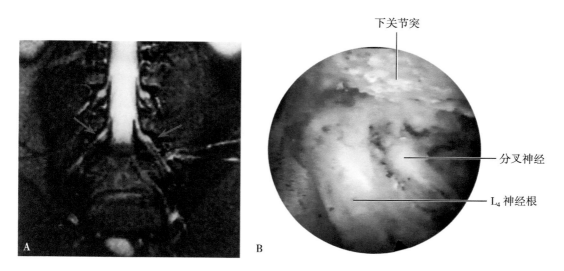

图 1-6-16　分叉神经的 MRI 显像及内镜下观

A. 腰椎 MRI 冠状位相可以显示双侧 L$_4$ 神经根水平的分叉神经(红色箭头);B. 内镜下探查可以清楚分辨出分叉神经的存在,但无法辨别正常神经根和分叉神经

(商卫林　李振宙　邹海波　曹　峰)

## 第七节 腰椎影像解剖

腰椎影像学检查对腰椎疾病的诊断至关重要,对于疾病部位的精确定位有助于医生选择正确的手术入路、运用合理的手术技术、减少经皮内镜下手术并发症的发生。

### 一、腰椎 X 线解剖

腰椎正侧位 X 线解剖见图 1-7-1、图 1-7-2。

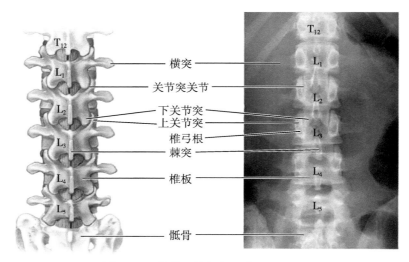

图 1-7-1 腰椎正位解剖示意图及 X 线

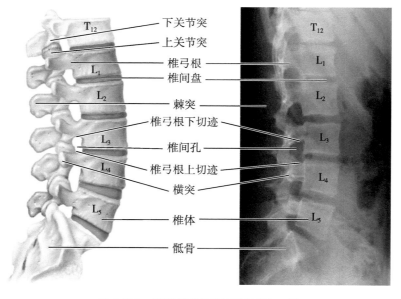

图 1-7-2 腰椎侧位解剖示意图及 X 线

## 二、腰椎断层影像解剖（CT、MRI）

1. $L_4$ 椎弓根下缘水平轴位相解剖见图 1-7-3。

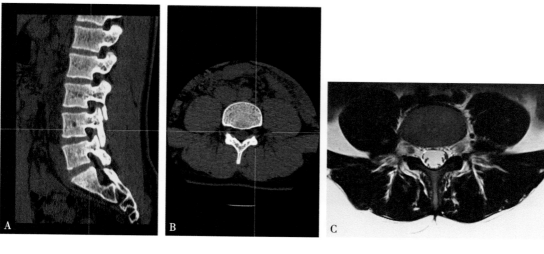

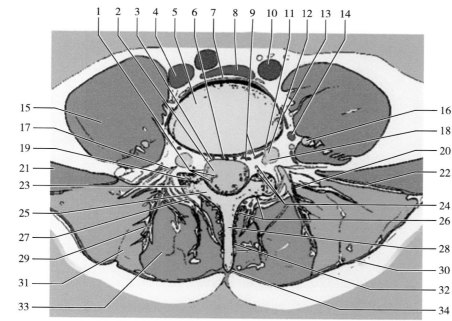

图 1-7-3　$L_4$ 椎弓根下缘水平轴位相解剖

A. 定位相；B. CT；C. MRI；D. 结构模式图：1,神经根丝；2,硬膜囊（腰大池）；3,硬脊膜；4,右髂总静脉；5,$L_4$ 椎体；6,椎体静脉；7,前纵韧带；8,左髂总静脉；9,椎内前静脉丛；10,左髂总动脉；11,后纵韧带；12,$L_4$ 脊神经节；13,腰动脉；14,腰升静脉；15,腰大肌；16,$L_3$ 脊神经；17,脊神经（背支）；18,椎间孔；19,关节突关节；20,腰动脉（背外侧皮支）；21,腰方肌；22,胸腰筋膜（前层）；23,下关节突；24,根动脉和根静脉；25,椎弓（椎板）；26,椎外后静脉丛；27,脊神经（背内侧支）；28,棘突；29,脊神经（背外侧支）；30,胸腰筋膜（后层）；31,竖脊肌（外侧束：腰髂肋肌和最长肌）；32,椎旁脂肪组织；33,竖脊肌（内侧束：多裂肌）；34,棘上韧带

2. L₄椎弓根中分水平轴位相解剖见图 1-7-4。

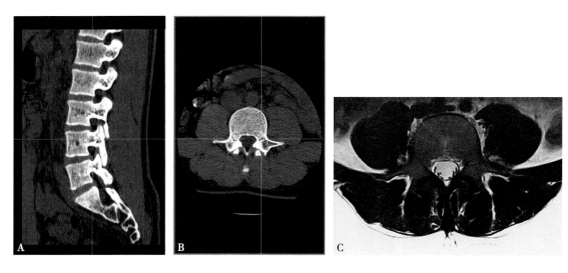

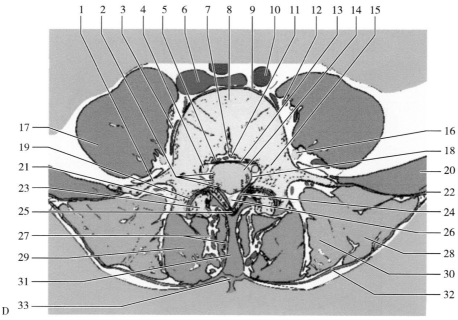

图 1-7-4　L₄椎弓根中分水平轴位相解剖

A. 定位相;B. CT;C. MRI;D. 结构模式图;1,横突;2,神经根丝;3,腰动脉;4,L₄侧隐窝处的脊神经;5,椎内前静脉丛;6,下腔静脉(汇合处);7,滋养孔;8,L₄椎体;9,前纵韧带;10,左髂总动脉;11,椎体静脉;12,腰升静脉;13,后纵韧带;14,硬膜囊(腰大池);15,L₄椎弓根;16,L₃脊神经;17,腰大肌;18,硬膜囊;19,关节突关节;20,腰方肌;21,上关节突;22,胸腰筋膜(前层);23,下关节突;24,黄韧带;25,椎弓(椎板);26,硬膜外脂肪(脊髓后/背侧脂肪三角);27,椎外后静脉丛;28,竖脊肌(外侧束:腰髂肋肌);29,竖脊肌(内侧束:多裂肌);30,竖脊肌(外侧束:最长肌);31,棘间韧带;32,胸腰筋膜(后层);33,棘上韧带

3. L$_{3~4}$椎间盘中分水平轴位相解剖见图 1-7-5。

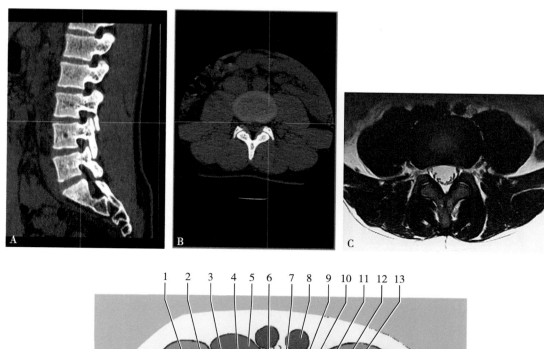

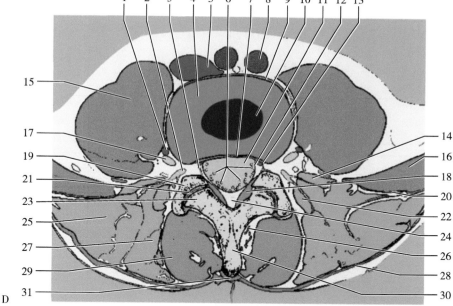

图 1-7-5 L$_{3~4}$椎间盘中分水平轴位相解剖

A. 定位相;B. CT;C. MRI;D. 结构模式图;1,腰静脉;2,脊神经(背支);3,椎间孔韧带;4,L$_{3~4}$椎间盘(纤维环);5,下腔静脉(汇合处);6,神经根丝;7,后纵韧带;8,左髂总动脉;9,前纵韧带;10,L$_{3~4}$椎间盘(髓核);11,硬膜囊(腰大池);12,硬脊膜;13,椎内静脉丛;14,竖脊肌(外侧束:横突间外侧肌);15,腰大肌;16,腰方肌;17,L$_3$脊神经;18,黄韧带;19,上关节突;20,胸腰筋膜(前层);21,关节突关节;22,竖脊肌(外侧束:横突间肌内侧肌);23,下关节突;24,硬膜外脂肪(脊髓后/背侧脂肪三角);25,竖脊肌(外侧束:腰髂肋肌);26,椎外后静脉丛;27,竖脊肌(外侧束:最长肌);28,胸腰筋膜(后层);29,竖脊肌(内侧束:多裂肌);30,棘突;31,棘上韧带

4. L₃棘突中分水平冠状位解剖见图1-7-6。

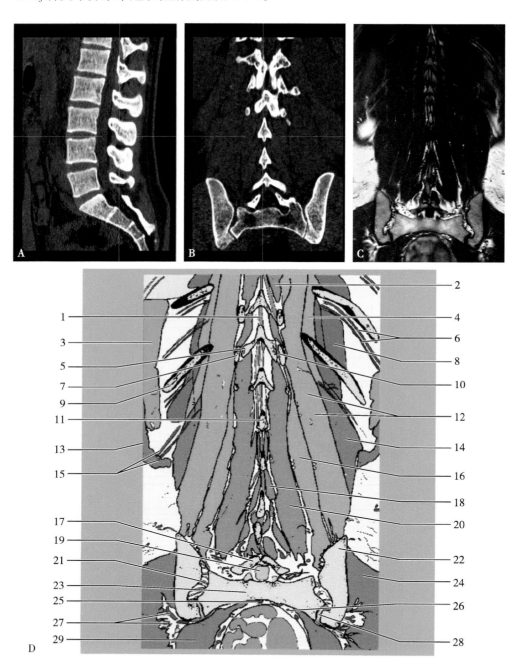

图1-7-6 L₃棘突中分水平冠状位解剖

A.定位相;B. CT;C. MRI;D.结构模式图:1,棘间韧带;2,胸棘肌和胸回旋肌;3,前锯肌;4,肋提肌;5,T₁₂下关节突;6,肋间后动脉和静脉;7,L₁上关节突;8,肋间肌;9,第11肋;10,关节突关节;11,L₂棘突;12,腰髂肋肌;13,背阔肌;14,腰方肌;15,腰动脉和静脉;16,最长肌;17,S₁椎弓(椎板);18,腰棘间肌;19,硬膜囊内脑脊液(腰大池);20,多裂肌;21,骶髂韧带;22,髂骨;23,骶骨;24,臀中肌;25,髂内动脉和静脉;26,髂外动脉和静脉;27,臀上动脉和静脉;28,骶髂关节;29,梨状肌

5. L₃ 棘突根部水平冠状位解剖见图 1-7-7。

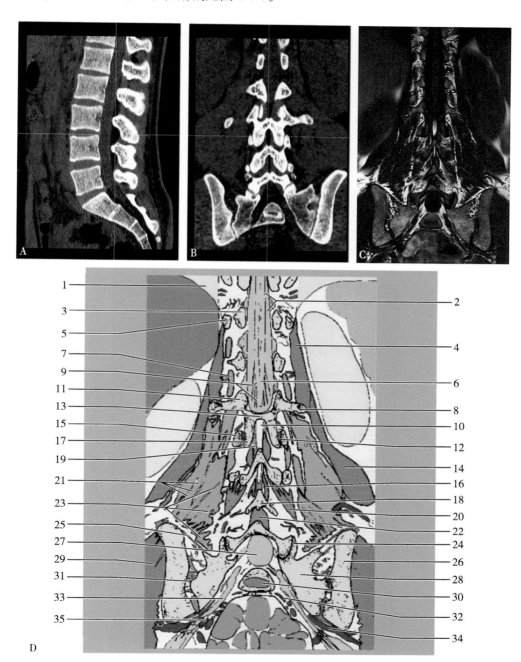

图 1-7-7　L₃ 棘突根部水平冠状位解剖

A. 定位相；B. CT；C. MRI；D. 结构模式图：1, 右肺；2, 硬膜囊内脑脊液(腰大池)；3, T₁₂ 椎弓根；4, 腰大肌；5, 第 12 肋(肋骨头)；6, 脊髓圆锥；7, 横突间肌；8, L₂ 横突；9, 马尾；10, 后侧的硬膜外脂肪(脊髓后脂肪, 背侧脂肪)；11, L₂ 椎弓根；12, 关节突关节；13, L₃ 椎弓(椎板)；14, 腰方肌；15, L₃ 上关节突；16, 棘间肌；17, L₂ 下关节突；18, L₄ 棘突；19, 黄韧带；20, 多裂肌；21, 腰髂肋肌；22, 棘间韧带；23, 最长肌；24, L₅~S₁ 关节突关节；25, 骶髂韧带；26, 髂骨；27, 硬膜囊(腰大池)；28, 骶骨(侧块)；29, 臀中肌；30, S₁₋₂ 椎间隙；31, 骶髂关节；32, 骶外侧动脉和静脉；33, 骶丛；34, 臀上动脉；35, 髂内动脉和静脉

6. $L_{3\sim4}$ 椎间盘后缘水平冠状位解剖见图 1-7-8。

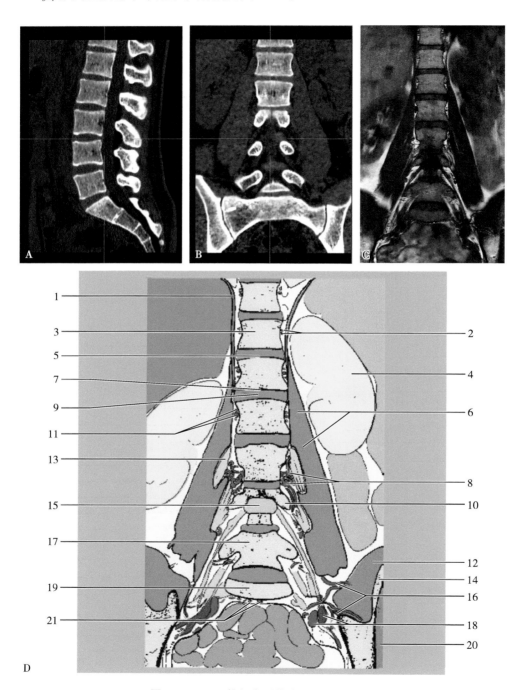

图 1-7-8 $L_{3\sim4}$ 椎间盘后缘水平冠状位解剖

A. 定位相；B. CT；C. MRI；D. 结构模式图：1, 膈肌（腰段）；2, 肋间后动脉和静脉；3, $T_{12}$ 椎体；4, 左肾；5, $L_1$ 椎体上终板；6, 腰大肌；7, $L_1$ 椎体下终板；8, 椎外前静脉丛；9, $L_{1\sim2}$ 椎间盘（纤维环）；10, $L_4$ 横突；11, 腰动脉和静脉；12, 髂肌；13, 腰丛；14, 髂骨；15, 硬膜囊（腰大池）；16, 髂腰动脉和静脉；17, $L_5$ 椎体；18, 髂内动脉和静脉；19, 骶骨岬；20, 臀中肌；21, 骶正中动脉和静脉

7. L$_{3\sim4}$右侧椎弓根外侧缘水平矢状位解剖见图1-7-9。

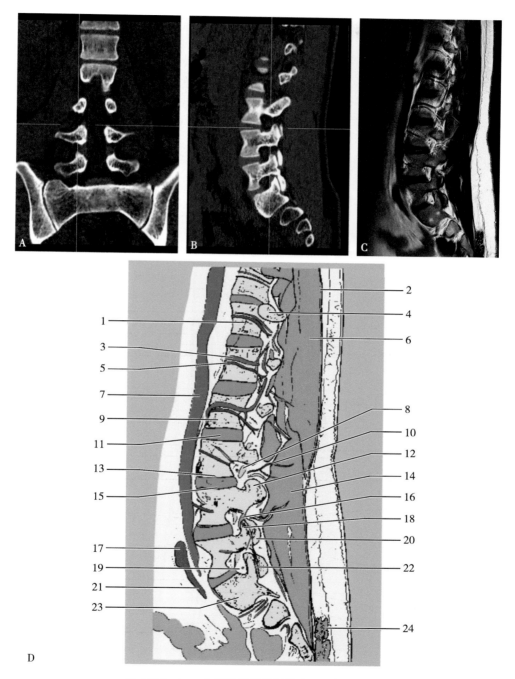

图 1-7-9 L$_{3\sim4}$右侧椎弓根外侧缘水平矢状位解剖

A.定位相;B. CT;C. MRI;D.结构模式图:1,T$_{12}$椎体;2,胸腰筋膜;3,腰静脉;4,肋骨(肋骨头);5,腰动脉;6,竖脊肌(棘肌);7,下腔静脉;8,L$_3$脊神经;9,L$_2$椎体;10,腰动脉(背侧支);11,椎间盘;12,上关节突;13,椎体下终板;14,多裂肌;15,椎体上终板;16,黄韧带;17,髂总动脉;18,上关节突;19,椎间孔;20,下关节突;21,髂内动脉;22,关节突关节;23,骶骨(S$_1$);24,臀大肌

8. $L_{3\sim4}$ 右侧椎弓根中分水平矢状位解剖见图 1-7-10。

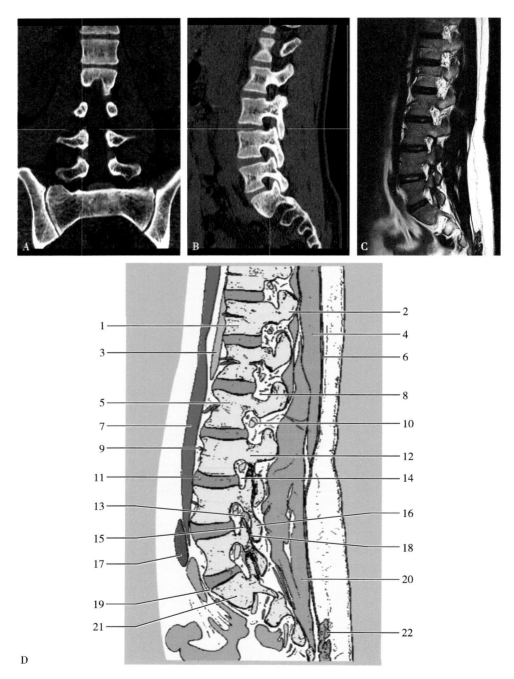

图 1-7-10 $L_{3\sim4}$ 右侧椎弓根中分水平矢状位解剖

A. 定位相；B. CT；C. MRI；D. 结构模式图：1，$T_{12}$ 椎体；2，乳突；3，膈肌（腰段）；4，竖脊肌（棘肌）；5，$L_2$ 椎体；6，胸腰筋膜；7，下腔静脉；8，腰动脉脊髓支（背侧支）；9，肋间后动脉；10，$L_2$ 脊神经节；11，$L_{3\sim4}$ 椎间盘；12，椎弓根；13，黄韧带；14，椎间孔；15，上关节突；16，下关节突；17，髂总动脉；18，关节突关节；19，骶骨岬；20，多裂肌；21，骶骨（$S_1$）；22，臀大肌

9. $L_{3-4}$ 右侧椎弓根内侧侧隐窝水平矢状位解剖见图 1-7-11。

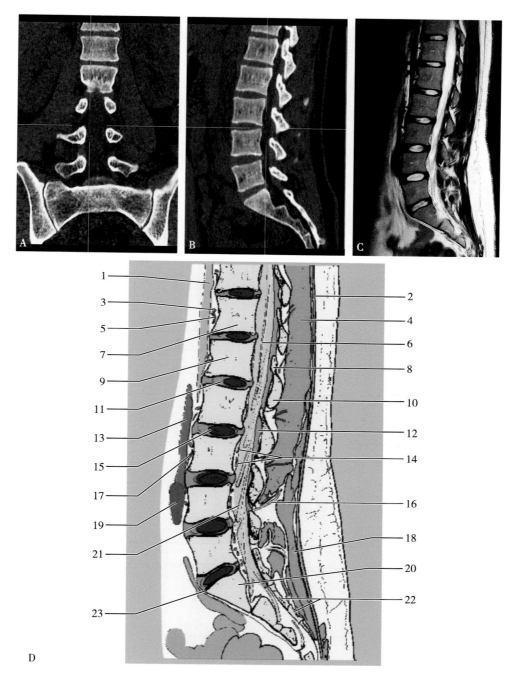

图 1-7-11　$L_{3-4}$ 右侧椎弓根内侧侧隐窝水平矢状位解剖

A. 定位相；B. CT；C. MRI；D. 结构模式图：1, 膈肌(腰段)；2, 胸腰筋膜；3, 椎外前静脉丛；4, 竖脊肌(棘肌)；5, 肋间后动脉；6, 神经根丝；7, $T_{12}$ 椎体；8, 上关节突；9, $L_1$ 椎体；10, 椎弓(椎板)；11, $L_{1-2}$ 椎间盘(纤维环)；12, 黄韧带；13, 下腔静脉；14, 椎内前静脉丛；15, $L_{2-3}$ 椎间盘(髓核)；16, 腰动脉和神经(背内侧支)；17, 腰动脉；18, 多裂肌；19, 髂总动脉；20, 骶骨($S_1$)；21, 脊神经节；22, 骶正中嵴；23, 骶骨岬

10. L$_{3\sim4}$椎管正中水平矢状位解剖见图 1-7-12。

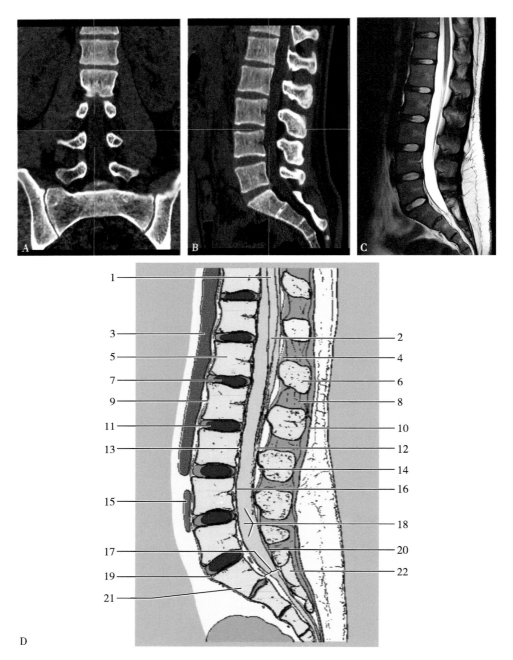

图 1-7-12 L$_{3\sim4}$椎管正中水平矢状位解剖

A. 定位相;B. CT;C. MRI;D. 结构模式图:1,脊髓;2,脊髓圆锥;3,腹主动脉;4,黄韧带;5,L$_1$椎体;6,L$_1$棘突;7,L$_{1\sim2}$椎间盘(髓核);8,棘间韧带;9,前纵韧带;10,棘上韧带;11,L$_{2\sim3}$椎间盘(纤维环);12,马尾;13,椎体静脉;14,硬膜外脂肪;15,左髂总静脉;16,后纵韧带;17,骶管;18,硬膜囊(腰大池);19,骶骨岬;20,硬脑膜;21,骶骨(S$_1$);22,骶正中嵴

（商卫林　曹　峰　李振宙）

# 参 考 文 献

［1］ 郭世绂.临床骨科解剖学.1版.天津：天津科学技术出版社,1988.

［2］ 郭世绂.骨科临床解剖学.济南：山东科学技术出版社,2001.

［3］ 钟世镇,靳安民,汪华桥.骨科临床解剖学.济南：山东科学技术出版社,2002.

［4］ Reina MA,Lirk P,Puigdellivol-Sanchez A,et al. Human lumbar ligamentum flavum anatomy for epidural anesthesia：Reviewing a 3D MR-based interactive model and postmortem samples.AnesthAnalg,2016,122 (3)：903-907.

［5］ Barrey C,Ene B,Louis-Tisserand G,et al. Vascular anatomy in the lumbar spine investigated by three-dimensional computed tomography angiography：the concept of vascular window. World Neurosurg,2013,79 (5-6)：784-791.

［6］ Varlotta GP,Lefkowitz TR,Schweitzer M,et al. The lumbar facet joint：a review of current knowledge：part 1：anatomy,biomechanics,and grading. Skeletal Radiol,2011,40(1)：13-23.

［7］ Masharawi Y,Dar G,Peleg S,et al. Lumbar facet anatomy changes in spondylolysis：a comparative skeletal study.Eur Spine J,2007,16(7)：993-999.

［8］ Lau P,Mercer S,Govind J,et al. The surgical anatomy of lumbar medial branch neurotomy(facet denervation). Pain Med,2004,5(3)：289-298.

［9］ Caglar S,Dolgun H,Ugur HC,et al.Extraforaminal lumbar arterial anatomy.Surg Neurol,2004,61(1)：29-33.

［10］ Botwin KP,Gruber RD. Lumbar spinal stenosis：anatomy and pathogenesis. Phys Med Rehabil Clin N Am, 2003,14(1)：1-15.

［11］ Park HK,Rudrappa S,Dujovny M,et al. Intervertebral foraminal ligaments of the lumbar spine：anatomy and biomechanics.ChildsNervSyst,2001,17(4-5)：275-282.

［12］ Dragani M,Mattioli MG,Panissa A,et al. CT and MRI anatomy of the lumbar spine. Rays,2000,25(1)：3-9.

［13］ DaggfeldtK,Huang QM,Thorstensson A. The visible human anatomy of the lumbar erector spinae. Spine, 2000,25(21)：2719-2725.

［14］ Bowen BC,Pattany PM. Vascular anatomy and disorders of the lumbar spine and spinal cord. MagnReson Imaging Clin N Am,1999,7(3)：555-571.

［15］ Olszewski AD,Yaszemski MJ,White AA 3rd,The anatomy of the human lumbar ligamentum flavum. New observations and their surgical importance. Spine,1996,21(20)：2307-2312.

［16］ Lazennec JY,Rogen B,Moral N,et al. Anatomy of lumbar radicular compression：anatomic and radiological thoughts about failures of decompressive surgery. Eur J OrthopSurgTraumatol,1996,6(2)：119-128.

［17］ De Antoni DJ,Claro ML,Poehling GG,et al.Translaminar lumbar epidural endoscopy：anatomy,technique, and indications. Arthroscopy,1996,12(3)：330-334.

［18］ Baniel J,Foster RS,Donohue JP. Surgical anatomy of the lumbar vessels：implications for retroperitoneal surgery. J Urol,1995,153(5)：1422-1425.

［19］ Hasegawa T,An HS,Haughton VM. Imaging anatomy of the lateral lumbar spinal canal. Semin Ultrasound CT MR,1993,14(6)：404-413.

［20］ Schlesinger SM,Fankhauser H,de Tribolet N. Microsurgical anatomy and operative technique for extreme lateral lumbar disc herniations. Acta Neurochir(Wien),1992,118(3-4)：117-129.

［21］ Lonstein JE. Anatomy of the lumbar spinal canal. Basic Life Sci,1988,48：219-226.

［22］ Lee CK,Rauschning W,Glenn W. Lateral lumbar spinal canal stenosis：classification,pathologic anatomy and surgical decompression. Spine,1988,13(3)：313-320.

[ 23 ] Rauschning W. Normal and pathologic anatomy of the lumbar root canals. Spine,1987,12(10):1008-1019.

[ 24 ] King AG. Functional anatomy of the lumbar spine. Orthopedics,1983,6(12):1588-1590.

[ 25 ] Crock HV. Normal and pathological anatomy of the lumbar spinal nerve root canals. J Bone Joint Surg Br, 1981,63B(4):487-490.

[ 26 ] Weinstein PR. The application of anatomy and pathophysiology in the management of lumbar spine disease. Clin Neurosurg,1980,27:517-540.

[ 27 ] Hay MC. Anatomy of the lumbar spine. Med J Aust,1976,1(23):874-876.

[ 28 ] Barnhard HJ,Dodd D Jr. Radiographic anatomy of the lumbar vertebrae. Med RadiogrPhotogr,1973,49(1): 7-20.

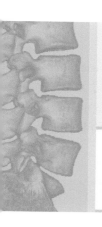

# 第二章

# 腰椎经皮内镜设备及手术器械

经皮脊柱内镜技术发源于 20 世纪 90 年代初,其技术基础来源于三个方面:

1. "Kambin 安全三角区"的提出 1972 年,Parviz Kambin(图 2-0-1)等提出了在腰椎后外侧的神经根下方有一个三角形区域,是介入和外科的安全工作区域,称之为"Kambin 三角"。

2. 穿刺技术 Vails 和 Craig 等人在 20 世纪 40 年代开始利用穿刺套管对深部组织进行操作的探索产生了沿用至今 X 线辅助穿刺技术,Parviz Kambin 等人在 20 世纪 80 年代设计了 X 线辅助经皮穿刺椎间盘切吸器械和手术方法,日后脊柱内镜中使用的器械和工具已具备雏形(图 2-0-2)。

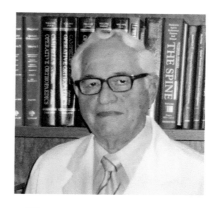

图 2-0-1　Parviz Kambin 医生

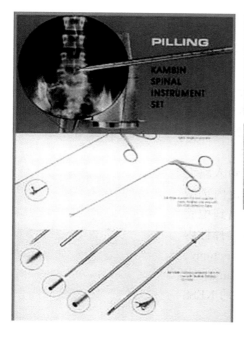

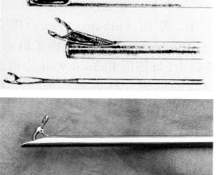

图 2-0-2　Kambin 设计的经皮穿刺椎间盘切吸器械

45

　　3. 快速发展的内镜技术,尤其是关节镜技术的普及和推广。1983 年,Forst 和 Hausmann 使用关节镜直接观察椎间盘组织;1991 年,Parviz Kambin 使用 Smith&Nephew 公司关节镜,采用经后外侧入路(kambin 三角区)行关节镜下腰椎间盘切除术(arthroscopic micro discectomy,AMD),证实 AMD 技术是安全有效的椎间盘摘除技术,AMD 技术是经皮脊柱内镜技术的最早尝试,使用标准关节镜和特殊设计的镜鞘(图 2-0-3)。

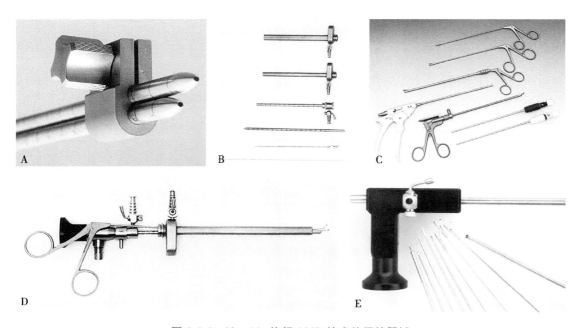

图 2-0-3　Kambin 施行 AMD 技术使用的器械

A~C. Kambin 5mm × 10mm 椭圆形双扩张器、工作鞘及手术器械;D. Kambin 使用的关节镜;E. Kambin 使用的另一种带器械通道的关节镜

　　1991 年,美国 Anthony Yeung(图 2-0-4)在学习 Parviz Kambin 的技术后,获得了启示。在 AMD 技术的基础上,与德国 Richard Wolf 公司合作,研发了全新设计的同轴脊柱内镜器械(图 2-0-5)。1997 年,Yeung 研发的同轴脊柱内镜操作系统(Yeung endoscopic spine system,YESS)获得 FDA 批准。

　　YESS 系统是世界上第一套专为安全三角入路而设计的内镜手术操作系统。强调进行椎间盘内部减压,建立一个盘内工作空间,然后再处理突出到椎管内的髓核。Anthony Yeung 将该技术命名为选择性内镜下椎间盘摘除术(selective endoscopic discectomy,SED)(图 2-0-6),俗称 YESS 技术。随后 Knight 也与 Richard Wolf 公司合作,推出了性能类似的 KESS 系统。

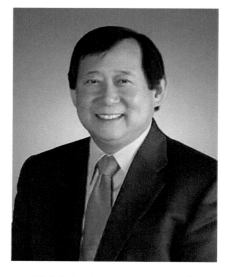

图 2-0-4　Anthony Yeung 医生

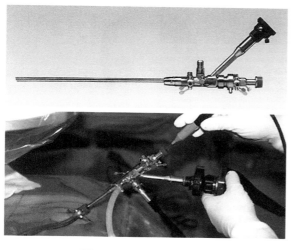

图 2-0-5 杨氏脊柱内镜

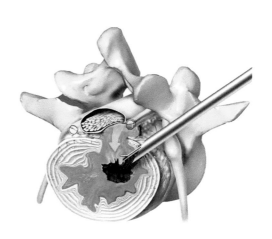

图 2-0-6 SED 技术

2002 年，德 国 的 Thomas Hoogland 医 生（图 2-0-7）通过学习 Kambin 和 YESS 技术，发明了一种采用特殊设计的套管外环锯逐级钻孔器械扩大椎间孔的技术，与德国 Joimax GmbH 公司合作，进一步成熟后，推出了 THESSYS 系统（Thomas Hoogland endoscopy spine systems，THESSYS）（图 2-0-8），使用该技术，使术者能够直接通过椎间孔到达椎管内从而取出突出的椎间盘组织。但在 THESSYS 运用于临床的过程中，常发生神经根和硬脊膜的损伤，穿刺定位不够精确，通道建立时间长，透视时间长等问题。THESSYS 技术于 2006 年进入中国。

2007 年，Hoogland 教授创立了德国 Maxmore GmbH 公司，经过对 TESSYS 技术第一代产品进行改良和升级，推出了更加安全的采用导杆外逐级环钻（铰刀）（图 2-0-9）

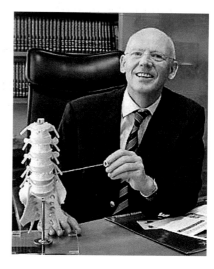

图 2-0-7 Thomas Hoogland 医生

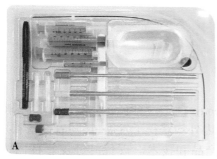

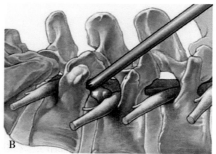

图 2-0-8 THESSYS 系统
A. 环锯；B. 椎间孔成形术

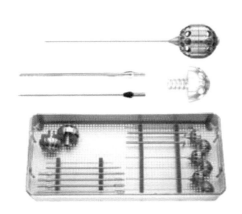

图 2-0-9 套管内逐级铰刀

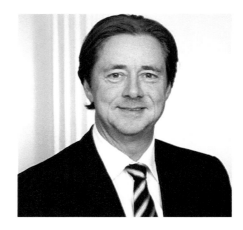

图 2-0-10 Ruetten 医生

的 Maxmore 系统。

德国 Ruetten 医生（图 2-0-10）在学习了 Kambin 和 YESS 技术的基础上，与 Richard Wolf GmbH 公司合作，于 2004 年推出了主要采用电动工具（高速磨转和电动刨削工具）为主的脊柱全内镜技术（full endoscope spine surgery），并逐渐成熟应用于脊柱全节段。全内镜技术于 2008 年进入中国。

全内镜技术采用转速几千到几万转的电动高速磨钻以及可弯磨头替代以往的手动工具，使经皮脊柱内镜技术由早期仅用于腰椎逐步扩展到脊柱全节段，并使采用经皮内镜技术治疗脊柱由于椎间盘及骨性狭窄压迫产生的绝大部分病变成为现实（图 2-0-11、图 2-0-12）。

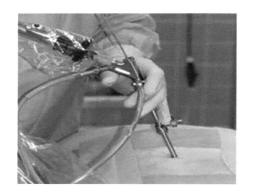

图 2-0-11 全内镜技术

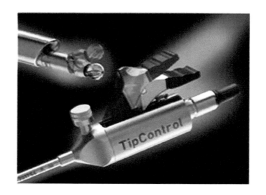

图 2-0-12 头部可屈曲磨头

作为第一代技术，YESS 于 1998 年由 Anthony Yeung 和解放军 306 医院邹德威医生引入中国，随着技术的推广和应用，YESS 技术在国内外均获得了发展，伴随着设备和技术的不断改良和升级，陆续出现了更加成熟和完善的产品和技术。现代的经皮脊柱内镜技术与早期的 YESS 技术相比，已有了巨大的发展，这与临床的需求有关，也与设备的持续改良密不可分。

开展经皮脊柱内镜手术的设备包括手术室基本设备和经皮脊柱内镜手术系统(图2-0-13)。

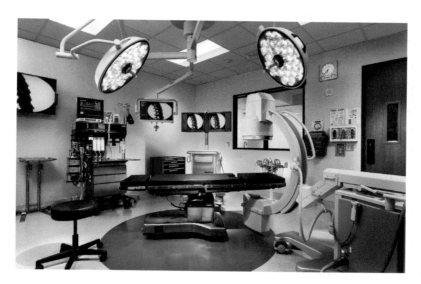

图 2-0-13　手术室基本设备

手术室基本设备及一般摆放位置如图 2-0-14、图 2-0-15。

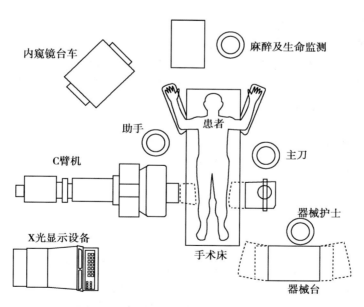

图 2-0-14　手术室设备摆放及患者体位

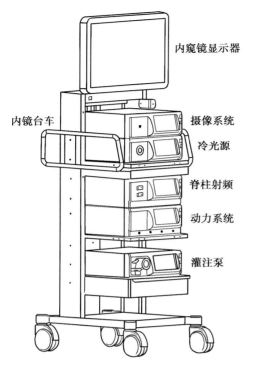

内窥镜显示器

内镜台车

摄像系统

冷光源

脊柱射频

动力系统

灌注泵

图 2-0-15　脊柱内镜台车及设备摆放

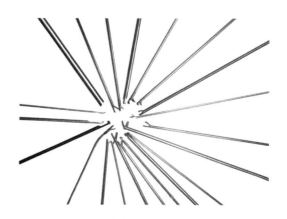

图 2-0-16　脊柱经皮内镜下常用器械

经皮脊柱内镜手术系统包括摄像系统,经皮脊柱内镜,建立通道的定位和穿刺工具,软组织处理的各种咬钳,抓钳,篮钳,神经剥离器以及用于骨性处理的咬骨钳和环锯等,用于止血及椎间盘消融处理的双极电凝设备和电极(图 2-0-16)。随着设备改进和临床更高的需要,又陆续出现了细分不同用途的脊柱内镜、器械,种类更丰富的钳子以及骨性处理工具,包括手动、电动工具。由于保持视野清晰及大量切除骨性组织的需求,术中灌注泵也逐渐获得了认识和应用。

因此,了解和掌握各种设备的原理和用途,对选择合适的工具,更好地开展这一技术非常重要,本章将讲述开展经皮脊柱内镜中会遇到的各种设备和器械。

(胡善云)

# 第一节　经皮脊柱内镜

内镜发源于 17 世纪初,由德国人 Bozzini(图 2-1-1)发明,经法国人 Segalas(图 2-1-2)等改良。1879 年,德国人 Max Nitze(图 2-1-3)设计了使用内置铂金灯泡(platinum bulb)照明的膀胱镜“Kystoskop”,这是所有现代内镜的鼻祖。1954 年,英国物理学家 Harold Hopkins 发明的“Hopkins 柱状透镜系统”(图 2-1-4)极大地提高了内镜的成像效果,现代硬式内镜均采用这一光学传导图像系统。

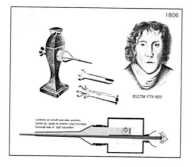

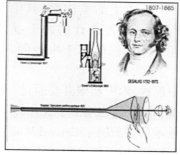

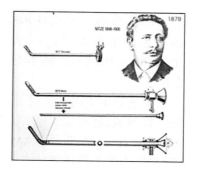

图 2-1-1　Bozzini 及其设计的内镜　　图 2-1-2　Segalas 及其设计的内镜　　图 2-1-3　Max Nitze 及其设计的内镜

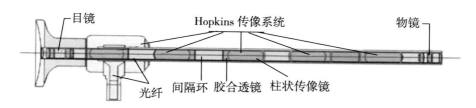

图 2-1-4　Hopkins 柱状透镜系统

## 一、脊柱内镜种类及发展过程

经皮脊柱内镜发展经历的三个主要阶段,自 20 世纪 90 年代初至今已有近三十年的历史,早期显微内镜下椎间盘摘除术(micro endoscopic discectomy,MED)技术率先使用内镜代替显微镜用于术中观察获得成功,但其手术方法与显微外科相同,术中无液体灌注,因此被命名为内镜辅助下的显微外科手术(图 2-1-5),MED 技术不是真正意义的脊柱内镜技术。

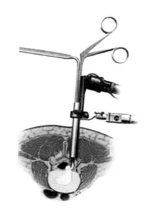

图 2-1-5　显微内镜下椎间盘摘除术(micro endoscopic discectomy,MED)

同时期,美国 Kambin 尝试了使用关节镜及特殊设计的拥有二个通道的锥形工作鞘(图 2-1-6A),采用椎间孔入路行镜下腰椎间盘切除术(arthroscopic microdiscectomy,AMD),这可以视为首次使用内镜进行椎间盘手术的尝试。Kambin 设计的器械通道位于一侧的工作鞘,需配合大视角(70°~110°)的关节镜(图 2-1-6B)。

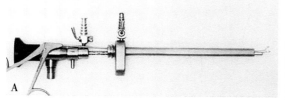

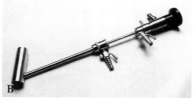

图 2-1-6　AMD 技术使用的内镜系统

A. 经椎间孔使用的双通道关节镜系统;B.Kambin 设计的器械通道位于一侧的工作鞘,需配合大视角(70°~110°)的关节镜系统

部分德国厂家设计采用一个双通道的工作鞘,其中一个器械通道用于内镜,另一个用于器械,这种设计的两个通道有一个夹角(不同轴),且鞘本身直径较大,仅能用于椎板间入路(图2-1-7)。

上述技术中内镜仅用于术中观察,术中器械需要通过一个独立的工作通道,这不仅增加了工作鞘的直径,也增加了操作的不一致,Anthony Yeung 在学习了 AMD 技术后,与德国 Richard Wolf 公司合作,采用内置工作通道的手术内镜并集成了液体灌注通道设计了一条专用于通过 Kambin 三角区入路的椎间孔镜(图 2-1-8),这便是现代经皮脊柱内镜的雏形,这一设计的基本概念沿用至今,并获得了不断的改进和发展。

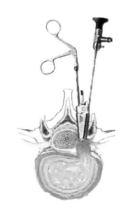

图 2-1-7 双通道的工作鞘,其中一个器械通道用于内镜,另一个用于器械

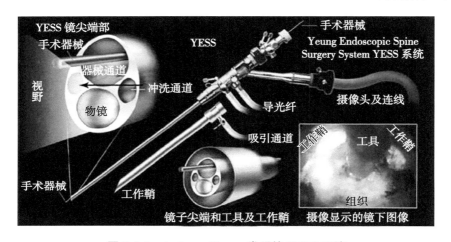

图 2-1-8 Anthony Yeung 发明的 YESS 系统

## 二、硬式内镜结构及设计

硬式内镜可以分为用于观察的普通内镜和内置器械通道的手术内镜两大类,结构如下:
1. 术中观察用内镜(图 2-1-9)。

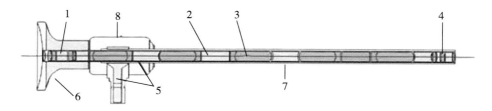

图 2-1-9 术中观察用内镜

1:目镜;2:间隔管;3:柱状传像镜片;4:物镜;5:导光光纤及光纤连接口;6:摄像头连接卡口;7:镜外鞘;8:镜身

2. 手术内镜（图 2-1-10）。

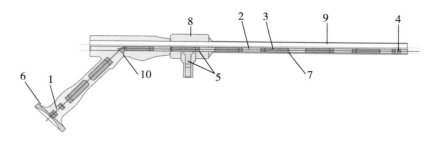

图 2-1-10　手术内镜

1:目镜;2:间隔管;3:柱状传像镜片;4:物镜;5:导光光纤及光纤连接口;6:摄像头
连接卡口;7:镜外鞘;8:镜身;9:器械通道;10:棱镜

现代经皮脊柱内镜均属于手术内镜,内置器械通道,目镜采用斜角设计,便于使用粗的强有力的手术器械,为保证术中视野清晰,镜身内集成了进水通道,初期设计同时集成了出水通道。而一些新的设计,为获得更大的灌注水流,将出水通道移至镜鞘与工作鞘之间,镜身内只保留进水通道,而镜鞘采用椭圆型设计,这一设计带来的另一优势是采用同样的器械通道直径时,镜鞘外径更小,两种镜子结构见图 2-1-11、图 2-1-12。

1. 内置进出水通道的设计（图 2-1-11）。
2. 仅集成进水通道的设计（图 2-1-12）。

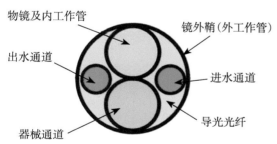

图 2-1-11　内置进出水通道的设计

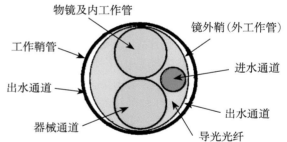

图 2-1-12　仅集成进水通道的设计

主要品牌腰椎脊柱内镜参数见表 2-1-1。

3. 将物镜及光纤接口集成设计的脊柱内镜（图 2-1-13）　这一结构初衷是设计一种能够携带方便的内镜摄像主机,对图像的质量和兼容性要求不高,重量小,便于携带和移动。这种结构无法兼容通常采用通用 C-MOUNT 镜头卡口的内镜,也无法使用图像质量更好的三晶片摄像系统,但摄像头加上镜头的重量和体积较小。

### 三、脊柱内镜的维护及保养

如同所有的硬式内镜一样,经皮脊柱内镜主要由光学玻璃材料(包括镜片及导光光纤)、光学胶及不锈钢金属材料组成,这些材料本身能够承受 134℃高温高压消毒,但次数有限,一般进口产品,厂家均能保证 150 次以上的高温高压消毒,采用其他低温消毒方式能够延长

表 2-1-1 主要品牌腰椎脊柱内镜参数对比

| 品牌 | YESS | Joimax | Vertibris | ASAP | Spinendos | Think |
|---|---|---|---|---|---|---|
| 制造商 | R WOLF | OEM | R WOLF | OEM | OEM | OEM |
| 镜鞘及尖端部形状 | 椭圆 | 圆 | 椭圆 | 圆/椭圆 | 圆 | 圆 |
| 器械通道直径 | 2.7/3.1mm | 2.7/3.7/4.3/6.0mm | 2.7/3.1/4.1/5.6mm | 3.7/4.1mm | 3.7/4.3mm | 3.7mm |
| 进水通道 | 内置 | 内置 | 内置 | 内置 | 内置 | 内置 |
| 出水通道 | 内置+外鞘抽吸 | 内置 | 外置 | 内置/外置 | 内置 | 内置 |
| 进出水通道比 | 1:1 | 1:1 | 1:4 | 1:4 | 1:1 | 1:1 |
| 工作鞘外径 | 7mm | 7.5mm | 7.0/8.0/10.5mm | 7.5/8mm | 7.5mm | 7.5mm |

使用寿命,但必须采用正确的消毒和清洗方法,以保证不破坏材料本身并保证消毒灭菌的质量。

硬式内镜由于使用不当造成的损坏包括手术使用中器械损坏以及使用错误方法消毒造成的损坏。其他人为疏忽原因损坏都是由于不注意磕碰、落地等原因造成的。个别产品由于使用的批号封装胶存在质量问题,造成内镜进水、开胶的现象,这些都是可以修复的。

1. 为避免手术使用中器械损坏内镜,应注意:

(1)硬式内镜在手术过程中使用时,应避免被咬合力较大的钳、剪等器械损坏,尤其是不要将镜管的前端伸入这类器械咬合区。此外,当内镜十分靠近组织,器械咬合时窥镜没有退回也会误伤内镜。

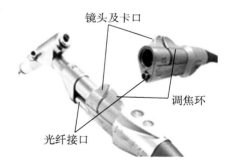

图 2-1-13 将物镜及光纤接口集成设计的脊柱内镜

(2)当内镜在鞘管内使用时,更换或插拔器械时,要尽量避免用力过猛,应以轻柔为主,避免损害窥镜。此外当插拔内镜遇到阻力时,切不可用蛮力,应仔细查找原因。

(3)如果内镜使用时,与激光、射频等能量设备相配合,则应格外注意与治疗点的距离,确保内镜不被电击或烧灼。

(4)医生在首次使用内镜时,应反复练习掌握内镜图像中物距和实际物距的关系,确保在手术中能够应用自如。

(5)如果使用动力系统的刨削器来切除病变组织时,应注意调整冲洗和吸引的速度,避免内镜被血污染遮挡,不能清晰成像,在窥镜监视下移动磨头,避免磨头高速转动时碰到内镜造成损坏。要注意选择成熟合格的动力系统,避免动力系统本身设计不良,磨头抖动过大对内镜光学系统造成的损害。

（6）重要手术时，应有一套备用内镜和关键器械。如果刨刀工作异常或亮度突然降低，可能是内镜已经受损，应及时更换内镜。

（7）硬式内镜应由专人保管，放置在专用包装箱内，码放整齐，避免交叉重叠放置，以确保在搬运中内镜不会受损。

（8）在取放内镜时，动作尽量要轻柔，避免内镜管受到挤压、磕碰、折弯、落地等变形，导致图像不清晰或者不能正常工作。

（9）硬式内镜应有专人专柜保管，使用前后均应检查成像质量，转运时应放在专用的包装箱内，内衬柔软的海绵或聚氨酯泡沫。所有窥镜和手术器械都要码放整齐，不得交叉重叠放置，确保箱盖盖好后，内部的窥镜和器械不会在搬运时相互撞击。

由于内镜的镜鞘很薄，受到挤压、磕碰、折弯、落地等情况就会弯曲变形，导致镜片破损或光轴偏移而造成图像不清楚或不能使用，所以从包装箱中取出或放入硬式内镜时，应双手平托，轻轻地取出或放入，切忌提起一段拽出。窥镜放在托盘等硬质容器内移动时，注意与其他器械分开放置，不要过分颠簸，以免碰撞到窥镜。包装箱内应备有干燥剂保持箱内干燥。

2. 内镜根据结构设计，可以采用下列方式消洗灭菌：

（1）不耐高温高压的硬式内镜：由于密封工艺缺陷，只能使用温度低于90℃的消毒方法。如：低温等离子（图2-1-14）、环氧乙烷熏蒸、消毒液浸泡消毒等。

（2）耐高温高压的硬式内镜一般镜身上会标注英文"Autoclave 134℃"，除了可以采用上述消毒方式外，还可以采用高温高压消毒，包括煮沸和高压蒸汽消毒炉、高温高压脉冲消毒炉（图2-1-15）等，但要注意消毒的温度不能高于134℃，消毒时间要按消毒程序或说明书，温度过高或时间过长都会破坏密封胶，导致密封破坏，温度过低或时间不足，会造成消毒或灭菌不彻底，产生交叉感染风险。

（3）需注意部分耐高温高压的内镜经第三方维修后不耐高温高压消毒，只能使用温度低于90℃的消毒方法。

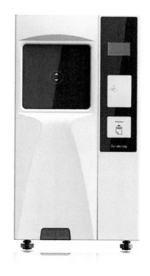

图 2-1-14　低温等离子脉冲消毒炉

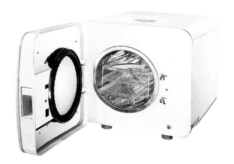

图 2-1-15　高温高压脉冲消毒炉

高温高压消毒依然是最安全的消毒灭菌方式,但会造成硬式内镜密封材料老化,因此要注意高温高压消毒的次数(一般厂家保证大于 150 次)。

采用低温消毒虽可延长使用次数,但由于脊柱内镜内部存在较长的器械通道及进出水通道(尤其是出水通道),如消洗不合格,容易产生交叉感染风险!

硬管内镜虽然是"娇贵"的医疗器械,但是在正常的临床手术或观察中是不容易出现问题的。只要使用得法、细心保养、正确消洗,使用寿命较长,尽可以放心使用。

(胡善云)

## 第二节 摄像系统及图像记录设备

摄像系统用于将内镜下人体图像真实还原并显示到显示设备上,由于必须采用专用的人工光源,为保证内镜成像的效果及高度还原的色彩,上述设备的设计及参数设置与其他领域的同类设备,在参数设置和调校上存在较大不同,因此使用替代设备无法保证成像质量并存在安全隐患。

基本的内镜摄像系统包括医用内镜摄像机,冷光源及专用显示器。扩展的图像设备还包括用于存储图片和记录影像的图像存储设备及用于输出报告的图像工作站设备以及用于术中图像传输和转播的专用设备(图 2-2-1)。

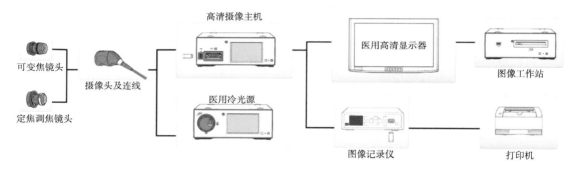

图 2-2-1 摄像系统及图像记录设备

### 一、医用内镜摄像系统

医用内镜摄像机,包括图像处理及输出图像信号的摄像主机,摄像头及联线,用于连接内镜及调节焦距或可变焦的镜头卡口(国内一般采用如图 2-2-1 中的通用喇叭口形 C-MOUNT 制式接口)。

自 1970 年电荷耦合器件(charge-couple device,CCD)诞生以来,由于 CCD 元件兼有光电转换与扫描的双重特性,在电视摄像技术中迅速推广应用(图 2-2-2)。早期内镜技术发展中,为了获得内镜手术中的图片或图像,采用了照相或胶片摄像技术,这些技术均存在体积过大,成本昂贵的缺点,CCD 技术的出现,拓宽了医用内镜发展的思路。经过多年的研究,1983 年美国 WELCH-ALLYN 公司推出世界上首台采用 CCD 成像的电子内镜,该镜前端装有高敏感度微型 CCD 元件,将所获得的光学图像信号转变成为电视上可看到的图像,并应用于临床。之后西欧和日本一些公司对相关的产品和技术进行了大范围、深层次的研究和开发,并于 80 年代末、90 年代初,陆续推出了成熟的产品用于医用内镜领域,并极大地推动了内镜技术在临床的普及和发展。

初期的技术,采用单个 CCD 元件将观察到的图像由光信号转换成电信号(摄像头)并通过专用电缆(摄像头连接线)传输到视频中心进行处理(摄像主机)(图 2-2-3),再通过输出接口及与视频接口连接的视频线将图像送达显示设备及图像处理设备进行显示和处理。

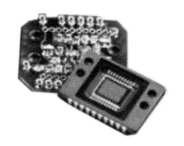

图 2-2-2 电荷耦合器件 CCD

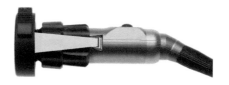

图 2-2-3 单 CCD 摄像头

单个 CCD 可以是单色的(获得黑白图像)或彩色的(获得彩色图像),为了获得色彩还原度更好的摄像系统,采用特殊设计的光学分光棱镜,将白光分解成红、绿、蓝三基色,并用三片单色 CCD 分别采集 3 个颜色的信号,最后送至视频中心进行处理(摄像主机)并合成彩色信号输出,这就是三晶片摄像系统(图 2-2-4)的原理,三晶片摄像系统采用 3 个单色 CCD 成像元件,及 3 个图像信号处理电路,并增加了信号合成电路,因此设备相对于采用单个彩色 CCD 成像的单镜片摄像系统要复杂和昂贵的多,但获得的图像色彩及层次感要优于同样分辨率的单晶片摄像系统,需要注意的是,采用同样尺寸的 CCD,单晶片的分辨率由于每个成像素由至少 RGB3 个像素点组成,而三晶片使用的单色 CCD 每个成像素由一个像素点组成,因此三晶片摄像的分辨率要高于单晶片 1.7 倍左右。但人眼分辨率有限,基本上无法分辨 300 电视线以内的区别,用于内镜的摄像系统分辨率最低不得低于 300 电视线。

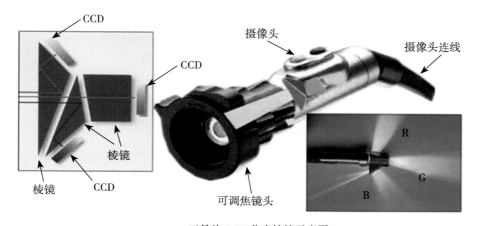

三晶片 RGB 分光棱镜示意图

图 2-2-4 三晶片摄像系统

近十年来,随着互补性金属氧化物半导体(complementary metal-oxide semiconductor,CMOS)成像技术的发展,越来越多的内镜厂家采用 CMOS 成像元件替代 CCD,用于内镜摄像系统。原因在于高质量的 CCD 元件制作技术,只有少数几个日本厂商例如索尼、松下等掌握,而且 CCD 制造工艺较复杂,成品率低,因此采用 CCD 的摄像头价格都会比较贵。而 CMOS 元件经过过去十几年的技术改进,目前 CCD 和 CMOS 的实际效果的差距已经减小了不少。而且 CMOS 的制造成本和功耗都要低于 CCD 不少,原有信噪比(S/N)较低的缺点,通过图像后处理技术,也已达到高质量成像的要求,由于 CMOS 低廉的价格以及规格齐全,供货稳定,未来在医用摄像领域将获得更加广泛的应用。

CMOS 摄像头同样有单晶彩色及三晶彩色摄像系统,由于 CMOS 技术可以轻易获得百万甚至千万像素,因此 CMOS 摄像头采用单晶片即可获得全高清图像(1920×1080 逐行扫描,要求 200 万以上像素)。未来 4K(3840×2160P)以上的摄像系统预计将全部采用 CMOS 技术,所以 CMOS 摄像系统是未来的摄像技术。

摄像系统通常采用不同制式的图像输出接口,如表 2-2-1。

表 2-2-1 摄像系统常用图像输出接口

| 视频接口 | 接口 | 连线 | 信号类型 | 传输图像分辨率 |
|---|---|---|---|---|
| S-Video | | | 模拟信号 | 756x576 |
| BNC | | | 模拟信号 | 756x576 |
| RGB | | | 模拟信号 | 800x600 |
| VGA | | | 模拟信号 | 1280x1024<br>SXGA |
| SDI | | | 高清数字信号 | 720p、1080p |
| 3GSDI | | | 高清数字信号 | 1920x1080p<br>1920x1200p |
| DVI | | | 高清数字信号 | 1920x1080p<br>1920x1200p |
| HDMI | | | 高清数字信号 | 1920x1080p<br>1920x1200p |

近几年来,3D 内镜(图 2-2-5)在临床的使用受到越来越多的重视,由于体积的限制,目前高清 3D 内镜主要应用于直径较大的腹腔镜系统,相信随着技术的进步和发展,经皮脊柱内镜也将进入高清 3D 时代,未来随着高清 3D 裸眼液晶显示器技术的成熟,3D 内镜将日益普及。

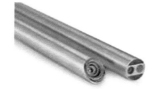

图 2-2-5 普通 2D 内窥镜(左)和 3D 内窥镜(右)

## 二、冷光源

医用内镜光源自始至终伴随着内镜技术的发展,从初期的蜡烛、反射自然光、近代的灯泡到现代的各种电光源技术,从普通光源逐渐进化到冷光源,灯泡技术也从各种卤素灯、氙灯到近年逐渐发展成熟的 LED 灯光源。

光源的性能对摄像系统成像质量至关重要,光源的色温及光通量及显色性是评价光源性能的重要指标。为了获得与人眼在日光下同样的色彩,高质量的光源必须满足色温接近日光(5600K)及显色指数达到 90% 以上(SFDA 标准),同时足够的光通量也是影响成像质量的重要参数。现在临床使用的内镜冷光源主要有以下几种:

1. 卤素光源　采用无机卤素及金属卤素灯泡,优点是整机和灯泡成本低,发热量少,缺点是色温偏低(3000~4500K),成像偏黄。

2. 氙光源(图 2-2-6)　采用氙灯泡,优点成像质量接近日光,显色指数接近99%,缺点是成本高,发热量大。

3. LED 光源　采用新型 LED 灯泡,优点灯泡寿命长,超过 30 000 小时,缺点是显色指数偏低,目前能达到 92%。

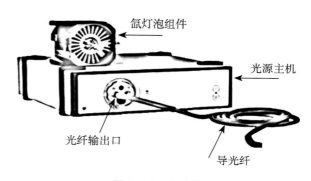

图 2-2-6　氙光源

采用何种光源需参考各种因素,但卤素光源优点不突出,色温偏低,将被逐渐淘汰。

与光源配套的光纤应注意光纤与镜子连接的出光口直径与镜子光纤接口的入光口直径一致,以避免光通量不足或过度发热损坏光纤连接部位。

## 三、显示设备

医用内镜显示设备由于使用环境的要求,与普通显示设备不同,尤其在色彩还原、亮度控制的设定等,对高亮区和暗区的 GAMMA 设定有特殊的要求,同时需满足医用电子设备的安全规范,因此合格的内镜显示器价格相对昂贵。

现有医用显示器在淘汰了 CRT 显像管后进入了液晶时代,根据背光板的类型可分为LCD 和 LED 两种,LCD 需要上万伏高压启动,体积较大,LED 背板相对轻薄且色彩更加丰富。而采用主动发光的 OLED 面板是未来液晶显示屏的发展方向。2D 显示器将向 4K、8K 更高分辨率发展。3D 显示屏会随着 3D 内镜的普及而发展,目前医用 3D 显示器包括偏振光式(红蓝眼镜)及主动电子快门式,均存在一定缺点且需配戴专用 3D 眼镜(图 2-2-7),而裸眼 3D 显示器技术(图 2-2-8)也正在快速发展和成熟中。

## 四、图像记录及处理

图像记录设备包括存储和打印报告的图文工作站。图像存储包括静态图片采集(图2-2-9)及动态图像记录,以往多采用外部设备用于图像存储,随着技术发展及价格降低,新一代设计的摄像系统多具备图像采集功能,并可通过 USB 接口直接存储到外部存储设备上,极大地简化和方便了临床的使用。

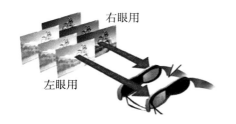

图 2-2-7　配戴专用 3D 眼镜的 3D 显示器

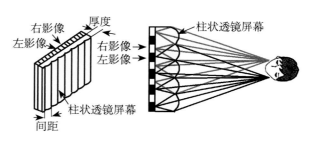

图 2-2-8　裸眼 3D 显示器技术

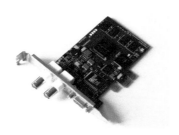

图 2-2-9　图像采集卡

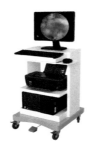

图 2-2-10　图文工作站

用于编辑、存储和输出手术记录的图文工作站设备多采用标准的电脑系统(图 2-2-10),通过内置的图像采集卡及专业的软件对手术过程及结果进行编辑记录并输出手术报告,一般同时具有录像功能。这一技术及设备非常成熟相对价格较低,对临床也有很大的实用价值。

### 五、图像的联网功能

由于一体化内镜手术室概念(图 2-2-11)的普及,现代内镜设备均具有联网功能,允许将内镜设备及手术室设备联网操作,并通过 HIS(hopital information system)系统及 PACS(picture archiving and communication system)系统与院内及院外组网,传输手术图像和信息,但由于联网的标准不统一,造成资源浪费且增加操作复杂性。但图像信息的联网,未来对于机器人辅助手术和虚拟交互式技术的发展具有重要意义,相信随着联网标准的统一及外来技术的发展,联网功能将越来越重要。

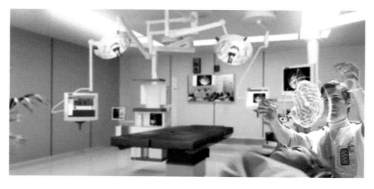

图 2-2-11　一体化内镜手术室

(胡善云)

# 第三节　液体灌注设备及方法

经皮脊柱内镜技术为保证手术过程中视野清晰并减少血液及组织碎屑对视野的干扰，术中必须保持持续生理盐水灌注，第一代脊柱内镜 YESS 采用镜内集成的直径一样的进水及出水通道，这种设计由于出水孔经常被血块或组织碎屑堵塞，造成手术区域压力增高，因此需在工作鞘上连接负压吸引，因此 YESS 镜外工作管设计为椭圆形，以保证负压吸引有足够的通道，但吸引会造成手术区域水流不稳，影响视野。

部分厂家采用圆形外工作管设计的脊柱内镜，镜内集成进、出水通道，这种设计可以满足低流量灌注，一般采用直接悬挂输液袋的方法，但在需要高流量灌注（如大量出血或切割骨性组织）时，这种设计因出水通道较小，容易形成高压。所以这种设计的脊柱内镜即使使用灌注泵，压力设置也不宜过高，一般建议小于 50mmHg，且使用中注意保持出水通道通畅。

Vertibris 将出水通道移至椭圆形镜外鞘和圆形工作鞘之间的两侧月牙形间隙，这种设计由于出水通道远大于进水通道，且不易阻塞，因此可放心使用灌注泵进行高压灌注，从而为术中提供大流量液体，保持视野清晰。

需要注意的是，灌注压力不同于手术操作区的压力，由于进水通道存在阻力，因此压力会逐渐降低，另外，根据流体力学的基本定律"伯努利定律"（图 2-3-1），流体流动时，流速越大，压力就越小，高压灌注产生高流速，实际压力更小。

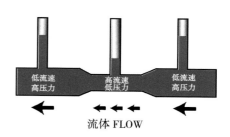

图 2-3-1　流体力学"伯努利定律"

成人卧位时腰穿压力可达 3.3~4.0kPa（25~30mmHg），为保证灌注水压不会对脊柱内压力造成干扰，手术区域的灌注压力应 <40mmHg，但短暂的高压不会造成损害。

## 一、悬挂输液袋的方法

这种方法适用于相对密闭的系统，如采用进出水通道直径相同的脊柱内镜，也可用于采用镜鞘内出水通道的设计，为保持灌注压力，需使用密封帽对出水通道进行密封。这种灌注方法，液体流量较小，在大量出血时无法快速保持视野清晰，一般输液袋悬挂在 2m 高左右，但如出水通道阻塞时，仍有产生高压的风险，因此术中要注意保持出水通道畅通，必要时可用负压定期抽吸。

## 二、输液袋加压灌注

采用悬挂输液袋的方法，有时需要大水流灌注，可以提高输液袋悬挂的高度或对输液袋进行加压，包括外部挤压或气囊加压，也可采用气泵加压，加压时同样要注意保持出水通道始终处于畅通状态（图 2-3-2）。

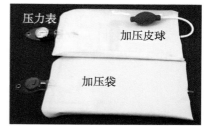

图 2-3-2　输液袋加压灌注

## 三、压力控制型自动灌注泵

这种灌注泵与关节镜使用的灌注泵原理相同，采用自动控制的灌注泵进行灌注，在出水通畅时,是安全高效的方法,对采用工作鞘内出水通道设计的脊柱内镜,可以放心使用,泵管驱动压力虽然很高(120mmHg),但实际工作区域的压力不会超过40mmHg(图2-3-3)。

采用镜内设计的出水通道,使用灌注泵时必须保证出水通畅,为获得安全的大量液体灌注,建议出水口连接抽吸装置,并时刻注意保持出水通道通畅压力控制。

### 四、流量控制型自动灌注泵

这是新的设计,为保证在安全的压力下拥有持续稳定的灌注流量,采用流量控制、压力检测设计,采用这种设计的灌注泵可以动态监测手术区域的压力变化,在安全的压力范围内,提供稳定的灌注流量,因此可以保证手术区域稳定的视野(图2-3-4)。

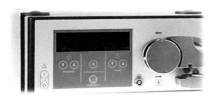 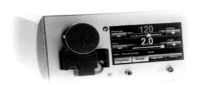

图 2-3-3 压力控制型自动灌注泵　　　　图 2-3-4 流量控制型自动灌注泵

(胡善云)

## 第四节 骨性组织处理、切割设备及工具

经皮脊柱内镜技术早期采用椎间孔入路时,为了避开神经或切除阻挡置管的骨性组织,研制了多种手动工具,当发展到全内镜技术时,由于手动工具的局限性,引入了电动切削工具,提高了安全性并扩大了经皮脊柱内镜技术的手术方法及适应证范围。近几年,部分手动工具经过改良用于椎间孔入路及狭窄,依然有其临床使用的价值及优势,下面逐一介绍这些工具。

### 一、套管内环锯

Anthony Yeung 于 20 世纪末,最早将套筒内环锯(图 2-4-1)用于 YESS 技术,环锯采用薄壁中空的硬质合金材料制造,外径与套管内径匹配,利用套管固定环锯,环锯头端直径不同,但小于套管内径,这一工具安全但切割直径小于套管外径,初期被用于对少量骨质进行切除。

李振宙设计的 LiZZ 安全环锯系统(图 2-4-2)采用异形设计的保护套管,大大增加了切割骨组织的安全性及效率,可以用于内镜通道的快速建立及腰椎管的减压手术。

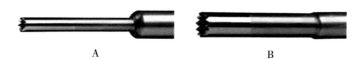

A　　　　　　　　　　　　　B

图 2-4-1 Anthony Yeung 使用的套管内环锯
A. 小直径环锯;B. 大直径环锯

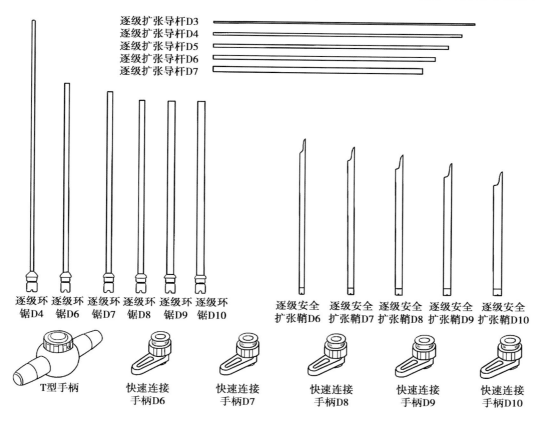

图 2-4-2　LiZZ 安全环锯系统

## 二、套管外环锯

套管外逐级环锯技术（图 2-4-3）由 Hoogland 教授发明，并被用于 TESSYS 技术，这一工具由导杆，一组连续变径、逐级扩大的工作套管及配套在套管外的薄壁环锯组成，环锯中空，内径与配套工作套管外径匹配，以套管及导杆固定环锯，其特点是环锯切割直径大于套管外径，允许套管直接进入远端。

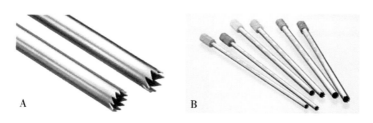

图 2-4-3　套管外逐级环锯
A. 锯齿设计；B. 成套不同直径环锯

## 三、手动骨钻（铰刀）

同样为 Hoogland 教授发明，其在总结之前套管外环锯技术基础上，为避免环锯暴露，缺乏保护,改用手动骨钻设计方案,这一系统采用一组定位工具(TOM针)和5个一组连续变径、逐级扩大的骨钻(铰刀)组成(图2-4-4),这一设计,为保证穿刺方向的准确性,术中依赖多次X线的精确定位,但骨钻(铰刀),降低了损伤重要组织的风险。

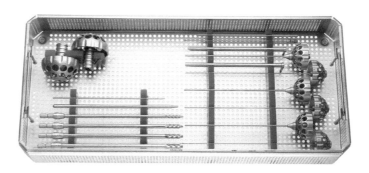

图 2-4-4　手动骨钻

### 四、咬骨钳

咬骨钳作为骨科基本工具,在脊柱内镜中也有重要用途,由于工作于内镜器械通道内,对直径和结构提出了特殊的要求,分别介绍如下:

1. 滑竿结构(图2-4-5)　这是一种常用的结构,咬合力大,咬口向前移动,同等直径下咬口尺寸较大,但杆身拉紧时会有一定弯曲,直径太细时,弯曲有可能造成镜内光学系统破裂,直径5mm以上才建议使用。

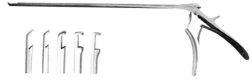

图 2-4-5　滑竿结构咬骨钳

2. 套管结构(图2-4-6)　这种结构采用一个外套管,前端设计为切割内侧端,内部滑动的杆末端设计为切合头,两端咬合后切割组织。

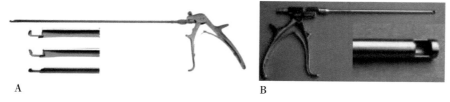

A　　　　　　　　　　　　　　　　B

图 2-4-6　套管结构咬骨钳
A. 方头末端;B. 圆头末端

这种设计的钳杆基本不会变形,但咬口向后移动,咬口尺寸较小,用于3mm直径切割骨性组织(如颈椎手术),相对安全且效果较好。

3. 复合型结构　这种特殊结构见图2-4-7,手柄和钳杆可以完全分离,钳杆特殊设计,钳头咬合时前端有部分弹性变形,但仅限于钳头咬口附近,使用时需将会变形部分露出镜子器械通道,就不会损坏镜子,咬口向前移动,咬口尺寸较大。这种设计一般用于有较大活动空间,如腰椎内镜下使用。

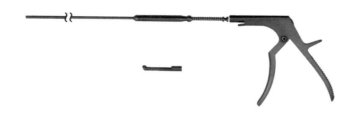

图 2-4-7　复合型结构咬骨钳

### 五、其他手动工具

用于骨性组织处理的工具还包括一些小的手动工具,如顶磨、骨锉、刮匙、骨凿等,如下表所示

| 项目 | 典型形状 | 名称用途 |
|---|---|---|
| 1 | | 骨锉 |
| 2 | | 刮匙 |
| 3 | | 骨锥 |
| 4 | | 骨刀 |
| 5 | | 刮刀 |
| 6 | | 顶磨 |
| 7 | | 骨凿 |

### 六、电动工具及各种磨钻

电动工具的引入不仅扩大了脊柱内镜的手术适应证范围,由于在镜下直视操作,也提高了手术的安全性,并将手动工具使用的 X 线辅助定位、精确穿刺技术改为内镜下逐层进入的方法。

电动磨钻(图 2-4-8)可分为两种,一种为改良于小直径切削的高速磨钻系统(原用于神经外科、五官科、口腔科等),另一种来源于骨科使用的刨削系统(如关节镜等)。两者均由主机、手柄、脚踏及不同规格的磨头组成。不同点在于高速磨钻电机转速直接传给磨头,所以转速高,但转速越高,力矩越小,适用于直径 3mm 以下的磨头,一般转速达到 2 万转以上即可满足使用。刨削系统由于在电机和磨头之间增加了一个减速齿轮(减速比一般采用 1∶3~1∶5),因此增加了输出力矩,但转速较低,目前转速在 6000~16 000 之间。刨削手柄一般用于直径 >4mm 的磨头(直径越大,接触面越大,需要力矩越大),采用可弯磨头时只能使用刨削手柄,如使用高速手柄时,转速太高,磨头弯曲部很容易断裂,设置低速,力矩又太小。

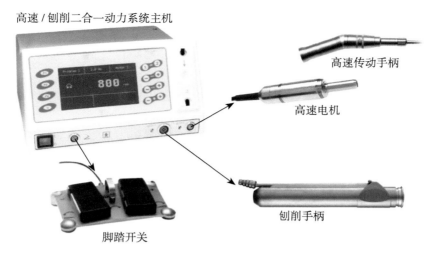

图 2-4-8　高速刨削／磨钻二合一系统

　　磨头有不同的直径和长度,以适应不同的内镜,磨头本身形状不同,用途也不一样。主要有以下几种形状:

| | 典型刀头形状 | 名称 | 用途 |
|---|---|---|---|
| 1 | | 切吸型 | 用于软组织切吸,使用时一定要用水湿润,用于刀头润滑 |
| 2 | | 侧保护卵圆形西瓜刀 | 用于侧面骨性组织快速切除,对侧面需要保护 |
| 3 | | 侧顶保护卵圆形西瓜刀 | 用于侧面骨性组织快速切除,对侧面和顶部需要保护 |
| 4 | | 侧保护球形西瓜刀 | 用于侧面骨性组织快速切除,对侧面需要保护 |
| 5 | | 侧保护球形宝石头 | 用于侧面骨性组织打磨,对侧面需要保护 |
| 6 | | 球形西瓜刀 | 用于骨性组织快速切除 |
| 7 | | 球形宝石头 | 用于骨性组织打磨 |

　　可弯磨头(图 2-4-9):使用高速手柄时,转速太高,磨头弯曲部很容易断裂,设置低速,力矩又太小,所以可弯磨头只能用于刨削手柄,磨头也可分为用于快速切割的西瓜头和打磨用的宝石头。有效的可弯磨头必须符合下列条件:

　　1. 可弯部传动必须采用硬连杆传动轴,不可使用弹性传动设计,理由是弹性设计每旋转一圈,都会因弹性变形造成前端振动,严重时会损坏镜鞘及附近的光学系统,弹性设计还会降低刨削头对骨面的压力,降低切削的效率。

　　2. 可弯磨头必须具有保护性结构,以防止断裂的磨头掉入手术区域。

　　选择磨头的形状和尺寸应根据手术的需要及所使用的内镜器械通道的长度和直径,需

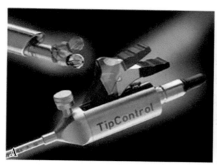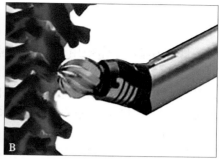

图 2-4-9 可弯磨头及手柄

要快速切除骨性组织时,应选择大直径的西瓜头;需要少量精确切削时,应选择宝石头。在磨头直径较小,但需要提高切磨效率时,可提高转速。

(胡善云)

## 第五节　建立通道的工具及手术器械

通过穿刺及扩张器确定植入工作鞘的准确位置,这一过程需要 X 线或其他设备辅助定位。

### 一、穿刺工具

可以使用单根金属丝作为穿刺工具,也可以采用类似于腰麻穿刺使用的一次性穿刺鞘管(由穿刺针、穿刺鞘及导丝组成),见图 2-5-1。

A　　　　　　　　　　　　　　　　　B

图 2-5-1 导丝及穿刺针
A. 导丝;B. 穿刺针

### 二、扩张鞘

俗称铅笔头,一端较尖锐,中间有孔,允许穿刺针通过,常用的扩张鞘除中央有孔外,侧边旁开 2mm 有另一通孔,允许插入另一穿刺针,两个穿刺针配合使用可以调整扩张器的位置(图 2-5-2)。

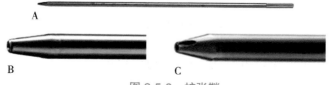

图 2-5-2 扩张鞘
A. 扩张鞘全貌;B. 单孔扩张鞘;C. 双孔扩张鞘

### 三、工作通道

工作通道即工作鞘,工作鞘用于建立内镜进入的通道,前端有多种形状,包括平口、斜口、鸭舌等(图 2-5-3),其直径一般略大于内镜最大外径,部分设计采用逐级扩张,配合手动切骨工具,用于逐级扩大工作鞘的直径。大部分厂家采用一步扩张置入工作鞘的方法,而THESSYS 技术由于需要磨掉部分关节突,需采用逐级切割、扩张的方法,采用一组连续变径的鞘及穿刺、固定用导杆。

工作鞘一端连接手柄,部分采用工作鞘出水通道的镜子通常备有带有水阀的连接手柄(图 2-5-4),通过调整阀门大小来控制出水的流量。

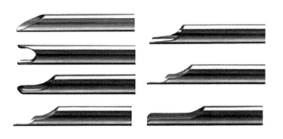 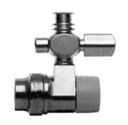

图 2-5-3 工作通道末端不同形态 　　图 2-5-4 带水阀的工作通道连接手柄

### 四、组织抓钳及剪

抓钳种类繁多,根据用途和形状大致可分为抓取组织的抓钳和用于咬切软组织的活检钳。抓钳头部可分为有齿及无齿抓钳(图 2-5-5),有齿抓钳又可分为鳄齿、鼠齿以及锉齿抓钳,分别用于抓取软性和硬性的组织。无齿抓钳包括边缘锐利、有切割功能的活检钳及用于抓取海绵状组织的匙状钳(图 2-5-6)。

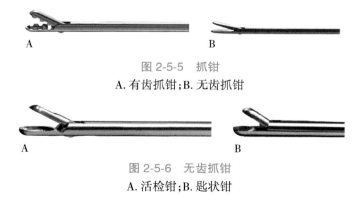

图 2-5-5 抓钳
A.有齿抓钳;B.无齿抓钳

图 2-5-6 无齿抓钳
A.活检钳;B.匙状钳

剪刀(图 2-5-7)用于剪切软组织,剪刀刀头形状也可多种。

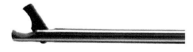

图 2-5-7 剪刀

## 五、软组织咬切钳

软组织咬切钳（篮钳）（图 2-5-8）是一种特殊的活检钳，钳头一侧中空，便于连续切割组织，篮钳钳头一端固定，另一端可活动，不能用于骨性组织切割。

## 六、黄韧带咬钳

黄韧带咬钳（图 2-5-9）是一种特殊设计的篮钳，特点是固定钳头较尖锐，便于压紧黄韧带表面，用于切割的活动头部靠前，便于切割。部分钳头设计为上翘或可弯曲。

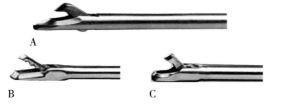

图 2-5-8　篮钳
A. 长固定钳头；B. 齿状活动钳头；C. 短固定钳头

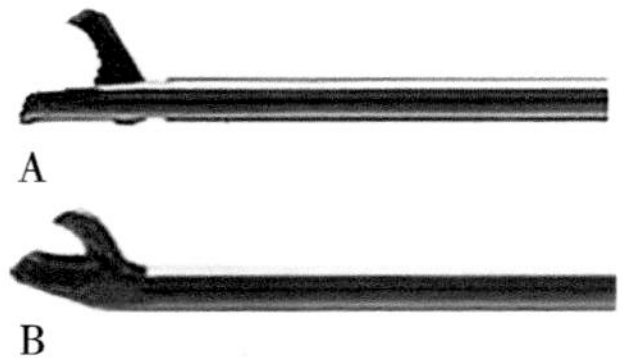

图 2-5-9　黄韧带咬钳
A. 平口设计；B. 斜口设计

## 七、可弯髓核抓钳

可弯曲钳头（图 2-5-10）又可分为弹性弯曲和刚性弯曲。抓钳依据钳头是否活动分为单动（单开）或双动（双开）。

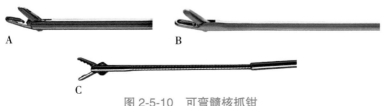

图 2-5-10　可弯髓核抓钳
A~B. 刚性弯曲单开钳头；C. 弹性弯曲双开钳头

## 八、神经剥离器及拉钩

神经剥离器（图 2-5-11）包括形状、直径不同的直剥离器及可弯曲的剥离器。可弯曲剥离器包括弹性弯曲及刚性弯曲剥离器。弹性弯曲剥离器根据是否带外鞘可分为普通弹簧剥离器和可操纵带外鞘的弹性可弯曲剥离器，为保护神经或血管，弹性剥离器末端一般设计为球形。另有一种特殊设计的钳子，仅保留一端可活动的钳头，用于剥离组织，可称为刚性可弯曲剥离器，与弹性剥离器相比，力量更大，钳头也可设计为多种形状。

## 九、防止钳头断裂的结构

为保护钳头，大部分钳子手柄均设计了保护装置（图 2-5-12），防止抓取时用力过度造成钳头断裂（这种断裂维修需要更换整个钳头，否则无法保证刚性），一般包括限位及预断

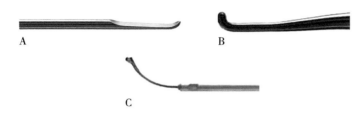

图 2-5-11　神经剥离器

A、B. 直剥离器；C. 可弯曲剥离器

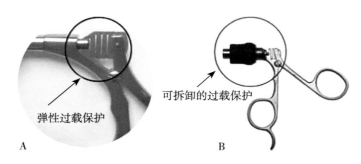

可拆卸的过载保护

弹性过载保护

A

B

图 2-5-12　防止钳头断裂保护装置

A. 弹性过载保护装置；B. 可拆卸过载保护装置

裂结构，限位装置一般使用一个限位销，限制拉紧程度，预断裂结构通常采用弹性元件，受力过大时断裂或脱开。限位装置简单实用，但使用一段时间后，会逐渐磨损，最终导致钳头断裂。预断裂结构一旦脱开，需更换弹性元件，但可以保护维修更复杂昂贵的钳头结构。

（胡善云）

# 第六节　能量设备

能量设备用于镜下对组织的切割、止血。常用的设备包括射频电刀、激光等。

## 一、射频电刀

最常用的设备为高频电刀（图 2-6-1、图 2-6-2）。高频设备依赖高频电流产生的热效应，对含水组织加热，造成细胞蛋白凝固（电凝）或破裂（电切），达到切削、凝固止血的效果。

高频电刀作为高能量设备，安全非常重要，按安全级别可分为 BF 级（不能直接作用于神经和心脏）和 CF 级。高频电刀一般有单极模式和双极模式，双极模式相对更加安全，电流只在两个电极间流动。医用

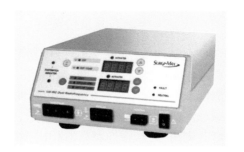

图 2-6-1　射频发生器

高频电刀的工作频率要求采用 >300kHz 的射频波段，射频 RF 是 radio frequency 的缩写，表示可以辐射到空间的电磁频率，频率范围从 300kHz~300GHz 之间。射频就是射频电流，它

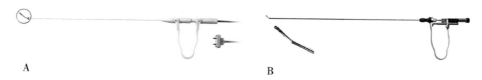

图 2-6-2 射频电极

A. 一次性电极；B. 组配式电极

是一种高频交流变化电磁波的简称，部分电刀工作频率 >1.7MHz（1700kHZ），此时大部分高频能量以无线电辐射方式作用于组织表面，这类电刀电凝深度较浅，由于能量辐射产生较大高频漏电流，因此安全级别一般只能达到 BF 级。

等离子是一种双极电刀的工作模式，在导电液体中，施加稳定的高频电场，液体中的带电粒子会产生高频振荡，直接打断分子键。这一过程在 40℃ 至 70℃ 温度内完成，具有低热损伤的优势，等离子的产生与高频电频率无关，但频率越高，带电粒子能量越高。

### 二、激光设备

采用特殊波长的激光可以用于软组织（包括黄韧带）及骨性组织的切割，内镜下一般采用钬激光治疗腰椎间盘疾病（图 2-6-3），主要适用于腰椎间盘突出症及椎间盘源性腰痛。内镜下钬激光消融术消融范围大，周围组织热损伤小，组织穿透深度小，减压效果好；但止血效果较差。因此，术中有时仍需配合使用高频设备止血。采用激光设备需特别注意保护内镜不被激光损伤。

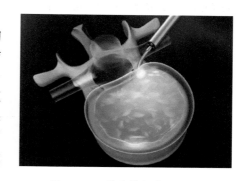

图 2-6-3 激光椎间盘消融术

### 三、超声刀

超声刀（图 2-6-4）利用高强度聚焦超声技术，通过换能器，将电能转化为机械能经高频超声振荡使超声刀头产生纵向或径向的高速振荡，产生的空化效应、热效应及机械效应，使所接触的组织细胞内水汽化，蛋白氢键断裂，从而将手术中需要切割的骨组织彻底破坏。在使用时，超声刀刀头具有温度低、能量传播距离小（约 200μm）的优点；且由于高强度聚焦超

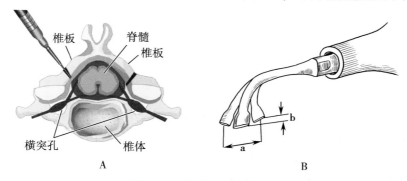

图 2-6-4 超声骨刀及工作距离

A. 超声骨刀用于颈椎单开门手术；B. 超声骨刀工作距离；a. 横向工作范围；b. 纵向工作范围

声波只对特定硬度的骨组织具有破坏作用,不会破坏到血管和神经组织,还能对手术伤口处起到止血作用,因此具有明显的优势。超声刀已在口腔科、骨科、腹腔镜等领域获得了良好的应用,但在泌尿科腔内碎石应用时,其超声产生的振荡对内镜光学系统具有极高的破坏作用,由于切割骨性组织需要比软组织和结石更高的能量,因此对内镜下使用存在一定的技术难度。目前,国内外超声骨刀厂家已在研究将该技术应用于脊柱内镜下切割骨性组织,相信在解决了这一问题后,超声骨刀将会是很好的镜下切骨工具。

### 四、水刀

高压水刀(图 2-6-5)是近年用于临床的新型设备,机器高压水泵将生理盐水泵入手柄末端的微孔(直径 0.1mm 左右)产生 100~1000bar(1bar=100kPa)高压水束,高压水束可以在极短的距离内切割软组织,脊柱内镜使用的水刀有特殊设计的刀头,利用的"文丘里原理"和"伯努利原理",高速水流将软组织吸引进刀头同时切割,水流将切下的组织碎屑冲入吸引管带出体外。高压水刀刀头可以弯曲,高速高压水流离开出水口后,压力迅速下降,用于椎间盘切除安全、快速、可靠,是未来颇有前途的椎间盘切除工具。

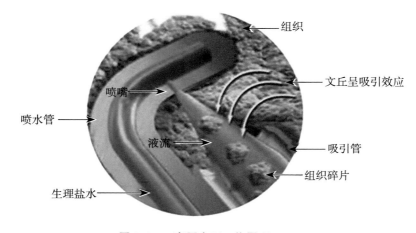

图 2-6-5　高压水刀工作原理

(胡善云)

## 第七节　定位及导航设备

### 一、X 线直接定位设备

脊柱常用的 X 线定位设备是移动式 C 形臂机(图 2-7-1),采用结构紧凑高效的内藏方式,影像增强器与发生器的全部电缆装于 C 形臂内。由于 C 形臂具有手法操作的易动性特点,其定位方便且高效。配合高分辨率的 CCD 摄像机、高分辨率的影像增强器与最新数字影像处理系统相结合,获得高分辨率的脊柱正侧位图像。新的设计采用能接收 X 线信号的数字 CCD 替代影像增强器,直接成像,缩小了体积和重量,提高成像质量。

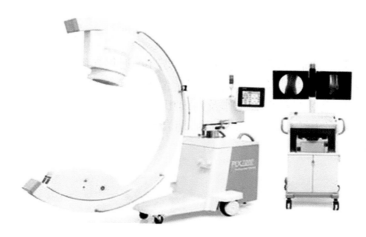

图 2-7-1　移动式 C 形臂机

部分设计采用两个 90° 夹角的发生器及成像设备一次曝光,同时获得正侧位片。

部分设计采用一组可自动旋转 90° 的发生器及成像设备,连续曝光,获得 30~50 张片子,通过计算机专用软件合成 3D 图像(图 2-7-2),这一过程通常需要 10~30 秒。

值得关注的是,X 线影像增强器用微通道板技术(图 2-7-3)的成熟和应用,这一技术在成像元件前增加一个微通道放大板,可以将 X 线信号增强 500~1000 倍,从而大幅降低每次曝光的辐射剂量。

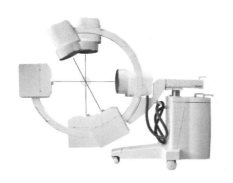

图 2-7-2　3D C 形臂机

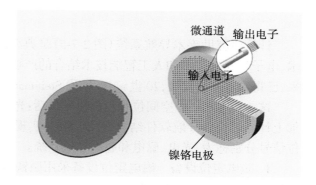

图 2-7-3　X 线像增强器用微通道板技术

## 二、术中 CT 或 MRI 定位

采用 CT 或 MRI 定位快速、准确,但受限于现有 CT 或 MRI 设备的体积和成本,实际应用中并不普及,部分德国厂家采用可以移动的小型 CT(图 2-7-4),术中扫描并将获得的数据传输给导航系统,由导航系统引导手术机器人穿刺定位,这一技术具有极高的精度和安全性,但价格昂贵。需要注意的是,术中采用 MRI 定位,需使用无磁性的金属制造的特殊脊柱内镜及器械。

### 三、超声定位设备

采用 B 超术中定位最早应用于其他穿刺手术定位,近年在解决了定位精度及临床判读的基础上应用于脊柱内镜穿刺定位,采用 B 超定位可避免 X 线辐射,具有连续和多次定位的优点,但脊柱内镜医生对 B 超探头操作及判读相对陌生,需要经过特殊的培训。

未来采用相共振探头结合图像处理技术,结合 CT 或 MRI 图像能够得到更高精度并易于判读的动态三维图像。

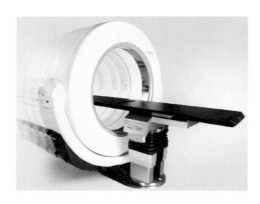

图 2-7-4　移动 CT

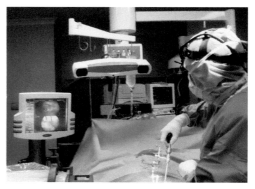

图 2-7-5　计算机辅助手术导航系统

### 四、计算机辅助手术导航系统

计算机辅助手术导航系统(图 2-7-5)是典型的立体定位技术,是现代影像技术、微创技术、电子计算机技术和人工智能技术结合的产物。1986 年这一技术应用于神经外科临床以来,已得到迅速的发展,20 世纪 90 年代 Steinmann 等将这一技术用于脊柱外科。

这一技术核心由空间位置定位信号包括:光学(红外线)、磁(电磁场)和声学(超声)信号,加上计算机辅助导航软件结合 CT 或 MRI,实现术中精准二维或三维定位,导航系统依据定位信号分别称为:光电、磁电和超声导航系统。

1. 磁电定位设备　磁电定位设备采用磁铁做体表标记,利用电磁波感应或同时配合立体视觉定位,使用专用的图像融合软件将 CT 和 MRI 影像融合,结合手术器械上的磁性标记,可获术中三维图像。但精确度不高,易受外界电磁场干扰。

采用交流电磁技术或直流电磁技术导航,感应线圈内置于器械尖端,避免了光学导航的光线遮挡问题且更为精确。专用的图像融合软件可将 CT 和 MRI 影像融合,导航界面可同时看到两种影像资料信息。

2. 光学定位　以立体视觉技术为基础的手术导航定位系统(图 2-7-6)可为医生实时显示手术器械

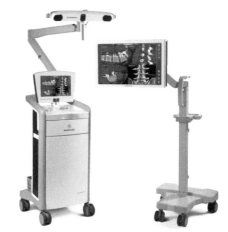

图 2-7-6　光学定位手术导航定位系统

相对于病灶部位的位置和方向,提高手术定位精度。利用双目立体视觉技术对导航标志物进行立体定位的方法:采用带阈值的重心法提取导航标志物的球心特征,采用张氏平面标定法得到立体摄像机的内外参数,利用最小二乘法原理确定导航标志物三维坐标,进而确定穿刺针相对于病灶部分的位置关系。立体光学定位系统能够对导航标志物进行实时定位,且定位精度能够满足手术导航的需求。

(胡善云)

## 第八节　镜下植入物及工具

　　脊柱内镜下的融合器特指通过脊柱内镜器械通道植入的椎间融合器,受限于体积,只有能够调节高度的融合器才能通过器械通道植入,B-twin(图 2-8-1)是已知高度最小(5mm)的可调节融合器,其狼牙型调节杆可以扩张到 13mm 以上,近两年来,国内外均有厂家在 B-twin 基础上改良,研发类似可膨胀融合器产品,全新的设计概念也已出现,新的设计采用面接触(图 2-8-2),提供更好的稳定性,预计未来配合已有的大器械通道(>5.5mm)脊柱内镜,镜下融合将成为现实。

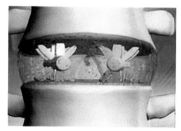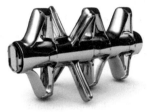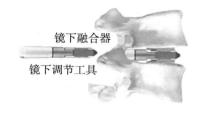

镜下融合器

镜下调节工具

图 2-8-1　B-twin 可膨胀椎间融合器　　　　图 2-8-2　面接触式可膨胀融合器

(胡善云)

## 第九节　机器人技术

　　机器人被越来越多地应用于各行各业,临床手术也不例外,内镜技术结合使用机器人手术(图 2-9-1)将成为未来发展的趋势和重点,但可预见的将来,机器人不会取代手术者,而只会成为手术中的辅助设备,使用机器人辅助内镜手术可以增强手术精准度,减少手术者疲劳,对于脊柱内镜技术,还可以减少 X 线曝光次数,加快手术过程,并增加穿刺的精准度和速度。

　　未来辅助机器人结合 3D 手术影像(图 2-9-2)和虚拟实景(virtual reality,VR)技术以及传输速率更高的通信设备,远程手术指导及观摩将成为现实。高级别医生在办公室中通过远程视频直接指导多台手术,这将极大地提高高级别医生的工作效率,而这些即将成为现实的景象已不再是传统的内镜手术,它已成为融合了经皮脊柱内镜技术、虚拟现实、人工智能以及快速发展的互联网技术的全新技术。

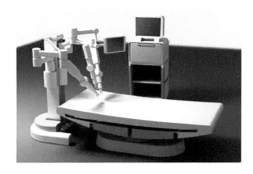

图 2-9-1　手术机器人

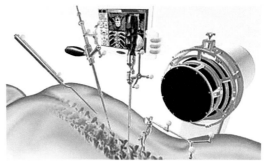

图 2-9-2　未来机器人辅助手术将融合 3D 影像、计算机导航及互联网技术

（胡善云）

# 参 考 文 献

［1］　Kambin P. Arthroscopic and Endoscopic spinal surgery. Totowa, NJ：Humana Press, 2005.

［2］　Yeung AT. Selective Endoscopic Discectomy™：Twelve Years of Experience. In Arthroscopic & Endoscopic Spinal Surgery：Text and Atlas. Second Edition. 2005：205-225.

［3］　Ruetten S, Komp M, Godolias G. Full-endoscopic interlaminar operation of lumbar disc herniations using new endoscopes and instruments. Orthop Praxis, 2005, 10：527-32.

［4］　李振宙, 侯树勋, 商卫林, 等. 经皮内镜下经椎间孔入路腰椎侧隐窝减压术：技术要点及 2 年随访结果. 中国骨与关节杂志, 2016, 5（5）：333-338

［5］　Ruetten S, Komp M, Godolias G. A new full-endoscopic technique for theinterlaminar operation of lumbar discherniations using 6mm endoscopes：Prospective 2-year results of 331 patients. Minim Invasive Neurosurg, 2006, 49（2）：80-87.

［6］　Hoogland T. Surgical drill, a set of surgical drills, a system for cutting bone and a method for removing bone：U.S. Patent Application 11/534, 433. 2006-9-22.

［7］　刘雨丹, 张炯, 戴树岭. CCD 摄像机图像处理仿真. 北京航空航天大学学报, 2009, 35（12）：1455-1458.

［8］　杨吉平, 张建民. CMOS 摄像机的原理与应用. 天津职业技术师范大学学报, 2008, 18（3）：36-39.

［9］　吴冬梅, 杜志江, 孙立宁. 机器人辅助骨科微创手术. 中国矫形外科杂志, 2005, 13（24）：1845-1847.

［10］　宋国立, 韩建达, 赵忆文. 骨科手术机器人及其导航技术. 科学通报, 2013, 58（suppl 2）：8-19.

［11］　郭卫平, 王义清, 曹玮, 等. 经皮低温等离子射频消融髓核成形术治疗腰椎间盘突出症的实验与临床观察. 中国临床康复, 2003, 7（29）：3974-3975.

［12］　傅德皓, 杨述华. 微创脊柱外科的发展历程及研究进展. 中国脊柱脊髓杂志, 2004, 14（2）：119-122.

［13］　谢林, 顾军, 贾晋辉, 等. 经皮 5.9mm 全内窥镜后路椎间孔切开髓核摘除治疗颈椎间盘突出症临床观察. 现代中西医结合杂志, 2013, 22（10）：56-57.

［14］　张鹤, 韩建达, 周跃. 脊柱微创手术机器人系统辅助打孔的实验研究. 中华创伤骨科杂志, 2011, 13（12）：1166-1169.

［15］　田伟, 范明星, 刘亚军. 脊柱导航辅助机器人技术的现状及远期展望. 北京生物医学工程, 2014, 33（5）：527-531.

［16］　张诗雷, 张志愿, 沈国芳. 计算机及三维导航技术辅助外科手术的应用进展. 中国口腔颌面外科杂志, 2004, 2（3）：187-190.

［17］朱启玲.C臂X线机引导下经皮侧路椎间孔镜定位穿刺技术探讨.吉林医学,2015,36(18):4137-4138.

［18］孙思予.内镜超声引导下细针穿刺的操作技巧.中国消化内镜,2007,1(1):54-55.

［19］陈颖,罗晓宁,史文勇,等.超声手术刀的研制现状与应用.生物医学工程学杂志,2005,22(2):377-380.

［20］江洁,王金刚.基于FPGA的电子内窥镜CCD彩色图像采集与显示系统.仪器仪表学报,2000,21(1):50-53.

［21］焦素敏.大功率白光LED医用冷光源控制系统设计.照明工程学报,2011,22(4):79-83.

［22］李景艳,刘德森,刘刚,等.医用内窥镜光学系统的应用及发展趋势.医疗装备,2005,18(7):9-12.

［23］袁启明.医用内窥镜的新进展.中国医疗器械信息,2000,6(3):17-20.

［24］罗晓晨,陈渡平,吴静炯.CRT与LCD显示器参数对图像显示的影响.中国医疗器械信息,2010,16(4):11-13.

［25］李海聪,于佳,王永清.医用显示器和普通电脑显示器的区别.中国医药指南,2010,8(17):176-176.

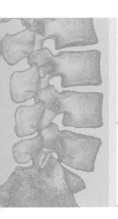

# 第三章

# 经皮内镜下腰椎手术的麻醉、体位及手术室布局

## 第一节　经皮内镜下腰椎手术的麻醉

经皮内镜下腰椎手术包括 X 线透视引导下的工作通道的建立阶段和内镜下的手术操作阶段。经皮内镜下手术的麻醉方法与手术入路密切相关,尤其是 X 线透视下的工作通道建立阶段。

经椎间孔入路经皮内镜下手术建议首选局部麻醉 + 监测,其理由包括:①经椎间孔入路经皮内镜下手术对神经根骚扰轻,局部麻醉 + 监测足以满足手术在无痛状态下完成;②椎间孔内神经根解剖变异或分叉神经的存在可能会导致置管过程中的医源性神经损伤,而置管过程中患者的疼痛反馈可以确保置管的安全性,而全麻下即使采用术中神经电生理监测,也无法对变异神经的功能状态进行精准的监控;③在椎间孔部位进行椎间孔成形时,可能对周围神经组织有较大的骚扰可能性,更需要患者疼痛反馈以保证其安全性。

经椎板间隙入路经皮内镜下腰椎手术则建议首选全身麻醉,其理由包括:①经椎板间隙入路置管至黄韧带背侧过程中无神经变异,不需要患者的疼痛反馈;②经椎板间隙入路手术在椎管内操作对神经组织骚扰较大,局部麻醉下患者疼痛反应较重,可能会导致椎管内压力升高,出血影响手术视野,术中可能会影响手术的完成;③脊柱外科医生对传统开放经椎板间隙入路手术技术熟练掌握,内镜下视野清晰,只要规范手术操作,一般不会导致神经损伤,不需要患者疼痛反馈来确保手术的安全性。当然也不排除其他麻醉方式的使用,根据术者个人经验选择即可。

### 一、术前准备

麻醉前需根据病情对患者做好各方面的准备工作,总的目的在于提高患者对麻醉的耐受力,保证手术顺利进行,术后迅速恢复。对美国麻醉医师协会(the American Society of Anesthesiologists,ASA)麻醉风险分级 I 级的患者,做好一般准备即可;对 ASA II 级的患者,应维护全身情况及重要生命器官功能,在最大限度上增强患者对麻醉的耐受力;对于Ⅲ、Ⅳ级患者,除需做好一般性准备外,还必须根据个别情况做好特殊准备。

#### (一)心血管系统疾病

心血管并发症是最常见的严重围术期不良事件。据估计,接受非心脏手术的非选择患者中,1%~5% 会发生心血管并发症。在特定条件下,围术期干预可以调整心血管系统疾病

的发病率和死亡率。当患者合并心脏病而确定施行手术时,应特别注意下列问题:

1. 长期应用利尿药和低盐饮食患者,有可能并发低血容量、低血钾和低血钠,术中容易发生心律失常和休克。低血钾时,洋地黄和非去极化肌松药等的药效将增强。应用利尿保钾药安体舒通后,如果再用去极化肌松药琥珀胆碱,易出现高血钾危象。因此,术前均应做血电解质检查,保持血清钾水平在 3.5~5.5mmol/L;术前一般宜停用利尿药 48 小时;对能保持平卧而无症状者,可输液补钠、钾,但需严密观察并严格控制输液速度,谨防发生呼吸困难、端坐呼吸、肺啰音或静脉压升高等危象。

2. 心脏病患者如伴有失血或严重贫血,携氧能力减弱,可影响心肌供氧,术前应少量多次输血。为避免增加心脏负担,除控制输血量和速度外,输用红细胞悬液优于全血。

3. 对正在进行的药物治疗,需进行复查。对有心力衰竭史、心脏扩大、心电图示心肌劳损或冠状动脉供血不足者,术前可考虑使用少量强心贰,如口服狄戈辛 0.25mg,每日 1~2 次。

4. 对合并严重冠心病、主动脉瓣狭窄或高度房室传导阻滞而必须施行紧急手术者,须做到以下几点:①桡动脉插管测直接动脉压;②插 Swan-Ganz 导管测肺毛细血管楔压;③定时查动脉血气分析;④经静脉置入带电极导管,除用作监测外,可随时施行心脏起搏;⑤准备血管扩张药(硝普钠、硝酸甘油)、正性变力药(多巴胺、多巴酚丁胺)、利多卡因、肾上腺素等;⑥准备电击除颤器;⑦重视麻醉选择与麻醉管理。

**(二)呼吸系统疾病**

麻醉患者合并呼吸道疾病者较多,尤其以老年患者为然。麻醉前必须做好以下准备:①禁烟至少 2 周;②避免继续吸入刺激性气体;③彻底控制急、慢性肺感染,术前 3~5 天应用有效的抗生素,做体位引流,控制痰量至最小程度;④练习深呼吸和咳嗽,做胸部体疗以改善肺通气功能;⑤对阻塞性肺功能不全或听诊有支气管痉挛性哮鸣音者,需雾化吸入麻黄碱、氨茶碱、肾上腺素或异丙肾上腺素等支气管扩张药治疗,可利用 FEV 试验衡量用药效果;⑥痰液黏稠者,应用蒸气吸入或口服氯化铵或碘化钾以稀释痰液;⑦哮喘经常发作者,可应用肾上腺皮质激素,以减轻支气管黏膜水肿,如可的松 25mg,口服,每日 3 次,或地塞米松 0.75mg,口服,每日 3 次;⑧对肺心病失代偿性右心衰竭者,须用洋地黄、利尿药、吸氧和降低肺血管阻力药(如肼苯哒嗪)进行治疗;⑨麻醉前用药以小剂量为原则,哌替啶比吗啡好,因有支气管解痉作用,阿托品应等待体位引流结合咳嗽排痰后再使用,剂量要适中,以防痰液黏稠而不易咳出或吸出。一般讲,伴肺功能减退的呼吸系疾病,除非存在肺外因素,通常经过上述综合治疗,肺功能都能得到明显改善,这样,在麻醉期只要切实做好呼吸管理,其肺氧合和通气功能仍均能保持良好。这类患者的安危关键在手术后近期,仍然较易发生肺功能减退而出现缺氧、$CO_2$ 蓄积和肺不张、肺炎等严重并发症。因此,必须重点加强手术后近期的监测和处理。

**(三)肝脏疾病**

肝功能损害患者的麻醉前准备特别重要。肝功能损害患者经过一段时间保肝治疗,多数可获得明显改善,对手术和麻醉的耐受力也相应提高。保肝治疗包括:①高碳水化合物、高蛋白质饮食,以增加糖原储备和改善全身情况,必要时每日静脉滴注 GIK 溶液(10% 葡萄糖液 500ml 加胰岛素 10U、氯化钾 1g);②低蛋白血症时,间断给 25% 浓缩白蛋白液 20ml,稀释成 5% 溶液静脉滴注;③小量多次输新鲜全血,以纠正贫血和提供凝血因子;④应用大剂量维生素 B、C、K;⑤改善肺通气,若合并胸水、腹水或浮肿,限制钠盐,应用利尿药和抗醛固酮药,必要时术前放出适量胸腹水,引放速度必须掌握缓慢、分次、小量的原则,同时注意水和电解质平衡,并补充血容量。

### (四)肾脏疾病

麻醉前准备的基本原则是保护肾功能,维持正常的肾血流量和肾小球滤过率,具体应尽可能做到以下几点:①术前补足血容量,防止因血容量不足所致的低血压和肾脏缺血;②避免使用缩血管药,大多数该类药易导致肾血流量锐减,加重肾功能损害,尤其以长时间大量使用时为严重,必要时只能选用多巴胺和恢压敏(甲苯丁胺);③保持尿量充分,术前均需静脉补液,必要时同时并用甘露醇或呋喃胺酸(速尿)以利尿;④纠正水、电解质和酸碱代谢失衡;⑤避免使用对肾脏有明显毒害的药物,如汞剂利尿药、磺胺药、抗生素、止痛药(非那西丁)、降糖药(降糖灵)和麻醉药(甲氧氟烷)等,尤其是某些抗生素的肾脏毒最强,如庆大霉素、甲氧苯青霉素、四环素、两性霉素 B 等均须禁用。某些抗生素本身并无肾毒性,但如果复合应用,则肾毒性增高,例如先锋霉素单独用并无肾毒性,若与庆大霉素并用则可能导致急性肾衰竭;⑥避免使用完全通过肾脏排泄的药物,如肌松药三碘季铵酚和氨酰胆碱,强心药狄戈辛等,否则药效延长,难以处理;⑦有尿路感染者,术前必须有效控制炎症。

### (五)其他方面

1. 阻塞性睡眠呼吸暂停综合征(obstructive sleep apnea syndrome,OSAS)的麻醉前准备 OSAS 常见于肥胖患者,在睡眠中保持呼吸道通畅相当困难。长期的呼吸道不通畅可致肺容量减少,对 $PaCO_2$ 增高的通气增强反射显著迟钝。术后容易并发肺部并发症;围术期应用镇痛药和肌松药,以及悬雍垂腭咽成形术后的呼吸道水肿,都可加重肺部并发症的危险程度。值得重视的是,许多 OSAS 患者在术前往往得不到确诊。因此,如果患者或其家属提供白天昏昏欲睡的主诉时,应引起警惕,需请呼吸科和神经科专家术前会诊,以明确睡眠呼吸暂停问题,并听取围术期处理的建议。为全面评估病情,需做肺功能测定和动脉血气分析,重视静息期 $PaCO_2$ 升高,因其在术后肺部并发症中将显著增高。需仔细评估早期肺心病的可能性,其并发症和死亡率将显著增高。

2. 中枢神经系统 疾病中枢神经系统疾病多数涉及生命重要部位的功能状态,因此,必须针对原发疾病、病情和变化程度,做好麻醉前准备工作。

## 二、麻醉选择

### (一)监测下的麻醉管理技术

监测下的麻醉管理技术(monitored anesthesia care,MAC)指由麻醉医生为某些手术和人群提供的特定的麻醉服务,尤其与接受局部麻醉的患者相关。麻醉监护的目的是最大限度地提高安全性并使接受局部麻醉患者的不适感降至最低,如经椎间孔入路内镜下手术(transforaminal endoscopic surgery,TES)。ASA 规定,实施 MAC 的麻醉专业人员必须提供与全麻及区域麻醉一样标准的服务,ASA 强调,实施 MAC,必须选择合适的患者,进行全面的医学评估,有合格的专业人员及仪器、饮食、合理的监测、授权同意书、个体化的术后镇静指南。

1. 优点 充分的镇静镇痛可以减少患者的焦虑(增加舒适性和满意度),减少局部麻醉开始时穿刺注射的疼痛,减少术中深部牵拉痛,极大地提高患者对长时间手术过程的耐受(保持手术体位),避免全麻和椎管内麻醉相关的风险,对手术过程产生遗忘,促进术后恢复,让患者更快出院,与全麻和椎管内麻醉相比,术后并发症更少。

2. 注意事项　TES 手术实施 MAC 的首要目的是最大限度地提高安全性、舒适性和满意度。TES 手术中要求的镇静水平是一种清醒镇静或镇静与镇痛,这是一种感知处于一定抑制的状态,在该状态下,保护性反射仍然存在,患者有自主呼吸,并能对一定的物理刺激或指令如睁眼等存在反应。为了减轻疼痛,阿片类镇痛药可作为局麻药的补充。为达到充分镇静且风险最小,镇静药物不能干扰患者的口头交流能力,可接受的安全镇静包括 3 级及以上镇静水平。生命体征的监护在 MAC 中占有重要地位(尤其是在联合用药时),麻醉医生应该牢记"只有小的手术,而没有小的麻醉"。面对"小"的操作而缺乏警惕是 MAC 潜伏的最大危险。在实施 MAC 时,其监测的指标主要包括:心率、血压、心电图及 $SpO_2$,并注意观察患者的呼吸变化。在 MAC 结束后,麻醉医生应判断患者是否能直接回病房或回家。准予患者离开的标准为:①循环和呼吸功能稳定,保护性反射恢复;②苏醒完全,能唤醒,能交流;③能自主站立;④对于小患者或残疾人,难以达到上述标准,但应尽可能恢复到(或接近)实施 MAC 前水平。

$$
\text{镇静分级}
\begin{cases}
\text{清醒} \\
\text{昏睡欲睡} \\
\text{闭眼但对语言指令有反应} \\
\text{闭眼但对轻度躯体刺激有反应} \\
\text{闭眼且对轻度躯体刺激无反应}
\end{cases}
$$

3. 镇静与镇痛药物　为了达到充分的镇静与镇痛,常常应用以下几种药物:静脉麻醉药(丙泊酚、咪唑安定、右美托咪定、氟哌利多)和镇痛药(芬太尼、瑞芬太尼)等。丙泊酚在 TES 手术的 MAC 中具有非常好的作用特点:在围术期,它能产生显著的剂量依赖的抗焦虑、镇静和遗忘的作用,代谢产物没有活性,恢复迅速。丙泊酚作用于 γ- 氨基丁酸(GABA),强化抑制神经传导,其静脉输注时量相关半衰期在连续输注小于 3 小时时约为 10 分钟,连续输注达 8 小时时小于 40 分钟。治疗剂量的丙泊酚对通气有中度抑制作用。丙泊酚可呈现剂量依赖性低血压。丙泊酚具有独特的止吐作用,该作用在较低的镇静浓度依然存在。目前,临床工作中以 $25\sim75\mu g/(kg\cdot min)$ 的速度静脉输注即可达到满意的清醒镇静效果。但是,我们仍然希望通过仔细滴定,并依托麻醉深度监测以达到期望作用的给药剂量,使过量给药产生的副作用降到最低,但也应考虑患者对丙泊酚的不同敏感性。

苯二氮䓬类镇静药物中咪达唑仑是最常见的静脉制剂,其起效快、无代谢产物,但仍慢于丙泊酚。咪达唑仑可引起血压轻度降低,呼吸轻、中度抑制,推荐静脉注射 0.015~0.03mg/kg,必要时可在 30~60 分钟后重复给药。

右美托咪定是一种高选择性的 $\alpha_2$ 受体激动剂,具有镇静、镇痛及去交感神经作用,镇静可控性强。现已广泛应用于监测麻醉过程中的镇静。右美托咪定主要作用于蓝斑的 $\alpha_2$ 受体,对呼吸影响小;其对血压有双向作用:血药浓度低时,平均动脉压(mean arterial pressure, MAP)降低,血药浓度高时,MAP 升高。镇静时先给予负荷剂量 0.25~1μg/kg(给药时间 >10 分钟),随后以 $0.1\sim1\mu g/(kg\cdot h)$ 速度泵入。

氟哌利多作为丁酰苯类镇静药物,最初用于神经安定麻醉,可由于 Q-T 间期延长而被弃用,目前常用于治疗术后恶心呕吐。

芬太尼的使用目的是提高患者的痛阈,以期望减轻手术给患者带来的疼痛刺激。芬太尼镇痛所需的血浆浓度约为 1.5ng/ml,但此剂量易引起患者明显的自主呼吸抑制。因此,在药代动力学原理的指导下,按照预计的刺激大小滴定给药可维持血流动力学稳定,且苏醒迅速,呼吸抑制较小。

瑞芬是 TES 手术中用于镇痛的首选阿片类药物,该药是芬太尼家族新成员,作用时效超短(3~5 分钟),其快速起效和代谢的作用特点更容易达到理想的麻醉深度。瑞芬持续输注必须谨慎滴定,避免出现呼吸抑制,特别是联合中枢作用药物如丙泊酚时更易发生。瑞芬血药浓度较高时,也会产生镇静作用并强化丙泊酚的作用,仔细地管理两种药物的用量对避免呼吸抑制、气道梗阻和窒息非常必要。以 $(0.1 \pm 0.05)\mu g/(kg \cdot min)$ 的速率输注,可在满足镇痛的条件下保持自主呼吸以及患者反应性。

**(二)局部麻醉**

前已述及,MAC 的实施必须在辅助局部浸润麻醉下进行。局部麻醉是指在患者神志清醒状态下,局麻药应用于身体局部,使机体某一部分的感觉神经传导功能暂时被阻断,运动神经传导保持完好或同时有程度不等的被阻滞状态(表 3-1-1)。这种阻滞应完全可逆,不产生任何组织损害。其优点在于简便易行、安全性大、患者清醒、并发症少和对患者生理功能影响小。局部麻醉下患者需要与全麻相同的监测手段,诸如心电图(electrocardiogram,ECG)、无创血压计及脉搏氧饱和度仪。更重要的是注意观察局麻药中毒症状。

表 3-1-1 局部浸润麻醉常用局麻药

| 局麻药 | 普通溶液 | | | 含肾上腺素溶液 | |
|---|---|---|---|---|---|
| | 浓度(%) | 最大剂量(mg) | 作用时效(分钟) | 最大剂量(mg) | 作用时效(分钟) |
| 短时效: | | | | | |
| 普鲁卡因 | 1.0~2.0 | 500 | 20~30 | 600 | 30~45 |
| 氯普鲁卡因 | 1.0~2.0 | 800 | 15~30 | 1000 | 30 |
| 中时效: | | | | | |
| 利多卡因 | 0.5~1.0 | 300 | 30~60 | 500 | 120 |
| 甲哌卡因 | 0.5~1.0 | 300 | 45~90 | 500 | 120 |
| 丙胺卡因 | 0.5~1.0 | 500 | 30~90 | 300 | 120 |
| 长时效: | | | | | |
| 丁哌卡因 | 0.25~0.5 | 175 | 120~240 | 200 | 180~240 |
| 罗哌卡因 | 0.2~0.5 | 200 | 120~240 | 250 | 180~240 |

充分浸润麻醉效果所需药物剂量取决于阻滞的区域面积和手术操作时间,临床目前建议采用较大溶剂稀释后的局麻药溶液。然而进行 TES 时,局麻药物可作用于神经周围从而产生神经阻滞作用。起效时间取决于药物应用的剂量或浓度,例如:0.75% 丁哌卡因起效时间较 0.25% 丁哌卡因明显缩短。不同药物麻醉持续时间差异较大,且持续时间受局麻药的外周血管效应影响:低浓度血管收缩,高浓度血管扩张;肾上腺素的加入也对持续时间产生一定的影响。

感觉 / 运动差异阻滞,丁哌卡因和罗哌卡因不会引起运动神经元活性的过度抑制从而提供较好的抗伤害作用,即所谓的感觉运动分离。浓度不高于 0.125% 的丁哌卡因即可产生良好的镇痛效果,并仅有轻度的肌力下降。罗哌卡因与丁哌卡因具有相似的阻滞效能(1∶1.3~1∶1.5),但由于丁哌卡因所带来的心血管系统毒性,使得罗哌卡因的优点得以凸显。目前,临床认为浓度为 0.2% 的罗哌卡因对感觉神经阻滞较好,但几乎无运动神经阻滞作用;0.75% 则产生较好的运动神经阻滞作用。

局部浸润麻醉的注意事项:

1. 注入局麻药要深入至下层组织,逐层浸润。

2. 穿刺针进针应缓慢,改变穿刺针方向时,应先退针至皮下,避免针干弯曲或折断。

3. 每次注药前应抽吸,以防局麻药液注入血管内。局麻药液注毕后须等待 4~5 分钟,使局麻药作用完善,不应随即切开组织致使药液外溢而影响效果。

4. 每次注药量不要超过极量,以防局麻药毒性反应。

5. 感染及癌肿部位不宜用局部浸润麻醉。

### (三) 全身麻醉

全身麻醉技术主要指通过静脉、呼吸道或两者结合的途径实施的,使患者处于意识消失、镇痛完全、肌肉松弛以及自主神经反射抑制的麻醉状态的方法。然而,TES 手术由于手术要求全麻的应用较少,仅供参考。

全身麻醉的注意事项:

1. 应充分掌握各种麻醉药的药理特点,尽可能以最小量的麻醉药达到完善的麻醉效果,并将各种麻醉药的毒副作用减少到最小。

2. 严格监测术中麻醉深度,遵循药物的个体化原则。

3. 肌松药可以提供满意的肌肉松弛,并减少麻醉用药量,但本身无麻醉作用,不能代替麻醉药。因此,应用肌松药必须维持一定的麻醉深度,以避免术中知晓和痛苦。

4. 注意全身麻醉期间对气道、呼吸系统、循环系统的管理。

### (四) 椎管内麻醉

椎管内麻醉系将局麻药注入椎管内的不同腔隙,对脊神经所支配的相应区域产生麻醉作用,包括蛛网膜下腔阻滞麻醉和硬膜外阻滞麻醉两种方法,后者还包括骶管阻滞。

椎管内麻醉的注意事项:

1. 严格掌握椎管内麻醉的适应证及禁忌证。

2. 了解影响阻滞平面的各种因素。

3. 注意麻醉平面,密切观察病情变化,对常见的血压下降、呼吸抑制和恶心呕吐等并发症及时进行处理。

## 三、术后镇痛

### (一) 术后疼痛的管理和监测

急性疼痛的管理目标是要达到:

1. 最大限度地镇痛。

2. 最小的不良反应。

3. 最佳的躯体和心理功能。

4. 最好的生活质量和患者满意度。

## （二）常用药物

对乙酰氨基酚、非选择性 NSAIDS 和选择性 $COX_2$ 抑制剂、盐酸曲马多、阿片类镇痛药、局部麻醉药。

## （三）给药途径

全身给药、局部给药、患者自控镇痛、多模式镇痛。

（郭正纲）

# 第二节 经皮内镜下腰椎手术的体位要求

目前,经皮内镜下腰椎手术患者体位主要有俯卧位和侧卧位两种。笔者推荐俯卧位为首选,原因如下:①俯卧位手术时,患者全身放松,体位不容易发生移动,易于保持标准体位,便于术中 X 线正侧位透视监测;②患者舒适度高,即使在局部麻醉下也能耐受相对长时间的手术;③俯卧位时内镜下手术视野方位与实际患者方位相同,易于判断内镜下解剖结构及指导手术操作,缩短学习曲线;④可以在该体位下完成多种入路、各种经皮内镜下腰椎手术,包括一期双侧经椎间孔入路手术;⑤采用拱形体位垫可以使腰椎前凸减小,增加椎板间隙高度,有利于经椎板间隙入路手术的实施(图 3-2-1)。但是有部分高龄患者因心、肺功能不全,不能耐受俯卧位手术时,可以考虑侧卧位下手术。但是侧卧位下行经皮内镜下手术有一些缺点需要注意和克服:①保持标准侧卧位比较困难,患者因疼痛可能出现躲避反应,使体位出现偏差,导致术中无效 X 线透视次数增加,导致医患 X 线暴露量增加;②内镜下视野方位与患者实际体位存在偏差,初学者容易出现空间方位感错乱,不利于尽快度过陡峭的学习曲线;③无法行经椎板间隙入路经皮内镜下手术,也无法行同一体位下的双侧经椎间孔入路手术。

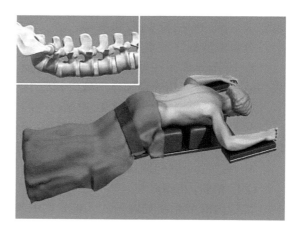

图 3-2-1 俯卧位,采用拱形体位垫或调整手术床的腰桥,削减腰椎前凸

经皮内镜下腰椎手术采用俯卧位、全麻下手术时,应使用特殊设计床垫以避免胸腹活动受限,并减少以下并发症:

1. 患者进行体位转换需要经过正式训练的团队合作,应整体旋转以防轴线方向受到扭力。

2. 腹部受压影响膈肌,使胸内压力增加,从而导致肺顺应性降低。因此,需要更高的肺充盈压,尤其是肥胖患者,否则可能导致肺不张。

3. 腹内压增加会压迫静脉,影响静脉血液回流,由此导致低血压,或引起手术部位静脉失血增加。

4. 俯卧位时外周受压区域易受损伤,最好使用枕头和硅胶垫加以保护。避免乳腺和外生殖器受压。长时间手术需要每小时移动头和肢体,以避免外周循环瘀滞导致的压力性坏死。特别注意保护鼻、下颌、肘、膝和踝。

5. 双臂通常被置于高于头的位置，可能导致臂丛受到牵拉或被压在床垫上。确保安置好体位后腋窝没有张力。

表 3-2-1 全麻下俯卧位手术常见并发症

| | |
|---|---|
| 气道 | 气管内导管扭结、脱落，上呼吸道水肿 |
| 颈部 | 过伸或过屈，颈部转动-脑血流量下降 |
| 眼 | 眼窝受压-视网膜中央动脉闭塞，眶上神经受压，角膜擦伤 |
| 腹部 | 压力传递至硬膜外静脉，增加硬膜外出血 |
| 上肢 | 臂丛神经牵拉，尺神经受压 |
| 下肢 | 股静脉血栓，深静脉血栓形成，腓总神经麻痹，股外侧皮神经受压 |

（郭正纲　李振宙）

## 第三节　经皮内镜下腰椎手术的手术室布局

经皮内镜下腰椎手术对无菌条件要求较高，尤其是椎间盘手术，建议在手术室进行。由于手术相关设备（麻醉机、C 形臂机、视频设备等）较多，建议选择空间较大的手术间。手术室布局及参加手术人员位置见图 3-3-1。术中 C 形臂机透视位置的改变应该在手术床下方完成，不能跨越无菌区从手术床上方进行（图 3-3-2）。

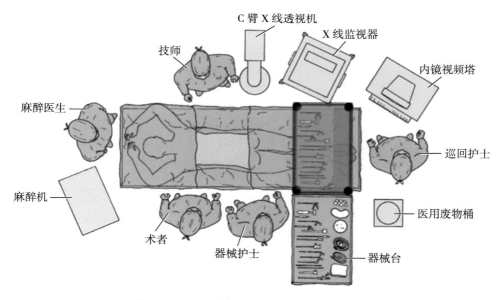

图 3-3-1　经皮内镜下腰椎手术的手术室布局

术者及台上护士位于患者病灶侧（手术侧），手术器械台和尾侧手术器械托盘平齐，防止术中器械滑落手术台；C 形臂机摆放在患者健侧（术者对侧），内镜视频塔位于患者健侧（术者对侧）偏尾侧

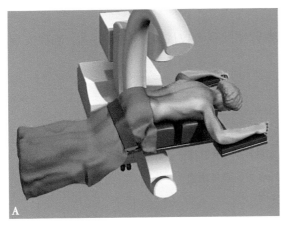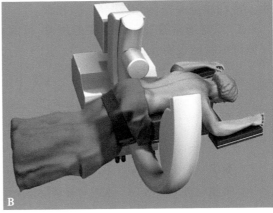

图 3-3-2　术中 C 形臂机的摆位及变换

A. 正位透视；B. 侧位透视

（李振宙）

# 参 考 文 献

［1］ Sousa G，Lopes A，Reis P，et al. Major cardiac events after non-cardiac surgery. World JSurg，2016，40（8）：1802-1808.

［2］ Infosino A. Pediatric upper airway and congenital anomalies. AnesthesiolClin North America，2002，20（4）：747-766.

［3］ Das S，Ghosh S. Monitored anesthesia care：An overview. JAnaesthesiolClinPharmacol，2015，31（1）：27-29.

［4］ Mackenzie N，Grant IS. Propofol for intravenous sedation. Anaesthesia，1987，42（1）：3-6.

［5］ Newman LH，McDonald JC，Wallace PG，et al. Propofol infusion for sedation in intensive care. Anaesthesia，1987，42（9）：929-937.

［6］ da Silva PS，Reis ME，de Aguiar VE，et al. Use of fentanyl and midazolam in mechanically ventilated children--Does the method of infusion matter? JCritCare，2016，32：108-113.

［7］ Srivastava VK，Agrawal S，Kumar S，et al. Comparison of dexmedetomidine，propofol and midazolam for short-term sedation in postoperatively mechanically ventilated neurosurgical patients. JClinDiagnRes，2014，8（9）：GC04-7.

［8］ Marhofer P，Brummett CM. Safety and efficiency of dexmedetomidine as adjuvant to local anesthetics. CurrOpinAnaesthesiology，2016，29（5）：632-637.

［9］ Kukanich B，Clark TP. The history and pharmacology of fentanyl：relevance to a novel，long-acting transdermal fentanyl solution newly approved for use in dogs. JVetPharmacolTher，2012，35（Suppl 2）：3-19.

［10］ Torres LM，Calderon E，Velazquez A. Remifentanyl. Indications in anesthesia. Rev Esp Anestesiol Reanim，1999，46（2）：75-80.

［11］ Casati A，Putzu M. Bupivacaine，levobupivacaine and ropivacaine：are they clinically different? Best Pract Res Clin Anaesthesiol，2005，19（2）：247-268.

［12］ Yeung AT. The evolution and advancement of endoscopic foraminal surgery：one surgeon's experience incorporating adjunctive techologies. SAS J，2007，1（3）：108-117.

［13］Yeung AT, Yeung CA. Advances in endoscopic disc and spine surgery：foraminal approach. Surg Technol Int, 2003, 11：255-263.

［14］Tsou PM, Yeung AT.Transforaminal endoscopic decompression for radiculopathy secondary to intracanal noncontained lumbar disc herniations：outcome and technique. Spine J, 2002, 2 (1)：41-48.

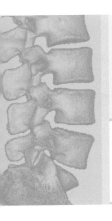

# 第四章

# 侧后方经椎间孔入路经皮内镜下腰椎间盘摘除术

侧后方经椎间孔入路经皮内镜下腰椎间盘摘除术最早由 Yeung 系统介绍,Yeung 将该技术命名为选择性内镜下腰椎间盘摘除术(selective endoscopic discectomy,SED™),其核心内容包括 X 线透视引导下的穿刺技术(图 4-0-1)、杨氏内镜及相关手术器械系统(Yeung's endoscopic spine surgery system,YESS)(图 4-0-2)及关键手术技术(图 4-0-3)。其技术核心包括减压(decompression)、消融(ablation)和灌洗(irrigation)。由于该技术穿刺目标是椎间盘内,所以是椎间盘内手术技术(inside technique)或椎间盘内 - 椎间盘外手术技术(inside-outside technique)。其最佳适应证包括:①极外侧型腰椎间盘突出症;②椎管内突出型(protrusion)腰椎间盘突出症;③椎管内后纵韧带下脱出型(subligamentous extrusion)。

本章中介绍的侧后方经椎间孔入路内镜下腰椎间盘摘除术是基于 SED™ 理念的个体化手术技术。对于极外侧型腰椎间盘突出症,首选椎间盘内 - 盘外手术技术;如果术中可利用 Kambin 三角(图 4-0-4)空间不允许工作套管进入,则选择椎间盘外 - 盘内手术技术;或者对腰椎间孔成形、扩大有效 Kambin 三角空间,然后实施椎间盘内 - 盘外手术技术。对于椎管内包含型突出,仅需要行盘内手术技术进行椎间盘减容、减压即可。对于椎管内后纵韧带下脱出型则需要在手术结束前探查神经根减压的彻底性。

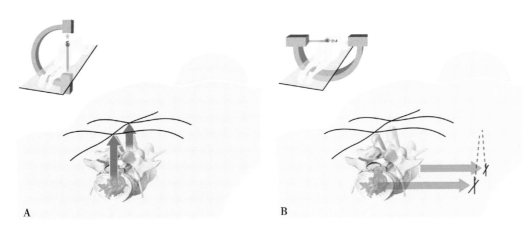

图 4-0-1 Yeung 穿刺技术示意图解

A. 正位 C 形臂机透视下确定腰椎后正中线及椎间隙水平线;B. 侧位 C 形机透视下确定椎间盘中心在侧方皮肤上的投射点及椎间隙在侧方皮肤上的投射线

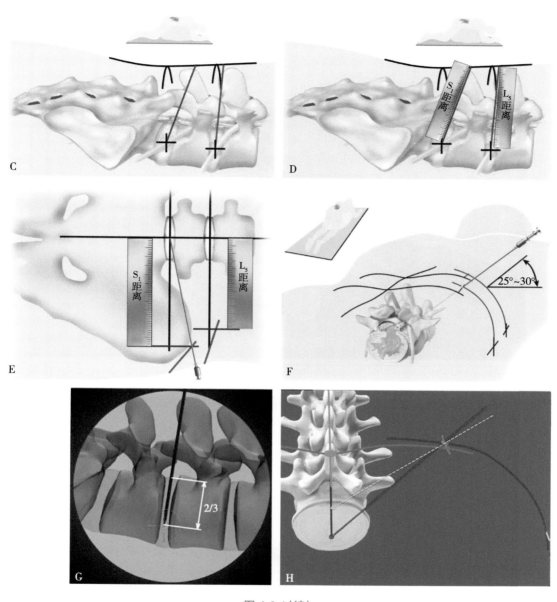

图 4-0-1（续）

C~D. 在椎间盘层面上测量椎间盘中心至后背的距离；E. 平行于后正中线划一直线，旁开后正中线的距离等同于图 D 上测得的椎间盘中心至后背的距离，该线与椎间隙在侧方的投射线的交点即为穿刺进针点；F. 从穿刺点经上关节突腹侧缘入椎间孔或椎间盘内为穿刺路径，在 $L_{4-5}$ 水平一般与躯体冠状面成 25°~30° 角，可达椎间盘中、后 1/3 交界处；G. 改良 Yeung 穿刺技术将椎间盘定位点定于前、中 1/3 交界处与椎间盘前缘之间，其余定位步骤同传统 Yeung 定位技术；H. 改良 Yeung 穿刺路径（黄色虚线箭头）在 $L_{4-5}$ 水平与躯体冠状面成 10°~25° 角，可达椎间盘后纤维环（经 Anthony Yeung 惠允）

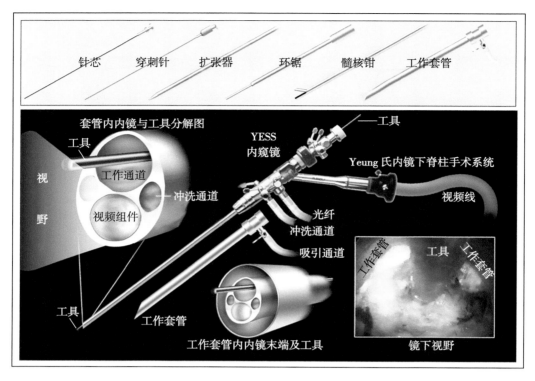

图 4-0-2 YESS 内镜手术系统

包括带直径 2.8mm 工作通道的杨氏杆状内镜、穿刺针、导丝、双通道软组织扩张器、工作套管、工作套管内使用的髓核钳及经内镜工作通道内使用的髓核钳等器械

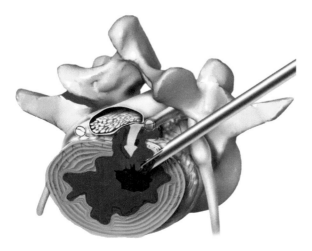

图 4-0-3 SED™ 技术示意图（盘内 - 盘外技术）

先施行椎间盘内减压，然后把脱出椎间盘组织拉回至椎间盘内再行摘除；但术中往往需要切除纤维环开窗部位与纤维环破裂部位之间的纤维环，才能完成脱出椎间盘的摘除及神经根减压的探查及确认；这种医源性的纤维环缺损可能导致术后椎间盘突出复发率的增高（经 Anthony Yeung 惠允）

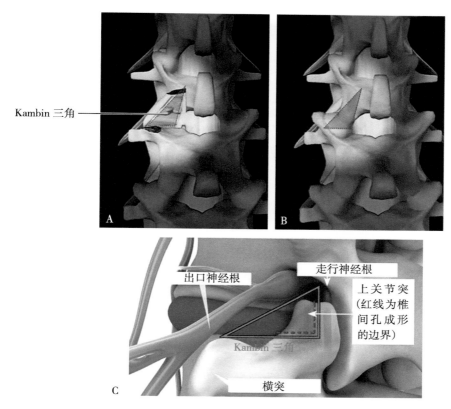

图 4-0-4　Kambin 三角

A. Kambin 三角由出口神经根、走行神经根及下位椎体上缘围成,是经椎间孔入路内镜手术的安全走廊,亦称"安全三角";B. 正常情况下,由于关节突关节的阻挡,Kambin 三角无法被充分利用;C. 对上关节突腹侧骨质部分切除,将椎间孔扩大成形后,Kambin 三角可获得充分利用

### 附：腰椎间盘突出相关名词定义

第四章至第七章介绍各种经皮内镜下腰椎间盘摘除技术,为便于理解,有必要对腰椎间盘突出相关名词作一说明。

广义的椎间盘突出(herniation)是指椎间盘内容物局部或局灶性移位超出椎间盘空间的限制。椎间盘内容物包括髓核、软骨、骨赘、纤维环或它们的组合。椎间盘空间界定为:头尾端为椎体终板,外侧界为椎体环形骨突的外侧界,不包括形成的骨赘。"局部"(localized)或"局灶性"(focal)定义是指在横截面上突出椎间盘组织的宽度不超过椎间盘周径的25%(90°)。

椎间盘组织在全部椎间盘圆周超出环形骨突的边界,被称为"膨出"(bulging),膨出不被认为是椎间盘突出的一种类型。不对称性膨出,超出椎间盘圆周的25%,通常被认为是邻近节段畸形的适应性改变,也不是椎间盘突出。所以在横截面上评价椎间盘突出的形状,应该参考邻近2个椎体的形状(图 4-0-5)。

椎间盘突出按照突出物的形状可分为"突出"(protrusion)和"脱出"(extrusion)。"突出"是指突出的椎间盘的边缘超出椎间隙的最大距离小于突出物超出椎间隙基底的宽度。基底

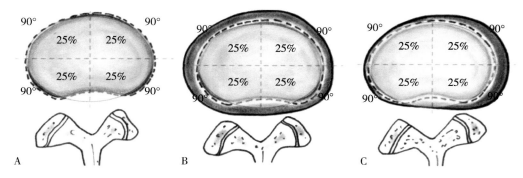

图 4-0-5 椎间盘膨出
A. 正常椎间盘；B. 椎间盘膨出；C. 不对称性膨出

是指突出的椎间盘在椎间隙外侧缘的部分的宽度，移位的椎间盘与椎间隙内的椎间盘在此处相连（图 4-0-6）。"脱出"是指在至少一个平面上，突出的椎间盘的边缘超出椎间隙的任一距离大于突出物超出椎间隙基底的宽度，或者移位的椎间盘与椎间隙内的椎间盘不相连续（图 4-0-7）。如果移位的椎间盘和本体完全丧失连续性，后一种脱出的形式最好被进一步定义为"游离"（sequestration）（图 4-0-8）。

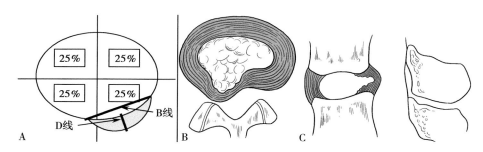

图 4-0-6 椎间盘突出
A. 椎间盘的边缘超出椎间隙的最大距离（D 线）小于突出物超出椎间隙基底的宽度（B 线）；
B. 轴位相；C. 矢状位相

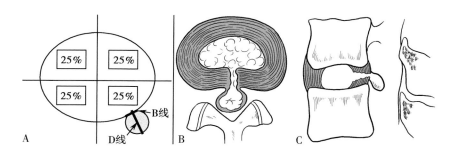

图 4-0-7 椎间盘脱出
A. 突出的椎间盘的边缘超出椎间隙的任一距离（D 线）大于突出物超出椎间隙基底的宽度（B 线）；B. 轴位相；C. 矢状位相

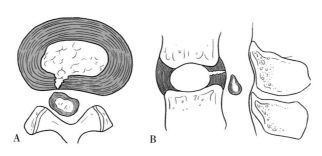

图 4-0-8　椎间盘游离
A.轴位相;B.矢状位相

　　"移位"(migration)则强调突出的椎间盘自突出部位移位,而不代表游离与否,向头侧或尾侧的移位程度会影响经皮内镜下腰椎间盘摘除术的手术入路及技术选择,突出椎间盘在椎管内的移位常分为低度移位、高度移位及超高度移位(图 4-0-9)。突出的椎间盘在垂直方向(头尾方向)上通过椎体终板上的缺损被称为"椎体内突出"(intravertebral herniations)或"许莫结节"(Schmorl nodes)(图 4-0-10)。

　　腰椎间盘突出部位的定位对指导经皮内镜下腰椎间盘摘除术的入路及技术选择非常重要。根据椎间盘后纤维环破裂部位及突出髓核位置,可粗略将腰椎间盘突出分为中央型、侧后方型、椎间孔型及椎间孔外型(图 4-0-11)。亦可根据椎管内突出椎间盘位置与受累神经根的相对位置关系分为根肩型、根前型及根腋型(图 4-0-12)。Mysliwiec 根据轴位相 MRI 对椎间盘突出的部位及程度进行进一步细化,提出 MSU 分型(图 4-0-13)。

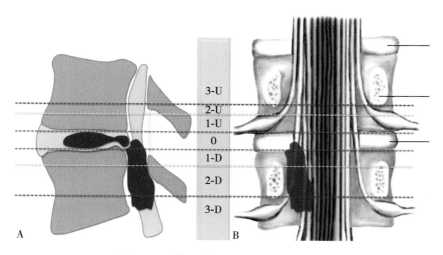

图 4-0-9　椎间盘椎管内突出的移位分度
0 度,无移位;1 度(低度移位),移位不超过等同于椎间盘后缘高度的范围;2 度(高度移位),移位超过 1 度范围,不超过相邻节段椎弓根下缘;3 度(超高度移位),移位超出相邻椎弓根下缘。A.矢状位相;B.冠状位相。U-upward,向上移位;D-downward:向下移位

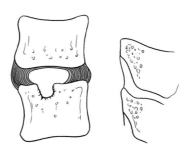

图 4-0-10 椎间盘椎体内突出

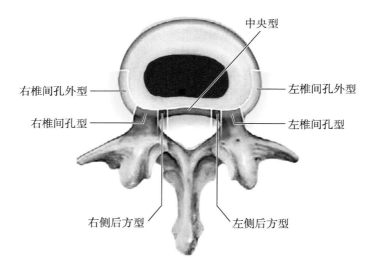

图 4-0-11 腰椎间盘突出部位分型

橙色区域:中央型;紫色区域:侧后方型;绿色区域:椎间孔型;黄色区域:椎间孔外型

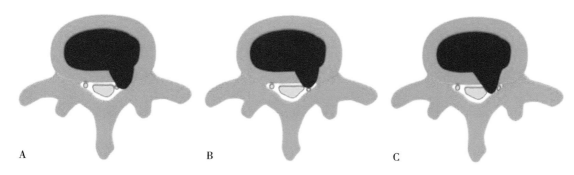

图 4-0-12 椎管内椎间盘突出与受累神经根关系
A. 根肩型;B. 根前型;C. 根腋型

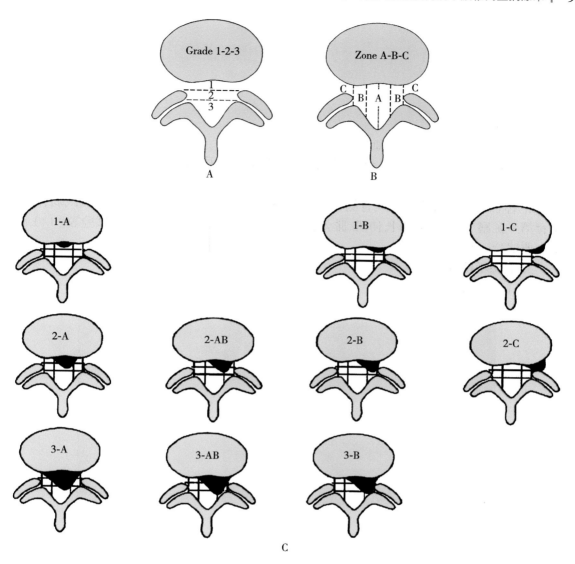

图 4-0-13 基于轴位 MRI 的 MSU 分型，其核心标志线为双侧关节突关节间隙内侧缘连线
A. 突出程度分为 3 度，向后方突出超过双侧关节突关节间隙内侧缘连线为 3 度，向后方突出不超过双侧关节突关节间隙内侧缘连线前方间隙的 50% 为 1 度，介于 1 度和 3 度之间为 2 度；B. 将双侧关节突关节间隙内侧缘连线分 4 等份，将突出部位分为 A、B、C 三个区（A 为中央区；B 为侧后方区；C 区为椎间孔区及椎间孔外区）；C. 常见椎间盘突出的 MSU 分型

　　腰椎间盘突出还可进一步分为"包含型"和"非包含型"，如果移位部分被外层纤维环和（或）后纵韧带覆盖则称为包含型，缺乏覆盖则称为非包含型。如果在 CT 或 MRI 的横截面上突出椎间盘的边缘是光滑的，那么移位的椎间盘则可能被后纵韧带和（或）一部分表浅的后部纤维环所包含。如果突出椎间盘的后部边缘不规则，突出椎间盘则可能是非包含型的。

（李振宙）

# 第一节 极外侧型腰椎间盘突出症
## （盘内 - 盘外技术）

### 一、典型病例简介

ID001，男，60 岁。既往高血压病 20 多年。

1. 症状 右小腿疼痛 1 年余，加重及右臀部疼痛 8 个月，曾理疗及腰椎微创（具体不详）治疗，效果差。

2. 体征 右足背第一趾蹼背侧、右足背外侧皮肤针刺觉及浅表感觉较健侧减弱，以右足背第一趾蹼为著，右侧姆长伸肌、腓骨长短肌肌力Ⅳ级；右下肢直腿抬高试验 60°（+），腰椎过伸试验（+）。

3. 影像学检查

（1）DR（图 4-1-1）

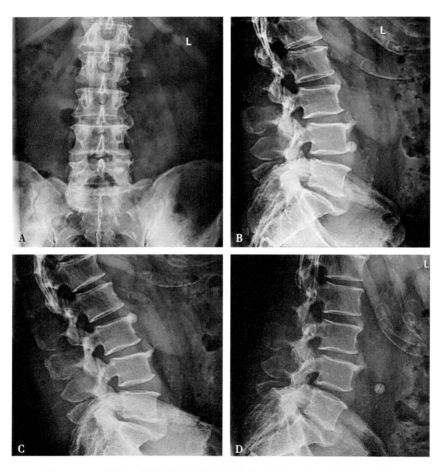

图 4-1-1 术前 X 线片示腰椎退行性变化，腰椎无明显节段性不稳定
A. 正位片；B. 中立位侧位片；C. 过伸位侧位片；D. 过屈位侧位片

（2）MRI（图 4-1-2A、D）

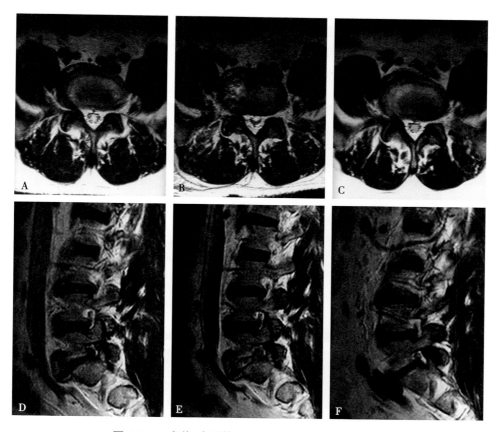

图 4-1-2 术前、术后第二天及术后 3 个月 MRI 对比

A. 术前轴位 MRI 显示 $L_5$~$S_1$ 椎间盘右侧极外侧型突出，压迫右侧 $L_5$ 神经根；B. 术后第二天复查轴位 MRI 显示 $L_5$~$S_1$ 突出椎间盘被摘除，右侧 $L_5$ 神经根减压充分；C. 术后 3 个月复查轴位 MRI 显示 $L_5$~$S_1$ 椎间盘塑形良好，右侧 $L_5$ 神经根显影清晰；D. 术前矢状位 MRI 显示 $L_5$~$S_1$ 椎间盘右侧极外侧型突出，压迫右侧 $L_5$ 神经根；E. 术后第二天复查矢状位 MRI 显示 $L_5$~$S_1$ 突出椎间盘被摘除，右侧 $L_5$ 神经根减压充分；F. 术后 3 个月复查矢状位 MRI 显示 $L_5$~$S_1$ 椎间盘塑形良好，右侧 $L_5$ 神经根显影清晰

4. **诊断** 腰椎间盘突出症，$L_5$~$S_1$ 节段，极外侧型、脱出型、向上移位型（图 4-1-3）。

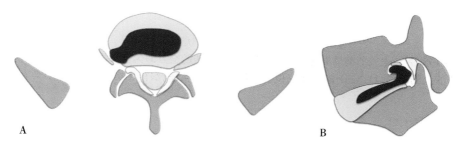

图 4-1-3 术前诊断模型：$L_5$~$S_1$ 椎间盘极外侧型突出
A. 轴位相；B. 右侧椎间孔矢状位相

## 二、术前计划

1. 手术入路 选择侧后方经椎间孔入路。
2. 手术技术 选择椎间盘内 - 盘外手术技术。
3. 穿刺点及穿刺路径（图 4-1-4）。

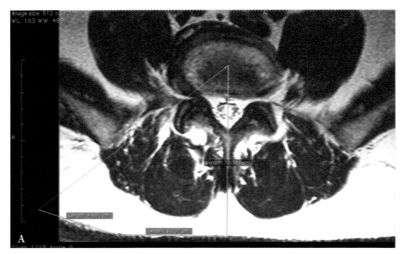

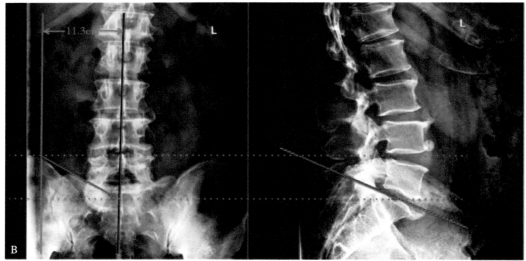

图 4-1-4 术前手术规划穿刺点及穿刺路径

A. 从椎间盘中心经 $S_1$ 上关节前外侧缘引直线，该直线与皮肤的交点即为穿刺进针点，测量进针点至腰部后正中线在皮肤上的距离（11.3cm）；B. 在正侧位 DR 上规划穿刺路径（绿色尖头），指导术中手术实施

## 三、手术过程

1. 手术室布局 同图 3-3-1。
2. 体位 俯卧位，弓形脊柱手术架，避免腹部受压。

3. 麻醉　局部麻醉(0.5% 利多卡因)。
4. 定位、穿刺及工作套管置入(图 4-1-5、图 4-1-6)。

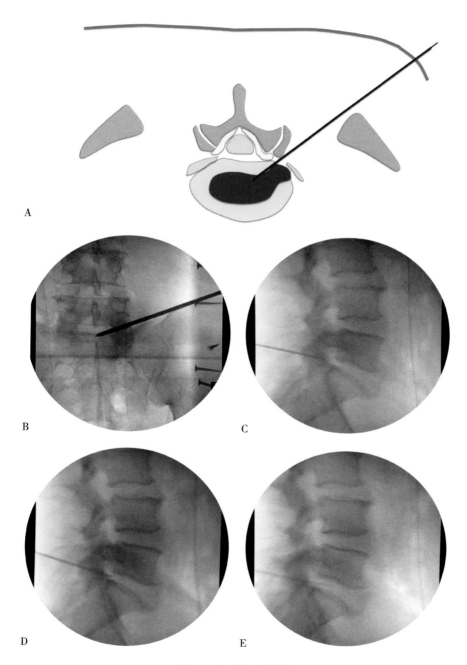

图 4-1-5　定位及穿刺

A. 模式图示穿刺针经上关节突前外侧缘进入椎间盘内；B. 根据术前计划在正位 X 线透视下确定穿刺路径；C. 在侧位 X 线透视下将穿刺针沿 $L_5{\sim}S_1$ 椎间隙水平推进抵达 $S_1$ 上关节突外侧缘；D. 穿刺针沿 $S_1$ 上关节突前外侧缘斜面滑入椎间孔；E. 继续推进穿刺针入椎间盘内，针尖达椎间盘中心，取出针芯，将导丝沿穿刺针置入椎间盘内，取出穿刺针

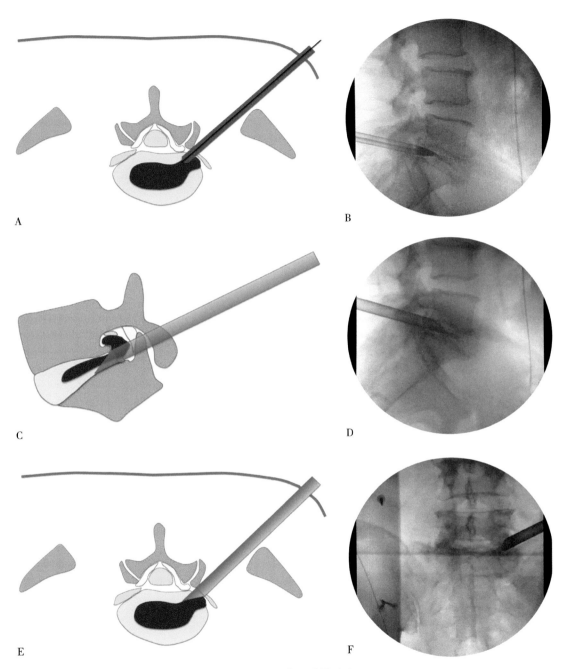

图 4-1-6 工作通道的建立

A~B. 在侧位 X 线透视下沿导丝将软组织扩张器置入椎间盘内；C~D. 在侧位 X 线透视下沿软组织扩张器将工作套管置入椎间孔区后纤维内；E~F. 正位 X 线透视证实工作套管末端位于椎间孔区

5. 内窥镜下突出髓核摘除（图 4-1-7）。

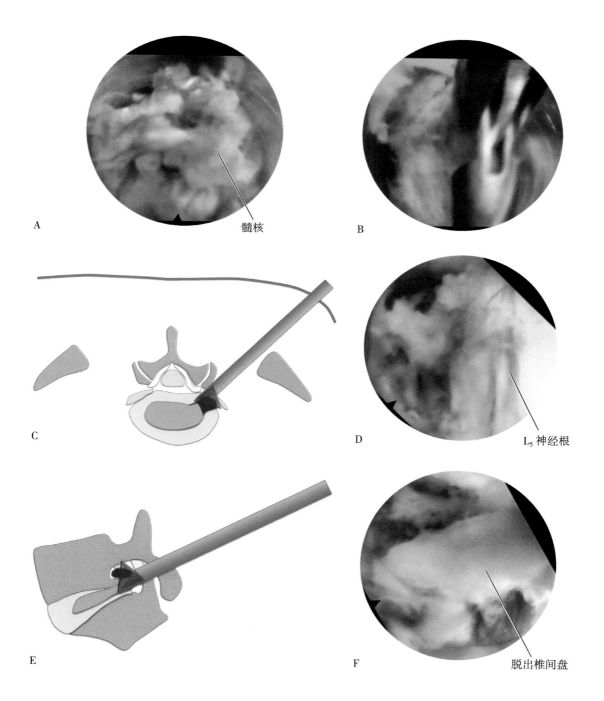

图 4-1-7 内镜下椎间盘髓核摘除术

A、B. 椎间盘内减压、髓核摘除；C~F. 内镜下寻找、摘除脱出及压迫神经根的髓核组织

6. 射频热凝、纤维环成形（图 4-1-8）。

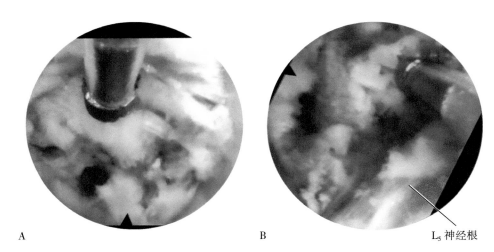

A                                          B                    L₅ 神经根

图 4-1-8　内镜下射频热凝、纤维环成形
A、B. 内镜下用头部可屈曲射频刀头对纤维环破裂口进行射频热凝、纤维环成形术

7. 探查、结束手术（图 4-1-9）。

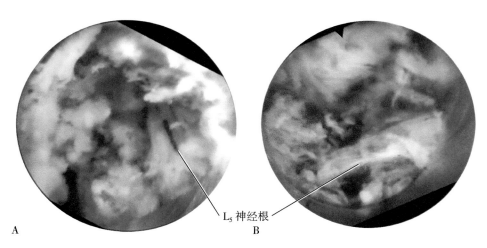

A                          L₅ 神经根          B

图 4-1-9　探查神经根
A. 探查神经根内下方减压充分；B. 探查神经根背侧减压充分

## 四、手术疗效

1. 临床症状变化　术后症状缓解。

2. 影像学结果　术后第二天及术后 3 个月复查腰椎 MRI 显示脱出物被摘除、右侧 L₅ 神经根减压充分，椎间盘塑形良好（图 4-1-2B、C、E、F）。

（李振宙）

## 第二节 极外侧型腰椎间盘突出症
### （盘外 - 盘内技术）

### 一、典型病例简介

ID002，女，71 岁。既往高血压病 30 余年。

1. 症状　腰痛 10 余年，伴右下肢疼痛 1 年，加重 1 个月。

2. 体征　跛行步态，腰椎侧弯，$L_4$~$S_1$ 棘突压痛、叩击痛（+），向右下肢放射，右足内踝皮肤针刺觉及浅表感觉较健侧减弱，右侧踝背伸肌力Ⅳ级，右下肢直腿抬高试验 30°（+）。

3. 影像学检查

（1）DR（图 4-2-1）

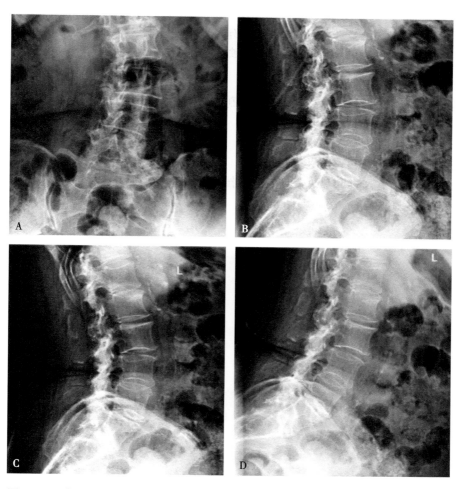

图 4-2-1　术前 X 线片示腰椎严重退行性变化、腰椎退行性侧凸畸形，腰椎 $L_4$ 椎体退行性滑脱（Ⅰ度，稳定型）

A. 正位片；B. 中立位侧位片；C. 过伸位侧位片；D. 过屈位侧位片

（2）MRI（图 4-2-2A）

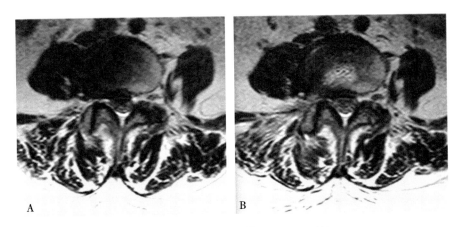

图 4-2-2　术前、术后第二天 MRI 对比

A. 术前轴位 MRI 显示 $L_{4\sim5}$ 椎间盘右侧极外侧型突出，压迫右侧 $L_4$ 神经根；B. 术后第二天复查轴位 MRI 显示 $L_{4\sim5}$ 突出椎间盘被摘除，右侧 $L_4$ 神经根减压充分

4. 诊断　腰椎间盘突出症，$L_{4\sim5}$ 节段，右侧极外侧型、脱出型（图 4-2-3）。

## 二、术前计划

1. 手术入路　选择侧后方经椎间孔入路。
2. 手术技术　选择椎间盘外 - 盘内手术技术。
3. 穿刺点及穿刺路径（图 4-2-4）。

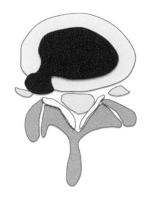

图 4-2-3　术前诊断模型：$L_{4\sim5}$ 椎间盘右侧极外侧型突出

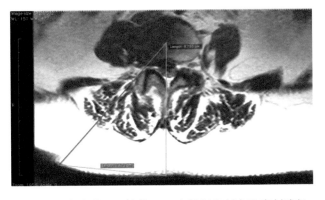

图 4-2-4　在术前 $L_{4\sim5}$ 轴位 MRI 上规划穿刺点及穿刺路径：从椎间盘中心经右侧 $L_5$ 上关节前外侧缘引直线，该直线与皮肤的交点即为穿刺进针点，测量进针点至腰部后正中线在皮肤上的距离

## 三、手术过程

1. 手术室布局　同图 3-3-1。
2. 体位　俯卧位于弓形脊柱手术架上,避免腹部受压。
3. 麻醉　局部麻醉(0.5% 利多卡因)。
4. 穿刺及工作套管置入(图 4-2-5)。

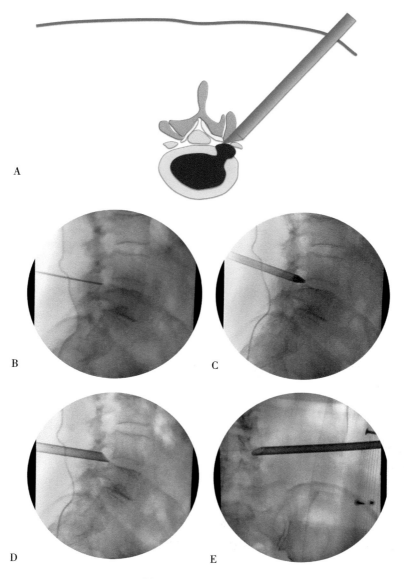

图 4-2-5　定位及穿刺

A. 模式图示工作套管无法经上关节突前外侧缘进入椎间盘内,只能悬浮在 Kambin 三角背侧;B. 根据术前计划在侧位 X 线透视下确定穿刺路径;C. 在侧位 X 线透视下将软组织扩张器置入 Kambin 三角时诱发 L$_4$ 神经根性疼痛;D. 工作套管仅能悬浮在 Kambin 三角背侧,仅工作套管末端舌状叶抵达椎间孔;E. 正位 X 线透视下确定工作套管位置

5. 内镜下突出髓核摘除（图 4-2-6）。

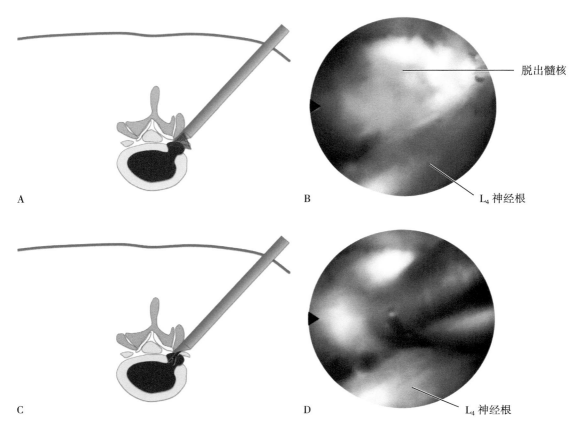

图 4-2-6　内镜下椎间盘髓核摘除术

A、B. 内镜下显露出口神经根及脱出髓核组织，予以摘除；C、D. 内镜下经过出口神经根内侧、经纤维环裂口行椎间盘内髓核摘除

6. 射频热凝、纤维环成形（图 4-2-7A）。
7. 探查、结束手术（图 4-2-7B、C）。

四、手术疗效

1. 临床症状变化　术后即刻症状缓解。
2. 影像学结果　术后第二天复查腰椎 MRI 显示脱出物被摘除，右侧 $L_4$ 神经根减压充分（图 4-2-2B）。

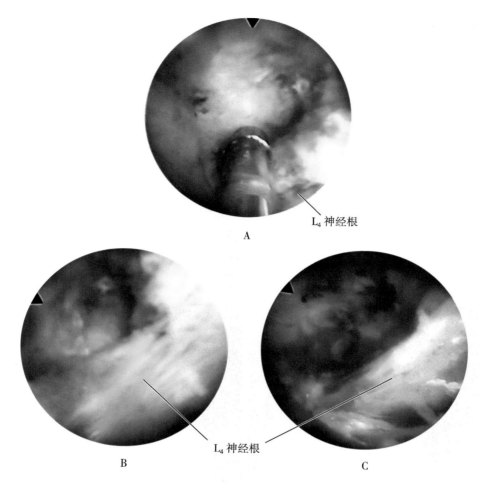

图 4-2-7 内镜下射频热凝、纤维环成形,探查出口神经根减压

A. 内镜下用头部可屈曲射频刀头对纤维环破裂口进行射频热凝、纤维环成形术;B. 探查出口神经根内下方减压充分;C. 探查出口神经根背侧减压充分

(李振宙)

## 第三节 椎管内突出型腰椎间盘突出症(盘内技术)

### 一、典型病例简介

ID003,女,50 岁。2 年前行 $L_{2-3}$ 节段后路椎管减压、椎弓根螺钉系统内固定术。

1. 症状 腰痛及右下肢放射痛 3 个月。

2. 体征 $L_5$ 及 $S_1$ 棘突有压痛,无放射痛,右侧足跟感觉减退,双下肢肌力、跟腱反射正常,右下肢直腿抬高试验 30°(+)、双下肢股神经牵拉试验阴性。

3. 影像学检查
（1）DR（图 4-3-1）

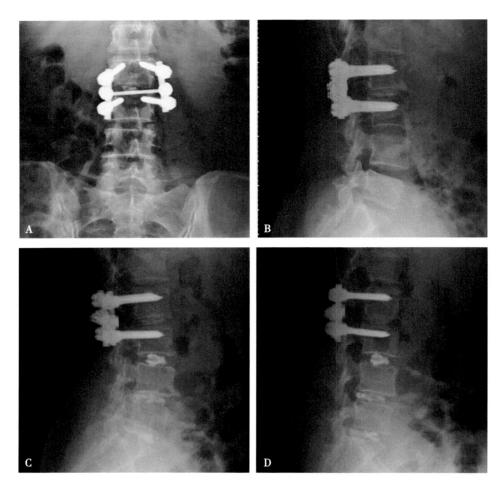

图 4-3-1 术前 X 线片示腰椎退行性变化，L$_{2~3}$ 既往融合手术的内植物，腰椎 L$_5$~S$_1$ 无明显节段性不稳定

A. 正位片；B. 中立位侧位片；C. 过伸位侧位片；D. 过屈位侧位片

（2）MRI、CT（图 4-3-2A、B、D、E）：入院后行椎间盘造影 + 封闭术，术中 L$_5$~S$_1$ 椎间盘疼痛复制阳性，造影后 CT 可见椎间盘破裂，包容型向右突出，造影剂向椎管内渗漏，封闭术后疼痛缓解。

4. 诊断　腰椎间盘突出症，L$_5$~S$_1$，包含型突出。

二、术前计划

1. 手术入路　选择侧后方经椎间孔入路。
2. 手术技术　选择椎间盘内手术技术。
3. 穿刺点及穿刺路径（图 4-3-3）。

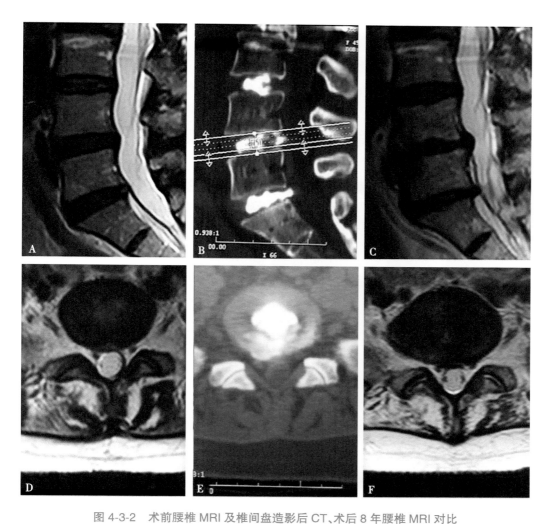

图 4-3-2　术前腰椎 MRI 及椎间盘造影后 CT、术后 8 年腰椎 MRI 对比

A、B. 术前矢状位 MRI 及术前腰椎间盘造影后 CT 均显示 $L_5{\sim}S_1$ 椎间盘包容型突出;C. 术后 8 年复查矢状位 MRI 显示 $L_5{\sim}S_1$ 椎间隙明显狭窄、纤维环膨出;D、E. 术前轴位 MRI 及术前腰椎间盘造影后 CT 均显示 $L_5{\sim}S_1$ 椎间盘包容型突出,压迫右侧 $S_1$ 神经根;F. 术后 8 年复查轴位 MRI 显示 $L_5{\sim}S_1$ 椎间盘膨出,但右侧 $S_1$ 神经根无压迫

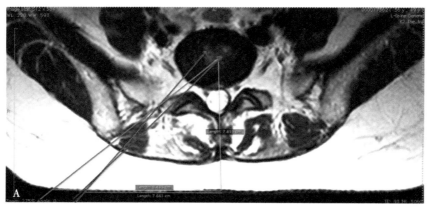

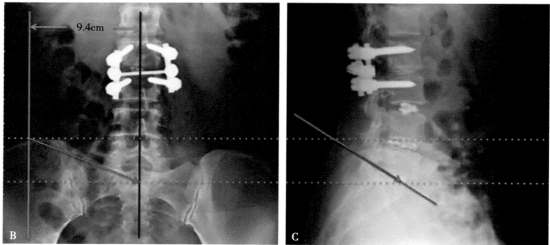

图 4-3-3 术前手术规划穿刺点及穿刺路径

A. 从椎间盘中心经 S₁ 上关节前外侧缘引直线(蓝色尖头线),该直线与皮肤的交点即为穿刺进针点,测量进针点至腰部后正中线在皮肤上的距离(9.4cm),如果按照 Yeung 定位方法(绿线)确定的穿刺点,实际穿刺路径(红色尖头线)则会远离突出物;B~C. 在正侧位 DR 上规划穿刺路径(绿色尖头),指导术中手术实施

## 三、手术过程

1. 手术室布局 同图 3-3-1。
2. 体位 俯卧位于弓形脊柱手术架上,避免腹部受压。
3. 麻醉 局部麻醉(0.5% 利多卡因)。
4. 穿刺及工作套管置入(图 4-3-4)。

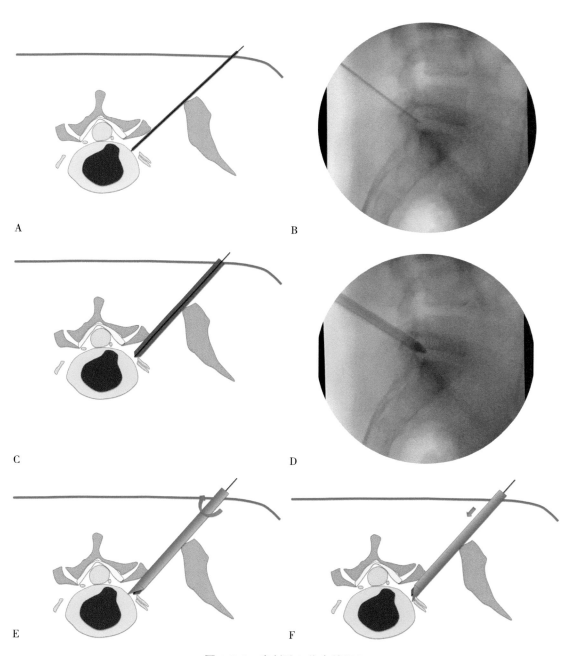

图 4-3-4 穿刺及工作套管置入

A、B. 侧位 X 线透视下将穿刺针置入椎间孔,局部以 20ml 0.5% 利多卡因浸润麻醉,将穿刺针置入椎间盘内,以碘海醇 + 美兰(9∶1 容积配比)行椎间盘造影及染色;C、D. 沿导丝置入软组织扩张器入椎间孔;E、F. 沿软组织扩张器置入工作套管,工作套管舌状叶末端先沿上关节突外侧缘滑入椎间孔并抵达后纤维环,然后旋转工作套管 180°

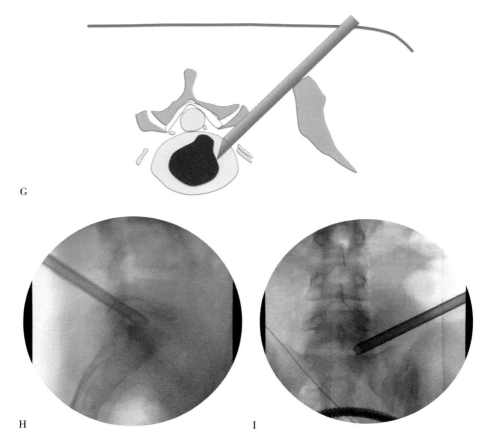

G

H                                    I

图 4-3-4（续）

G. 推进工作套管突破纤维环并固定，注意工作套管末端开口需要保留小部分于椎间孔，可作为工作套管深度的标记及参照；H、I. 正侧位 X 线透视确认工作套管位置

5. 内镜下突出髓核摘除（图 4-3-5）。

6. 射频热凝、纤维环成形（图 4-3-6A）。

7. 探查、结束手术（图 4-3-6B）。

### 四、手术疗效

1. 临床症状变化　术后即刻症状缓解。

2. 影像学结果　术后 8 年随访腰椎 MRI 显示椎间隙高度明显下降，但是走行神经根无受压，椎间盘后缘塑形良好（图 4-3-2C、F）。

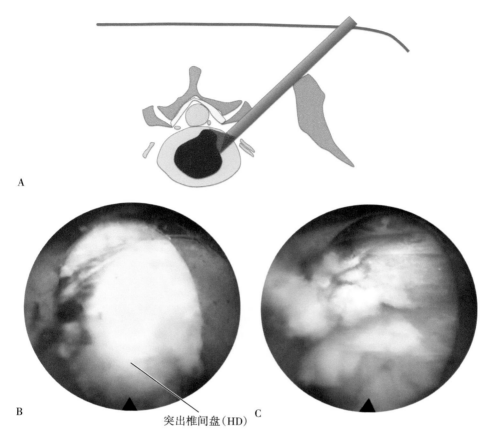

图 4-3-5 内镜下盘内技术摘除突出髓核组织

A.模式图示工作套管位置及内镜下视野;B、C.内镜下髓核摘除前后视野

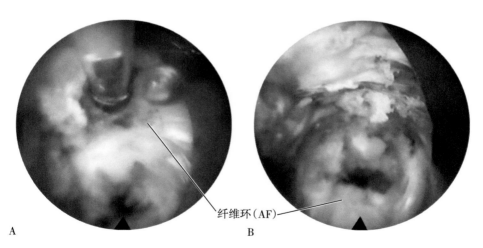

图 4-3-6 射频热凝、纤维环成形及手术结束前探查

A.纤维环成形术;B.盘内技术无法对走行神经根进行探查,仅能看到椎间孔的脂肪、血管等软组织结构

(李振宙)

## 第四节 椎管内韧带下脱出型腰椎间盘突出症
## （盘内 - 盘外技术）

### 一、典型病例简介

ID004，女，37 岁。

1. 症状 左下肢疼痛 10 余年，加重 4 个月。

2. 体征 跛行步态，$L_4$~$S_1$ 棘突压痛、叩击痛（+），向左下肢放射，左足背第一趾蹼背侧针刺觉及浅表感觉较健侧减弱，左侧踇长伸肌肌力 IV 级，左下肢直腿抬高试验 30°（+），左侧跟腱反射消失。

3. 影像学检查

（1）DR（图 4-4-1）

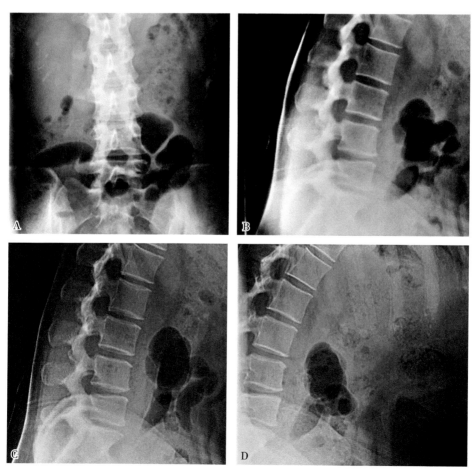

图 4-4-1 术前 X 线片示腰椎轻度退行性变化，腰椎前凸消失，腰椎无明显节段性不稳定
A. 正位片；B. 中立位侧位片；C. 过伸位侧位片；D. 过屈位侧位片

（2）MRI（图 4-4-2A、C、E、G）

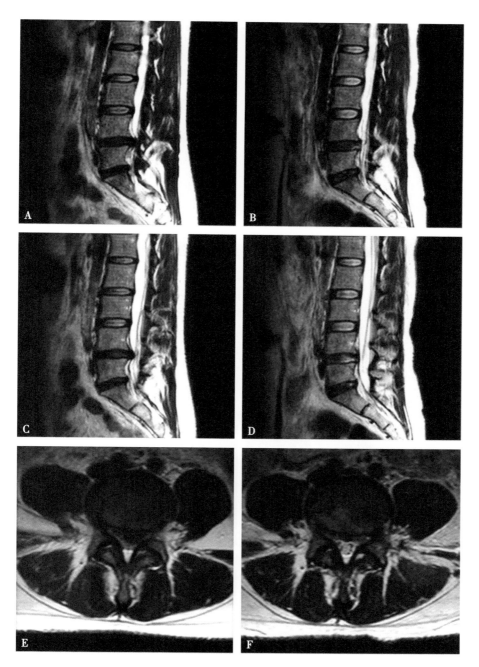

图 4-4-2　术前、术后第二天 MRI 对比

A. 术前左侧旁正中矢状位 MRI 显示 $L_{4-5}$ 椎间盘左侧旁正中型突出，压迫左侧 $L_5$ 神经根；B. 术后第二天复查左侧旁正中矢状位 MRI 显示 $L_{4-5}$ 突出椎间盘被摘除；C. 术前正中矢状位 MRI 显示 $L_{4-5}$ 椎间盘突出；D. 术后第二天复查正中矢状位 MRI 显示 $L_{4-5}$ 突出椎间盘被摘除；E. 术前 $L_5$ 上终板水平轴位 MRI 显示 $L_{4-5}$ 椎间盘左侧旁正中型突出，压迫左侧 $L_5$ 神经根；F. 术后 $L_5$ 上终板水平轴位 MRI 显示 $L_{4-5}$ 椎间盘突出物被摘除，左侧 $L_5$ 神经根减压充分

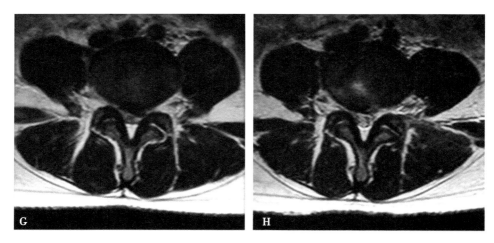

图 4-4-2（续）

G. 术前 $L_{4-5}$ 椎间盘水平轴位 MRI 显示 $L_{4-5}$ 椎间盘左侧旁正中型突出,压迫左侧 $L_5$ 神经根;
H. 术后 $L_{4-5}$ 椎间盘水平轴位 MRI 显示 $L_{4-5}$ 椎间盘突出物被摘除,左侧 $L_5$ 神经根减压充分

（3）CT（图 4-4-3）

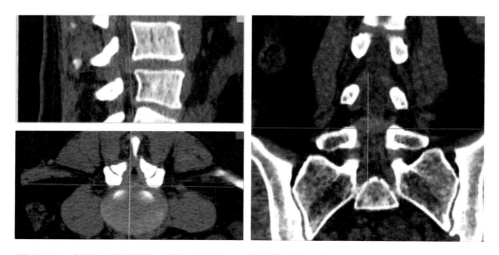

图 4-4-3　术前 CT 扫描及二维重建显示 $L_{4-5}$ 椎间盘左旁正中型突出,无椎间盘骨化或钙化

4. 诊断　腰椎间盘突出症,$L_{4-5}$节段,左旁正中型、后纵韧带下脱出型(图 4-4-4)。

## 二、术前计划

1. 手术入路　选择侧后方经椎间孔入路。
2. 手术技术　选择椎间盘内 - 盘外手术技术。
3. 穿刺点及穿刺路径(图 4-4-5)。

## 三、手术过程

1. 手术室布局　同图 3-3-1。
2. 体位　俯卧位于弓形脊柱手术架上,避免腹部受压。

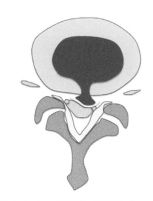

图 4-4-4　术前诊断模型:$L_{4-5}$椎间盘后纵韧带下型脱出

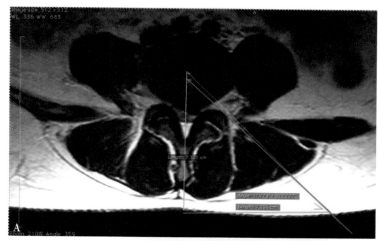

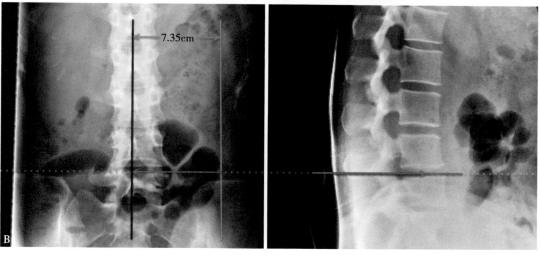

图 4-4-5　术前手术规划穿刺点及穿刺路径

A. 按 Yeung 穿刺定位方法确定穿刺进针点(绿线),进针点至腰部后正中线在皮肤上的距离(7.35cm),实际穿刺路径(蓝色尖头线)与躯体冠状面成角约 37°;B. 在正侧位 DR 上规划穿刺路径(绿色尖头),指导术中手术实施

3. 麻醉　局部麻醉(0.5% 利多卡因)。

4. 穿刺及工作套管置入(图 4-4-6、图 4-4-7)。

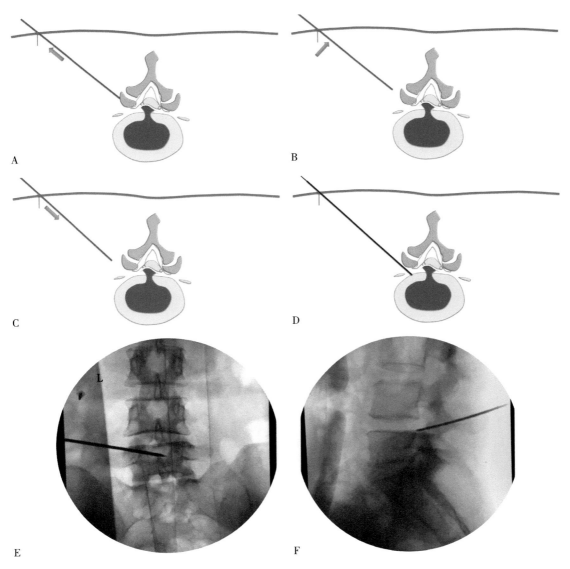

图 4-4-6　定位及穿刺

A. 模式图示穿刺针首先抵达上关节外侧缘；B. 后撤穿刺针 1~2cm,针尾上抬,C、D. 推进穿刺针,经上关节外侧缘斜面滑入椎间孔；E. 根据术前计划在正位 X 线透视下确定穿刺路径；F. 侧位 X 线透视证实穿刺针的正确位置(Kambin 三角的直角区,最远离出口神经根,更靠近突出位置)

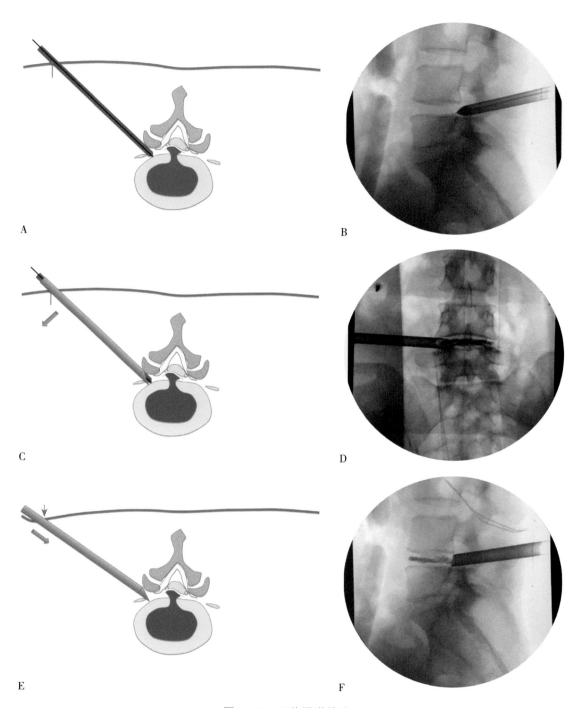

图 4-4-7　工作通道的建立

A、B. 在侧位 X 线透视下沿导丝将软组织扩张器置入椎间孔内；C~F. 在正侧位 X 线透视下沿软组织扩张器将工作套管置入椎间孔区

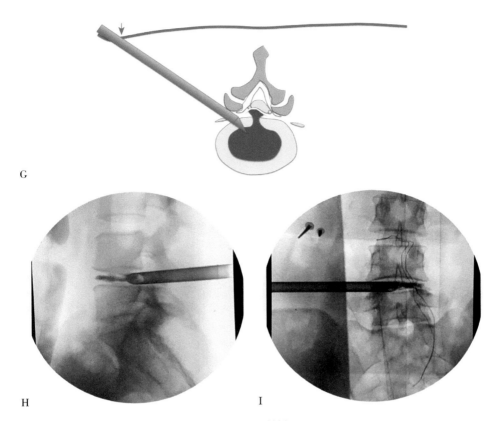

G

H                                    I

图 4-4-7(续)

G~I. 尽量下压工作套管尾端,推进工作套管入椎间盘内,抵达椎间盘后 1/3,正位 X 线透视证实工作套管末端应抵达正中线

5. 内镜下突出髓核摘除(图 4-4-8)。

6. 射频热凝、纤维环成形。

7. 探查、结束手术(图 4-4-9)。

四、手术疗效

1. 临床症状变化  术后症状即刻缓解。

2. 影像学结果  术后第二天腰椎 MRI 显示脱出物被摘除,神经根减压充分(图 4-4-2B、D、F、H)。

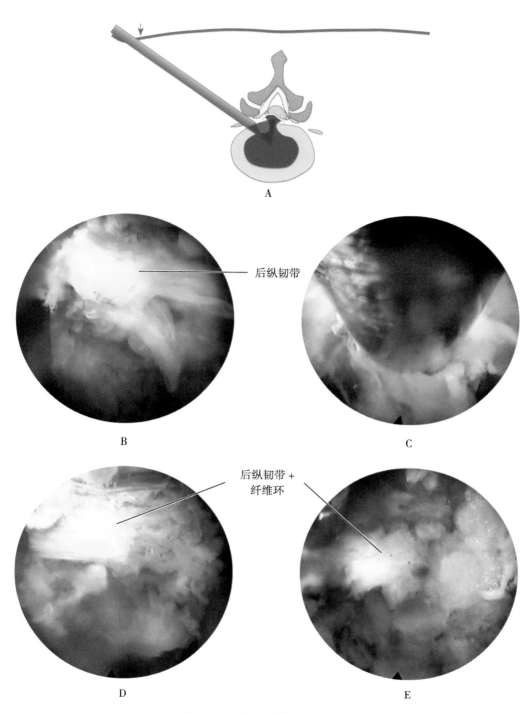

图 4-4-8　内镜下椎间盘髓核摘除术

A~E. 椎间盘内减压、髓核摘除

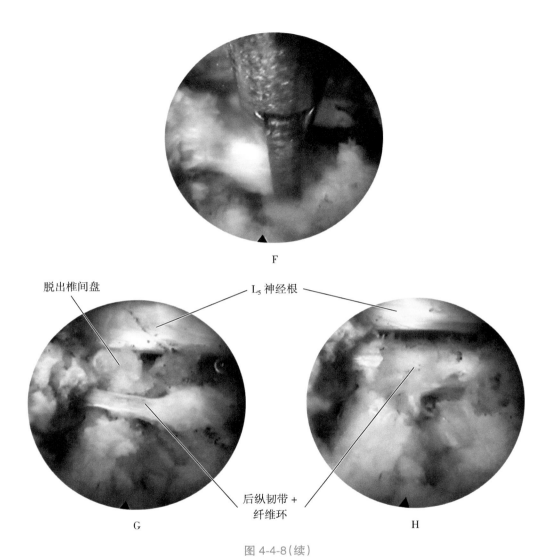

图 4-4-8(续)

F. 内镜下切除纤维环开窗与纤维破裂口之间的纤维环组织;G、H. 内镜下寻找、摘除脱出及压迫神经根的髓核组织

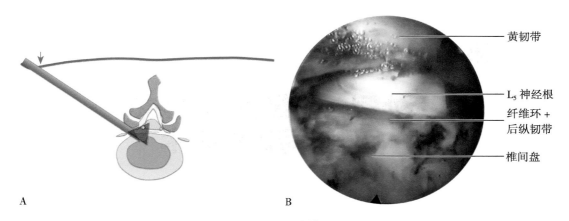

图 4-4-9 探查神经根

A. 模式图显示减压完成后内镜探查范围；B. 探查神经根腹侧、外侧及背侧减压充分

（李振宙）

# 参 考 文 献

［1］ Zheng C, Wu F, Cai L.Transforaminal percutaneous endoscopic discectomy in the treatment of far-lateral lumbar disc herniations in children. Int Orthop, 2016, 40(6):1099-1102.

［2］ Yeung AT, Gore S. In-vivo endoscopic visualization of patho-anatomy in symptomatic degenerative conditions of the lumbar spine Ⅱ:intradiscal, foraminal, and central canal decompression.Surg Technol Int, 2011, 21:299-319.

［3］ Yeung AT. The evolution and advancement of endoscopic foraminal surgery:one surgeon's experience incorporating adjunctive techologies. SAS J, 2007, 1(3):108-117.

［4］ Yeung AT, Yeung CA. Advances in endoscopic disc and spine surgery:foraminal approach. Surg Technol Int, 2003, 11:255-263.

［5］ Tsou PM, Yeung AT.Transforaminal endoscopic decompression for radiculopathy secondary to intracanal noncontained lumbar disc herniations:outcome and technique. Spine J, 2002, 2(1):41-48.

［6］ Lubbers T, Abuamona R, Elsharkawy AE. Percutaneous endoscopic treatment of foraminal and extraforaminal disc herniation at the L5-S1 level. Acta Neurochir(Wien), 2012, 154(10):1789-1795.

［7］ Sasani M, Ozer AF, Oktenoglu T, et al. Percutaneous endoscopic discectomy for far lateral lumbar disc herniations:prospective study and outcome of 66 patients. Minim Invasive Neurosurg, 2007, 50(2):91-97.

［8］ Jang JS, An SH, Lee SH.Transforaminal percutaneous endoscopic discectomy in the treatment of foraminal and extraforaminal lumbar disc herniations. J Spinal Disord Tech, 2006, 19(5):338-343.

［9］ Lew SM, Mehalic TF, Fagone KL.Transforaminal percutaneous endoscopic discectomy in the treatment of far-lateral and foraminal lumbar disc herniations. J Neurosurg, 2001, 94(2 Suppl):216-220.

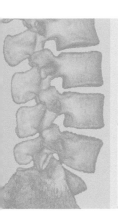

# 第五章

# 远外侧入路经椎间孔内镜下
# 腰椎间盘摘除术

 远外侧入路经椎间孔内镜下腰椎间盘摘除术最早由德国 Ruetten 医生系统介绍,该技术是 SED$^{TM}$ 技术的改良,其核心是将皮肤穿刺点向远外侧偏移至关节突关节后缘水平,使工作套管更水平化,更容易进入椎管内(图 5-0-1),直接摘除突出椎间盘,同时适当兼顾椎间盘内减压,主要适应于 $L_{4-5}$ 椎间盘突出症,突出物最好局限于椎间盘层面(图 5-0-2)。由于髂骨的阻挡,该定位及穿刺技术在 $L_5\sim S_1$ 节段较难实施;在高位腰椎间盘突出,该穿刺技术可能导致腹腔脏器损伤(图 5-0-3)。笔者对该技术进行适当改进,将穿刺点后移至棘突后缘水平,使穿刺安全性明显提高;使用套管下压技术仍然可以将工作套管送至椎管内;能更大范围地兼顾椎间盘内减压;适合于 $T_{12}\sim L_5$ 节段的腰椎间盘突出,对髂嵴较低的 $L_5\sim S_1$ 节段腰椎间盘突出也可运用,为便于比较,作者将该穿刺定位技术命名为经椎间孔入路的"通用穿刺技术"。其最佳适应证是 $T_{12}\sim L_5$ 节段局限于椎间盘层面的包含型腰椎间盘突出症。

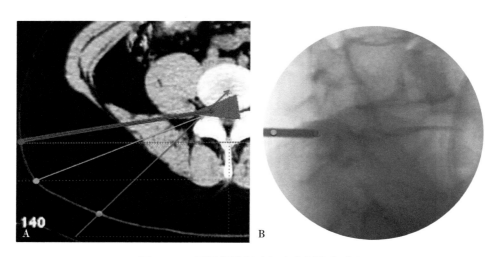

图 5-0-1  不同经椎间孔入路穿刺技术对比

A. 绿色尖头线为远外侧入路 Ruetten 穿刺技术的穿刺路径,其进针点为小关节后缘在腰椎侧方的投射点;黄色尖头线为通用穿刺技术的穿刺路径,其进针点为棘突后缘在腰椎侧方的投射点;蓝色尖头线为 Yeung 穿刺技术的穿刺路径;红色三角区为远外侧入路经椎间孔内镜下的工作区域。B. 侧位 X 线透视定位点,小关节后缘(绿点)为远外侧 Ruetten 穿刺定位点;棘突后缘(黄点)为通用穿刺技术定位点

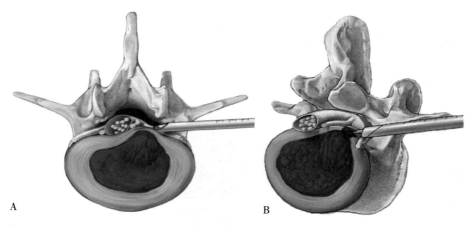

A                                B

图 5-0-2 远外侧入路经椎间孔内镜下腰椎间盘髓核摘除术,工作套管或内镜下手术工具进入椎间盘内的部位即为突出椎间盘的纤维环破裂部位,内镜下工作区域可以兼顾椎间盘内及椎管内,手术结束前可以对神经根进行探查

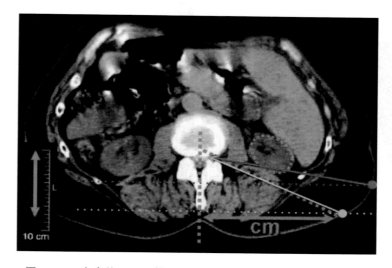

图 5-0-3 在高位 $L_{2-3}$ 腰椎间盘平面不同穿刺技术安全性的对比。红色尖头线为远外侧 Ruetten 穿刺技术穿刺路径,其中贯通肾脏;黄色尖头线为通用穿刺技术穿刺路径,全程位于安全区域

(李振宙)

# 第一节　根前型腰椎间盘突出症

## 一、典型病例简介

ID005,女,24 岁。

1. 症状　腰痛伴右下肢疼痛 2 年余,右下肢麻木 2 个月余,加重 2 小时。

2. 体征 跛行步态,腰椎屈曲侧弯,活动受限,$L_5 \sim S_1$ 棘突压痛、叩击痛(+),不向双下肢放射;右足背皮肤感觉麻木,右下肢直腿抬高试验 30°(+),右跟腱反射减弱。

3. 影像学检查

(1) DR(图 5-1-1)

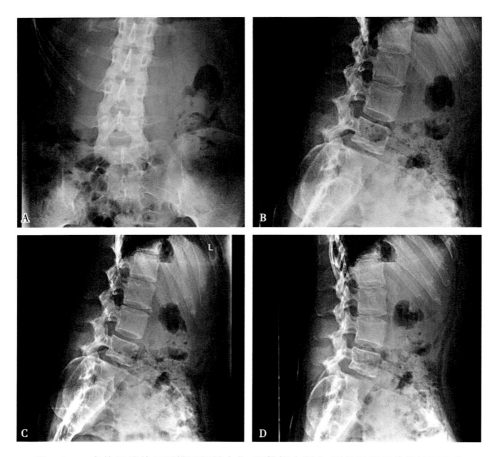

图 5-1-1 术前 X 线片示腰椎退行性变化,腰椎轻度侧凸,腰椎无明显节段性不稳定
A. 正位片;B. 中立位侧位片;C. 过屈位侧位片;D. 过伸位侧位片

(2) MRI(图 5-1-2A、C)

4. 诊断 腰椎间盘突出症,$L_5 \sim S_1$ 节段,椎管内侧后方型(根前型)、韧带下脱出型、向下轻度移位型(图 5-1-3)。

二、术前计划

1. 手术入路 选择远外侧经椎间孔入路(通用穿刺技术)。

2. 手术技术 选择椎间盘外-盘内手术技术。

3. 穿刺点及穿刺路径(图 5-1-4)。

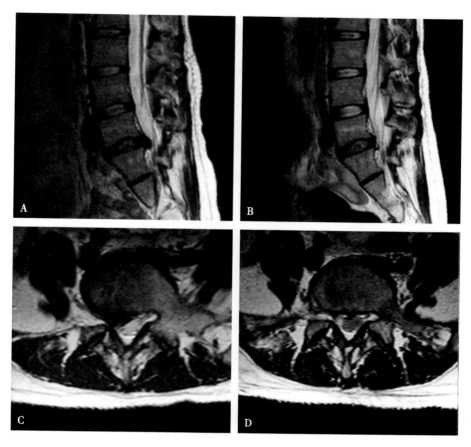

图 5-1-2　术前与术后第二天 MRI 对比

A. 术前矢状位 MRI 显示 $L_5$~$S_1$ 椎间盘右侧侧后方型突出，向下轻度移位，压迫右侧 $S_1$ 神经根；B. 术后第二天复查矢状位 MRI 显示 $L_5$~$S_1$ 突出椎间盘被摘除，右侧 $S_1$ 神经根减压充分；C. 术前轴位 MRI 显示 $L_5$~$S_1$ 椎间盘右侧侧后方型突出，压迫右侧 $S_1$ 神经根；D. 术后第二天复查轴位 MRI 显示 $L_5$~$S_1$ 突出椎间盘被摘除，右侧 $S_1$ 神经根减压充分

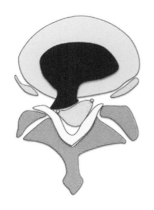

图 5-1-3　术前诊断模型：$L_5$~$S_1$ 椎间盘侧后方型突出

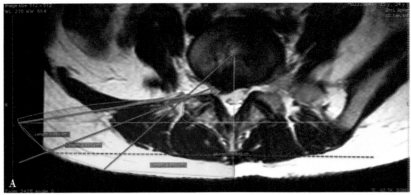

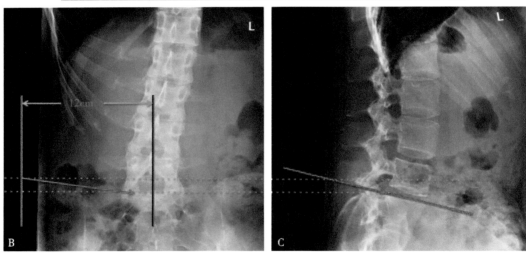

图 5-1-4　术前手术规划穿刺点及穿刺路径

A. 从棘突后缘向侧方皮肤上的投射点为穿刺进针点，测量进针点至腰部后正中线在皮肤上的距离（12cm），绿色尖头线即为通用穿刺技术的穿刺路径，蓝色尖头线为远外侧 Ruetten 穿刺技术的穿刺路径，红色尖头线为 Yeung 穿刺技术的穿刺路径；比较可见通用穿刺技术和远外侧 Ruetten 技术到达的目标点相近，但是通用穿刺技术的安全性远高于远外侧 Ruetten 穿刺技术；B、C. 在正侧位 DR 上规划穿刺路径（绿色尖头线），指导术中手术实施

### 三、手术过程

1. 手术室布局　同图 3-3-1。
2. 体位　俯卧位，弓形脊柱手术架，避免腹部受压。
3. 麻醉　局部麻醉（0.5% 利多卡因）。
4. 穿刺及工作套管置入（图 5-1-5）。
5. 内镜下突出髓核摘除（图 5-1-6）。
6. 射频热凝、纤维环成形。
7. 探查、结束手术（图 5-1-6D）。

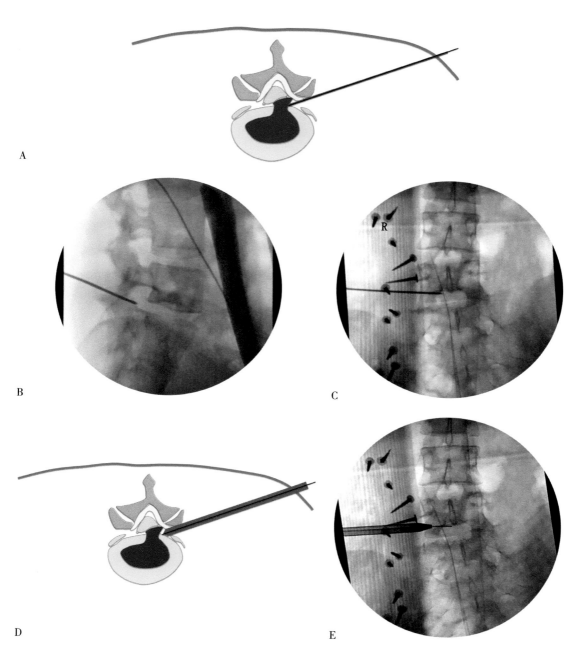

图 5-1-5　定位、穿刺及工作套管置入

A. 模式图示穿刺针经上关节突前外侧缘进入椎间盘突出部位；B、C. 正侧位 X 线透视下确定穿刺针的正确位置；D、E. 在正侧位 X 线透视下将软组织扩张器沿导丝置入椎间孔

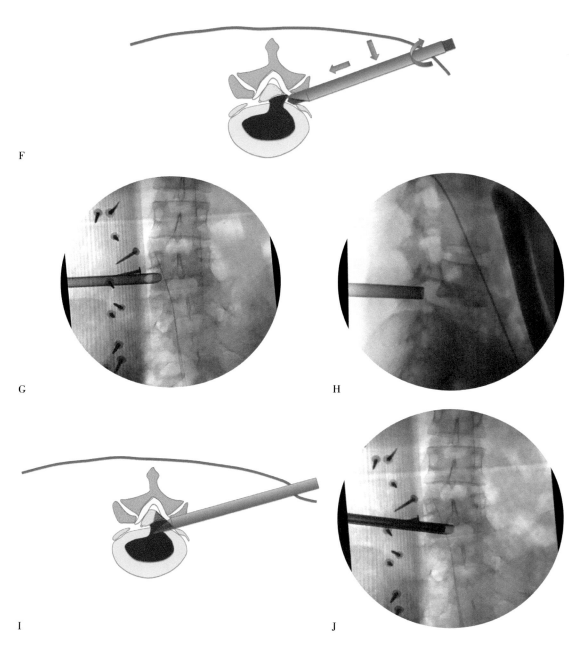

图 5-1-5(续)

F. 采用旋转、下压及推进等手法将工作套管置入椎间孔;G~H. 正侧位 X 线透视证实工作套管在椎间孔的正确位置;I. 继续推进工作套管进入突出椎间盘部位;J. 正位 X 线透视下将工作套管末端推进至正中线

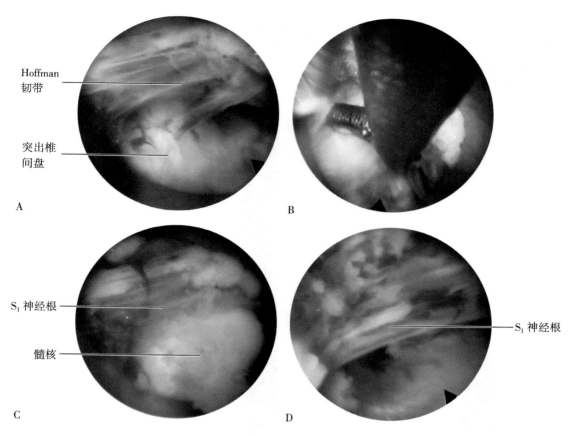

图 5-1-6　内镜下椎间盘髓核摘除术

A. 内镜下显露突出椎间盘、神经根及之间的 Hoffman 韧带结构；B. 用篮钳切开突出椎间盘表层的后纵韧带扩张部；C. 内镜下暴露、摘除脱出并压迫神经根的髓核组织；D. 对纤维环破裂口进行射频热凝、纤维环成形术，手术结束前探查神经根减压充分

### 四、手术疗效

1. 临床症状变化　术后即刻症状缓解。

2. 影像学结果　术后第二天复查腰椎 MRI 显示突出物被摘除，神经根减压充分（图5-1-2B、D）。

（李振宙）

## 第二节　根腋型腰椎间盘突出症

### 一、典型病例简介

ID006，女，22 岁。

1. 症状　反复腰痛 4 年，加重伴左下肢放射痛 2 个月。

2. 体征 左足背第 1、2 趾蹼间感觉轻微减退,左侧跗背伸肌力Ⅳ级,左下肢直腿抬高试验 20°(+),双侧膝腱、跟腱反射存在;肛周感觉正常,肛门括约肌收缩有力。

3. 影像学检查

(1) DR(图 5-2-1)

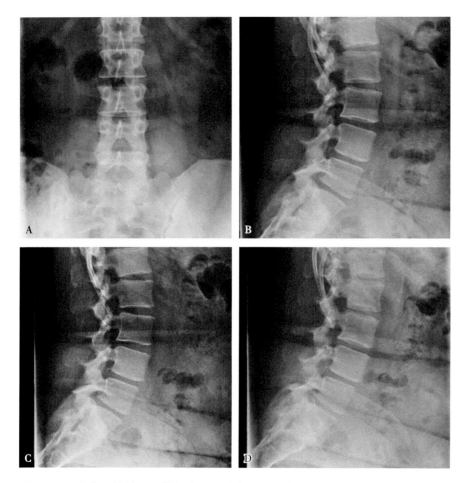

图 5-2-1 术前 X 线片示腰椎轻度退行性变化,L$_{4~5}$ 椎间隙变窄,腰椎无明显节段性不稳定

A. 正位片;B. 中立位侧位片;C. 过伸位侧位片;D. 过屈位侧位片

(2) MRI(图 5-2-2A、C)

(3) CT(图 5-2-3)

4. 诊断 L$_{4~5}$ 节段腰椎间盘突出症,椎管内左侧旁中央型(根腋型)、韧带下脱出型(图 5-2-4)。

二、术前计划

1. 手术入路 选择远外侧经椎间孔入路(通用穿刺技术)。

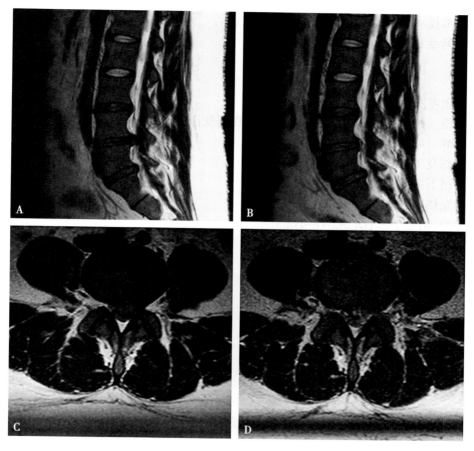

图 5-2-2　术前与术后第二天 MRI 对比

A. 术前矢状位 MRI 显示 $L_{4-5}$ 椎间盘后纵韧带下型脱出；B. 术后第二天复查矢状位 MRI 显示 $L_{4-5}$ 突出椎间盘被摘除；C. 术前轴位 MRI 显示 $L_{4-5}$ 椎间盘左侧旁中央型突出，压迫左侧 $L_5$ 神经根；D. 术后第二天复查轴位 MRI 显示 $L_{4-5}$ 突出椎间盘被摘除，左侧 $L_5$ 神经根减压充分

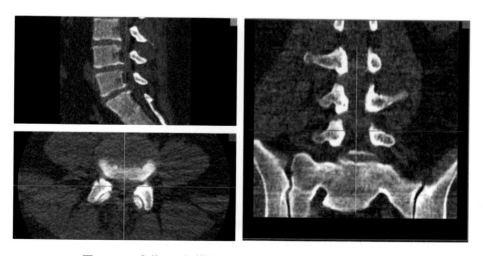

图 5-2-3　术前 CT 扫描及二维重建显示 $L_{4-5}$ 椎间盘软性突出

2. 手术技术　选择椎间盘外 - 盘内手术技术。

3. 穿刺点及穿刺路径(图 5-2-5)。

### 三、手术过程

1. 手术室布局　同图 3-3-1。

2. 体位　俯卧位,弓形脊柱手术架,避免腹部受压。

3. 麻醉　局部麻醉(0.5% 利多卡因)。

4. 穿刺及工作套管置入(图 5-2-6)。

5. 内镜下突出髓核摘除(图 5-2-7)。

6. 射频热凝、纤维环成形。

7. 探查、结束手术(图 5-2-7E~H)。

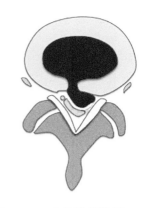

图 5-2-4　术前诊断模型:L$_{4~5}$椎间盘左侧旁中央型突出

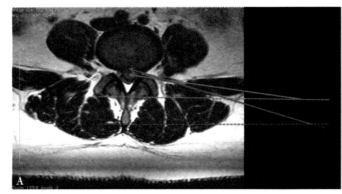

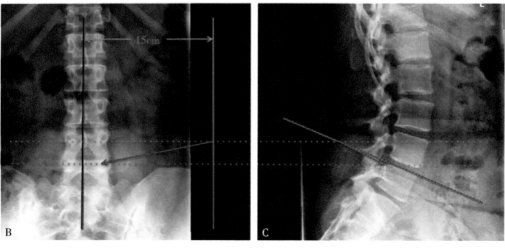

图 5-2-5　术前手术规划穿刺点及穿刺路径

A. 从棘突后缘向侧方皮肤上的投射点为穿刺进针点,测量进针点至腰部后正中线在皮肤上的距离(15cm),绿色尖头线即为通用穿刺技术的穿刺路径,蓝色尖头线为远外侧 Ruetten 穿刺技术的穿刺路径;比较可见通用穿刺技术和远外侧 Ruetten 技术到达的目标点相近,但是通用穿刺技术的安全性远高于远外侧 Ruetten 穿刺技术;B、C. 在正侧位 DR 上规划穿刺路径(绿色尖头线),指导术中手术实施

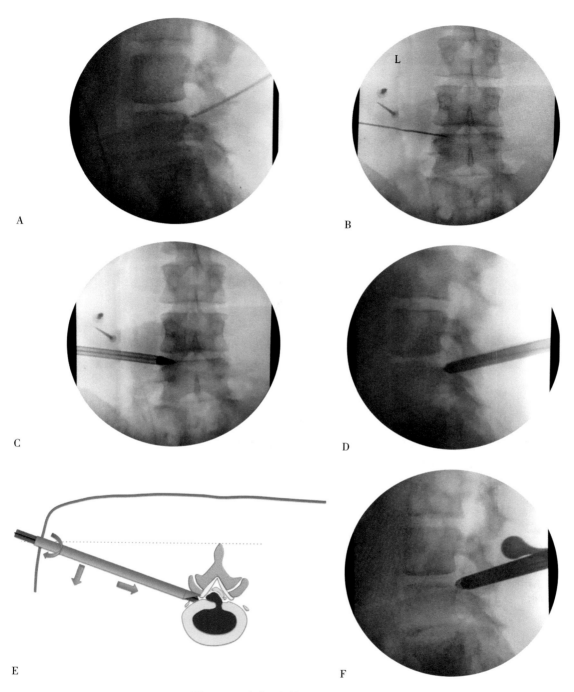

图 5-2-6　定位、穿刺及工作套管置入

A. 侧位 X 线透视下,穿刺针置入椎间孔后针尖应位于 L$_5$ 椎体后上缘;B. 正位 X 线透视下,穿刺针置入椎间孔后针尖应位于相邻椎弓根内侧缘连线上;C、D. 正侧位 X 线透视下置入软组织扩张器;E、F.采用旋转、下压及推进等手法将工作套管置入椎间孔

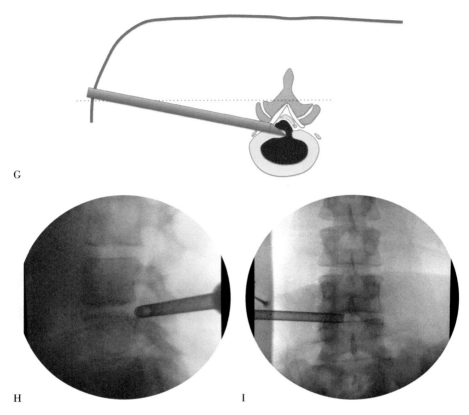

G

H

I

图 5-2-6(续)

G.下压工作套管尾端,继续推进工作套管进入突出椎间盘部位椎管内的硬膜囊前间隙;H、I.正侧位 X 线透视下证实最终工作套管位置

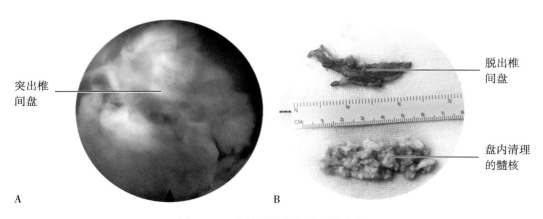

突出椎
间盘

脱出椎
间盘

盘内清理
的髓核

A

B

图 5-2-7 内镜下椎间盘髓核摘除术

A.工作套管斜行开口向背侧,内镜下暴露脱出至椎管内的髓核组织;B.摘除的脱出髓核组织(上)及椎间盘内松动的髓核组织(下)

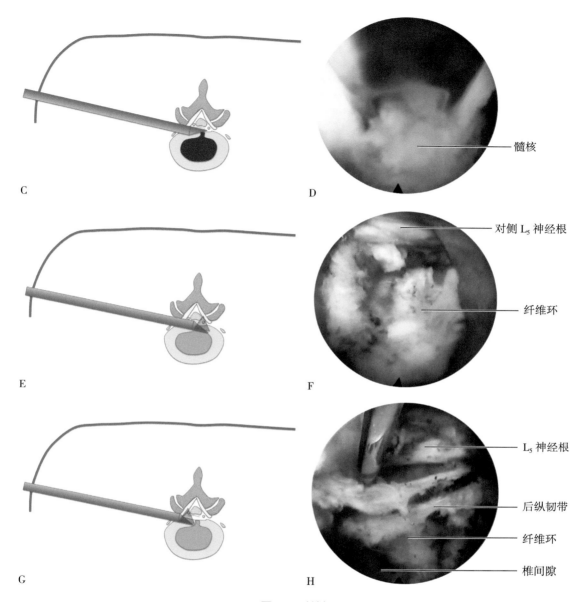

图 5-2-7（续）

C、D. 工作套管末端开口转向腹侧，暴露纤维环裂口，摘除椎间盘内松动髓核组织；E、F. 将工作套管推进至对侧椎管，探查对侧神经根减压情况；G、H. 将工作套管退至同侧神经根腹侧，行纤维环及后纵韧带射频热凝成形术，注意尽量保护后纵韧带

## 四、手术疗效

1. 临床症状变化　术后即刻症状缓解。

2. 影像学结果　术后第二天复查腰椎 MRI 示突出椎间盘摘除，神经根减压充分（图 5-2-2B、D）。

（李振宙）

# 参 考 文 献

［1］ Ahn SS,Kim SH,Kim DW,et al. Comparison of outcomes of percutaneous endoscopic lumbar discectomy and open lumbar microdiscectomy for young adults:a retrospective matched cohort study. World Neurosurg, 2016,86:250-258.

［2］ Sairyo K,Egawa H,Matsuura T,et al. State of the art:Transforaminal approach for percutaneous endoscopic lumbar discectomy under local anesthesia. J Med Invest,2014,61(3-4):217-225.

［3］ Ahn Y.Transforaminal percutaneous endoscopic lumbar discectomy:technical tips to prevent complications. Expert Rev Med Devices,2012,9(4):361-366.

［4］ Yeung AT. The evolution and advancement of endoscopic foraminal surgery:one surgeon's experience incorporating adjunctive techologies. SAS J,2007,1(3):108-117.

［5］ Ruetten S,Komp M,Godolias G. An extreme lateral access for the surgery of lumbar disc herniations inside the spinal canal using the full-endoscopic uniportaltransforaminal approach-technique and prospective results of 463 patients. Spine,2005,30(22):2570-2578.

［6］ Tsou PM,Yeung AT.Transforaminal endoscopic decompression for radiculopathy secondary to intracanal noncontained lumbar disc herniations:outcome and technique. Spine J,2002,2(1):41-48.

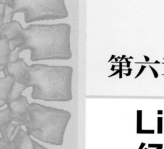

## 第六章

# LiESS 经皮腰椎间孔扩大成形、经椎间孔内镜下腰椎间盘摘除术

经皮腰椎间孔成形技术可以对腰椎间孔有效扩大,使内镜可以经椎间孔进入椎管内,对合并腰椎侧隐窝或椎间孔狭窄者也可一起处理,对 $L_5 \sim S_1$ 椎间盘突出症亦可适用,大大扩展经椎间孔入路经皮内镜下腰椎间盘摘除术的适应证,提高疗效及安全性。

经皮腰椎间孔成形术方法繁多,按以下要素可有不同分类:①成形工具:环锯、骨锉、磨钻等;②成形工具是否戴保护套管:保护套管内工作、导杆外操作;③成形监控手段:X 线透视、内镜监视;④成形部位:上关节尖部、上关节突基底部。按照上述要素进行排列组合,可有多种成形技术,目前使用较为广泛的腰椎间孔成形技术是 Hoogland 和 Schubert 提出的 TESSYS(transforaminal endoscopic surgical system,TESSYE)技术(图 6-0-1)。TESSYS 技术采用导杆外逐级环锯(图 6-0-2),在 X 线透视下对上关节突尖部进行逐级切除,扩大椎间孔,将内镜送入椎管内,先对椎管内的突出物进行摘除,继而进行椎间盘内清理,是一种椎间盘外 - 盘内(outside-inside)手术技术。TESSYS 技术极大提高了经椎间孔入路经皮内镜下手术的疗效、扩展了手术适应证,但是其安全性仍然有继续改进的必要:①成形部位在上关节突尖部,空间狭小,成形幅度有限,前方是出口神经根的神经节,内侧是硬膜囊,在成形过程中,不带保护的导杆外环锯系统可能直接对神经节造成刺激甚至损伤;该部位黄韧带较薄,环锯可

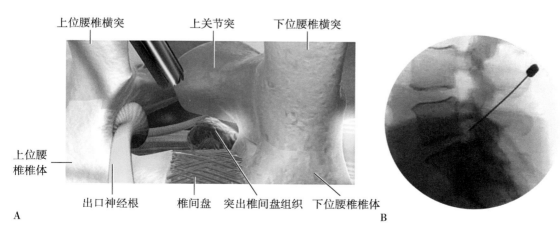

图 6-0-1 TESSYS 椎间孔成形部位及毗邻结构

A. TESSYS 技术成形部位在上关节突尖部;B. 侧位 X 线透视下穿刺针的正确位置

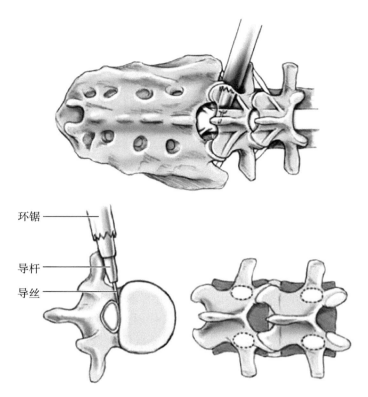

图 6-0-2 TESSYS 技术的核心是使用导杆外逐级环锯,在 X 线透视下对上关节突尖部进行逐级切除、扩大椎间孔、将内镜送入椎管内

能突破黄韧带直接损伤硬膜囊甚至马尾神经,由于该部位走行神经根尚未穿出硬膜囊,缺乏较强的疼痛反馈,即使在局部麻醉下,该部位硬膜囊损伤也不会使患者产生疼痛反馈。②上关节尖部关节囊内有滑膜皱襞,内含丰富的神经末梢(图 6-0-3),上关节尖部切除会导致滑膜皱襞损伤,导致创伤性小关节综合征,术后可能出现明显腰痛。③上关节突尖部成形,远离骨性侧隐窝部位,对合并侧隐窝狭窄的腰椎间盘突出症无法有效处理,可能导致术后疗效不佳(图 6-0-4)。

针对 TESSYS 技术的不足及潜在风险,笔者进行系统的设备及技术改良,为便于交流和对比,将改良的腰椎间孔成形技术命名为 LiESS(Less invasive,effective and safe surgery,LiESS)技术。该技术包括以下核心内容:①通用穿刺技术(详见第五章)。②安全环锯系统(图 6-0-5):环锯外有特殊设计的异形保护套管。③改良腰椎间孔成形技术(图 6-0-6):在上关节突基底部进行成形,有充分的成形空间,远离出口神经根,避免其损伤;更靠近走行神经根,能进行更有效的神经根减压;该部位黄韧带肥厚,在环锯末端与走行神经根之间起保护作用,避免走行神经根损伤;走行神经根在该水平一般已经从硬膜囊发出,有较强的疼痛反馈机制,能进一步提高手术安全性(图 6-0-7);避免损伤上关节突尖部的关节囊及滑膜皱襞,避免或减少术后创伤性小关节综合征的发生。

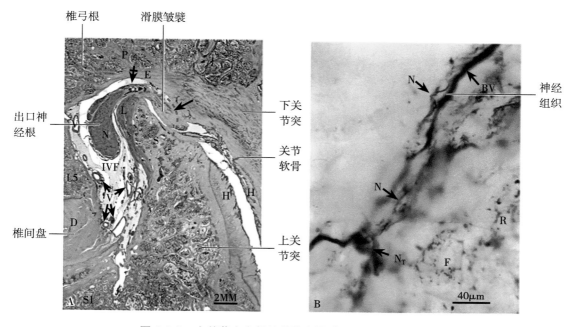

图 6-0-3　上关节突尖部关节囊内滑膜组织富含神经末梢

A. L₅~S₁ 节段椎间孔矢状位组织切片显示上关节突尖部后方的小关节囊及关节内滑膜皱襞；B. 滑膜皱襞组织切片中发现大量神经末梢。红色虚线圆圈为 TESSYS 成形部位，绿色虚线圆圈为 LiESS 成形部位及可用空间

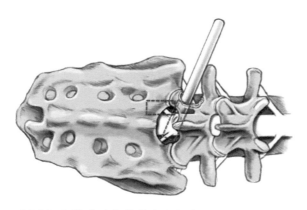

图 6-0-4　TESSYS 技术对上关节突尖部成形，远离骨性侧隐窝部位，对合并侧隐窝狭窄的腰椎间盘突出症无法有效处理。红色虚线框为 TESSYS 工作范围，绿色虚线框为骨性侧隐窝部位

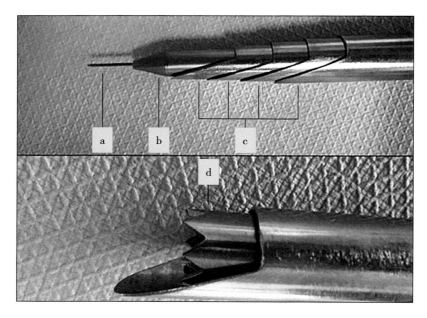

图 6-0-5 经皮腰椎间孔成形器械:安全环锯系统
a:导丝;b:软组织扩张器;c:逐级鸭嘴状套管;d:逐级环锯

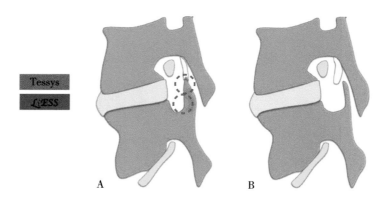

图 6-0-6 LiESS 技术和 TESSYS 技术的成形部位对比

A. LiESS 成形部位位于椎间孔下半部分、上关节突基底部腹侧,远离出口神经根;B. LiESS 成形后上关节突尖部保持完整,不损伤关节囊内滑膜皱襞。红色虚线圆圈为 TESSYS 成形部位,绿色虚线圆圈为 LiESS 成形部位

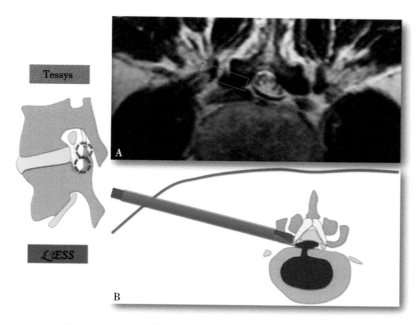

图 6-0-7　LiESS 技术和 TESSYS 技术的神经安全性对比

A. TESSYS 技术成形部位(红色矩形框)在上关节突尖部,前方是出口神经根的神经节,内侧是硬膜囊,在成形过程中,不带保护的导杆外环锯系统可能直接对神经节造成刺激甚至损伤;该部位黄韧带较薄,环锯可能突破黄韧带直接损伤硬膜囊甚至马尾神经,由于该部位走行神经根尚未穿出硬膜囊,缺乏较强的疼痛反馈,即使在局部麻醉下,该部位硬膜囊损伤也不会使患者产生疼痛反馈。B. LiESS 技术在上关节突基底部进行成形,有充分的成形空间,远离出口神经根,避免其损伤;更靠近走行神经根,能进行更有效的神经根减压;该部位黄韧带肥厚,在环锯末端与走行神经根之间起保护作用,避免走行神经根损伤;走行神经根在该水平一般已经从硬膜囊发出,有较强的疼痛反馈机制,能进一步提高手术安全性

## 一、安全环锯系统

包括导丝、软组织扩张器、逐级扩大的鸭嘴状套管及逐级环锯(环锯外直径分别为 7.5mm 及 10mm),为保护套管内操作器械。

## 二、LiESS 技术的解剖学基础及合理性

正常腰椎间孔上宽下窄,上壁为上位腰椎椎弓根下缘,下壁为下位腰椎椎弓根上缘;前壁为椎间盘及椎体后皮质,后壁为关节突关节。椎间孔上半部分是出口神经根出口处,较宽;椎间孔下半部分由于有下位腰椎上关节突的占据,使其空间较窄,但无重要神经组织,是椎间孔镜手术的安全通道。但椎间孔镜工作套管与冠状面成 20° 穿刺到椎间孔,只能到达椎间孔前方的椎间盘后纤维环,而无法进入椎管内。

笔者使用直径 7.5mm 环锯对腰椎间孔一级扩大成形术后,下位腰椎上关节突腹侧及外侧部分骨质被切除,关节突关节的关节面及关节囊无任何破坏。经过扩大的腰椎间孔,工作套管头端可以抵达椎管内、硬膜囊前方,同侧走行神经根腹侧。

使用直径 10mm 环锯对腰椎间孔二级扩大成形术后,椎间孔下半部分可被进一步扩大,

下位腰椎上关节突尖部得到保留,上关节突腹侧部分被切除,关节突关节腹侧关节囊被部分破坏,上位腰椎下关节突关节面部分暴露,后方结构包括棘突、韧带、椎板及 L₄ 下关节突仍保持完整。经过扩大的腰椎间孔,椎间孔及侧隐窝得到有效减压;工作套管头端可以抵达椎管内、硬膜囊前方、后纤维环中部甚至对侧椎管(图 6-0-8)。

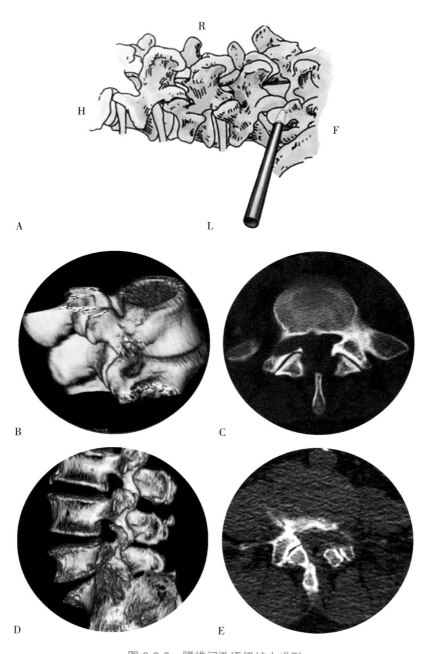

图 6-0-8　腰椎间孔逐级扩大成形

A. 腰椎间孔成形术中保护套管示意图;B、C. 使用直径 7.5mm 环锯对腰椎间孔一级扩大成形;D、E. 使用直径 10mm 环锯对腰椎间孔二级扩大成形

### 三、LiESS 技术的安全性

目前,大多数经皮脊柱内镜系统提供椎间孔成形器械。Knight 等使用 Ho:YAG 激光消融椎间孔部位的骨及软组织结构达到减压,使内镜直接进入椎管,改善及扩大椎管内的视野;但激光设备昂贵,工作效率低,对周围神经组织有热损伤的风险。Yeung 等使用内镜下微型磨钻在内镜监视下对椎间孔进行扩大成形,安全、有效,但是效率不高,耗时长,且高速磨钻操控性尚不确切,有损伤神经根之虞。Hoogland 发明的 TESSYS 技术使用逐级环锯对椎间孔进行扩大成形,但环锯在工作中与椎间孔周围软组织,包括神经根直接接触,缺乏保护,有损伤神经的风险。笔者发明的经皮腰椎间孔成形器械使用逐级鸭嘴状保护套管,由于鸭嘴状保护套管紧贴关节突关节腹侧部分,首先把出口神经根保护在套管之外,有效保护椎间孔上方的出口神经根,环锯在鸭嘴状套管内操作,可以完全避免对出口神经根的损伤;徒手驱动的环锯可以有效切除上关节突腹侧骨质,但无法切除黄韧带等质韧的结缔组织,当上关节突腹侧骨质被切断时,在环锯末端和走行神经根之间仍有黄韧带及关节囊间隔,所以也不会对走行神经根及硬膜囊内的马尾神经组织造成损伤。同时,对患者清醒镇静状态下的局部麻醉,可以使患者和医生之间建立实时的反馈机制;运用 0.5% 的利多卡因溶液进行椎间孔浸润麻醉,既可对椎间孔区域的窦椎神经进行有效麻醉,避免手术时的疼痛,又不会对出口及走行神经根彻底麻醉,不影响手术中对患者神经根功能的观察,这也是经皮腰椎间孔成形术安全性的重要保障。

### 四、LiESS 技术腰椎间孔逐级扩大成形幅度的选择

对于椎间孔扩大成形的幅度取决于疾病类型。对于单纯腰椎间盘突出症,只需切除突出椎间盘组织,不需要特意行椎间孔及侧隐窝减压,经过一级扩大成形即可满足手术需要。笔者采用外直径为 7.5mm 的环锯对腰椎间孔进行扩大成形时,由于鸭嘴状保护套管的限制,实际切除幅度 <4mm,切除骨质创面为弧形面,<180°。该幅度的扩大成形不会破坏关节突关节的关节面及关节囊结构,对腰椎稳定结构无破坏,所以不影响腰椎稳定性。但该幅度的腰椎间孔扩大成形手术能保证工作套管到达椎管内、硬膜囊前方,后纤维环中部水平,能满足对绝大多数椎管内腰椎间盘突出组织的切除。

对于合并腰椎间孔、侧隐窝狭窄需要行骨性减压手术的腰椎间盘突出症,则需要更大幅度的腰椎间孔扩大成形手术。从侧后方入路使用外直径为 10mm 的环锯对腰椎间孔进行二级扩大成形,在鸭嘴状套管的限制下,有效切除幅度在 5mm 左右,切除了上关节突上半部分及腹侧部分关节囊,有效减压椎间孔及侧隐窝。

### 五、LiESS 技术对腰椎稳定性的影响

腰椎关节突关节的主要功能为导向控制作用,可以粗略地认为腰椎小关节面与水平面成 90°,与冠状面成 45°。这种成角有利于腰椎屈伸、侧屈,而不利于旋转。Osman 等比较经椎间孔和经后路行腰椎管减压后腰椎稳定性的变化。后方减压组切除棘突及双侧关节突关节内 1/3,椎间孔面积增加 34.2%;伸展及轴向旋转活动度明显增加,屈曲及侧屈活动度无明显变化。经椎间孔减压组经椎间孔切除关节突关节前方 1/3,椎间孔面积增加 45.5%;各方向活动度均无明显改变。但 Osman 等从标准侧方对椎间孔减压方法和临床有很大区别,作

者模拟侧后路腰椎间孔成形手术在人腰椎标本上做生物力学试验也发现,腰椎间孔一级扩大成形术对腰椎小关节的关节面及关节囊无任何破坏,所以对腰椎稳定性没有产生明显影响。但对腰椎间孔行二级成形术后,由于上关节突上半部分,包括腹侧及外侧部分被切除,引起腰椎侧屈活动范围增加及零载荷时中性区偏移,但没有引起腰椎旋转稳定性及屈伸稳定性的明显变化。腰椎侧屈稳定性的破坏会对腰椎产生哪些影响,目前尚无相关基础及临床研究,有待临床随访及观察。

### 六、经皮腰椎间孔成形、经椎间孔完全内镜下腰椎间盘摘除术的适应证及禁忌证

适应证:①主要症状为腰痛伴下肢放射痛,腿痛重于腰痛;②出现下肢相应皮节、肌节的功能障碍及腱反射的改变,患肢直腿抬高试验阳性;③CT 或 MRI 上表现与症状、体征完全一致的腰椎间盘突出或脱出;腰椎动态位 X 线片上无节段性腰椎不稳定;④矢状位 MRI 上,脱出椎间盘向上方移位不能超过上位腰椎椎弓根下缘,向下方移位不宜超过下位腰椎椎弓根下缘(超高度移位);⑤获取患者知情同意。

禁忌证:①症状、体征与影像学不一致;②马尾综合征;③影像学上出现严重中央椎管狭窄、腰椎节段性不稳;④超高度移位并游离的椎间盘脱出,巨大型椎间盘突出合并严重马尾综合征等情况;⑤椎间孔部位神经根解剖变异(图 6-0-9);⑥合并手术区域感染、凝血功能异常、肿瘤等病理异常。

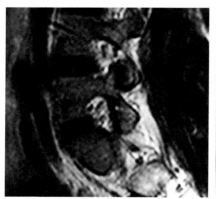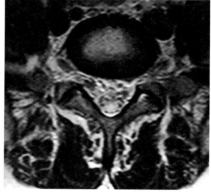

图 6-0-9　术前 MRI 显示椎间孔部位神经根解剖变异,阻碍内镜工作套管安全置入,可视为 LiESS 技术绝对禁忌证

(李振宙)

# 第一节　极外侧型腰椎间盘突出症

### 一、典型病例简介

ID007,女,69 岁。

1. 症状　腰痛 7 余年,加重伴右下肢疼痛、麻木 1 个月余。

2. 体征　跛行步态,腰椎侧弯,腰椎活动受限;$L_4$~$S_1$ 棘突上、椎旁压痛、叩击痛(+),向右下肢放射,右足背第一趾蹼背侧针刺觉及浅表感觉较健侧减弱,右侧蹈背伸肌力 V- 级;双侧跟腱反射存在。

3. 影像学检查

(1) DR(图 6-1-1)

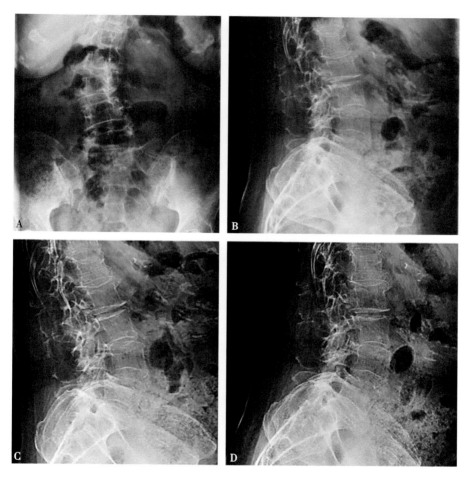

图 6-1-1　术前 X 线片示腰椎明显退行性变化,腰椎侧凸,腰椎 $L_5$~$S_1$ 节段性无明显不稳定

A. 正位片;B. 中立位侧位片;C. 过伸位侧位片;D. 过屈位侧位片

(2) MRI(图 6-1-2A、D)

4. 诊断　腰椎间盘突出症,$L_5$~$S_1$ 节段,右侧极外侧型(图 6-1-3)。

## 二、术前计划

1. 手术入路　选择侧后方经椎间孔入路(YESS 穿刺技术)。

2. 手术技术　选择椎间盘内 - 盘外手术技术。

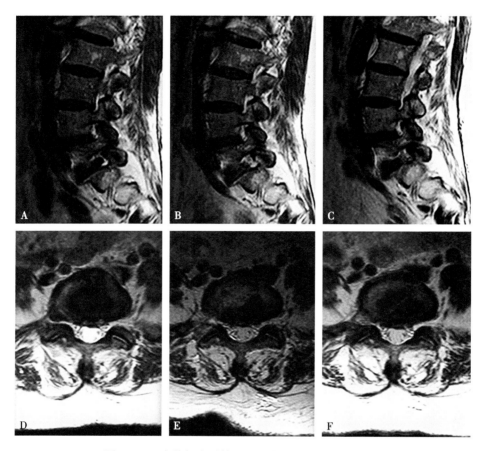

图 6-1-2　术前与术后第二天及术后 3 个月 MRI 对比

A. 术前右侧椎间孔水平矢状位 $T_2$ 加权 MRI 显示 $L_5~S_1$ 椎间盘右侧极外侧型突出,向上方移位,压迫右侧 $L_5$ 神经根;B. 术后第二天复查右侧椎间孔水平矢状位 $T_2$ 加权 MRI 显示 $L_5~S_1$ 突出椎间盘被摘除,右侧 $L_5$ 神经根减压充分;C. 术后 3 个月复查右侧椎间孔水平矢状位 $T_2$ 加权 MRI 显示右侧 $L_5$ 神经根减压充分,椎间盘塑形好;D. 术前轴位 MRI 显示 $L_5~S_1$ 椎间盘右侧极外侧型突出,压迫右侧 $L_5$ 神经根;E. 术后第二天复查轴位 MRI 显示 $L_5~S_1$ 突出椎间盘被摘除,右侧 $L_5$ 神经根减压充分;F. 术后 3 个月复查轴位 MRI 显示右侧 $L_5$ 神经根减压充分,椎间盘塑形好

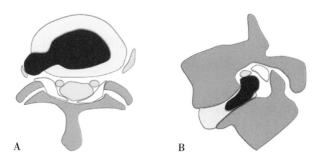

图 6-1-3　术前诊断模型:$L_5~S_1$ 椎间盘极外侧型突出
A. 轴位;B. 矢状位

3. 穿刺点及穿刺路径(图 6-1-4)。

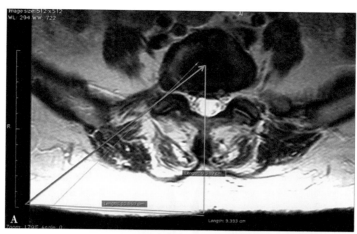

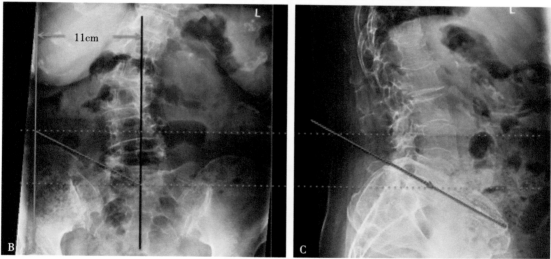

图 6-1-4　术前手术规划穿刺点及穿刺路径

A. 从椎间盘中心经右侧上关节突前外侧缘向侧后方皮肤上的投射点为穿刺进针点,测量进针点至腰部后正中线在皮肤上的距离(11cm),绿色尖头线为 Yeung 穿刺技术的穿刺路径,蓝色尖头线为本例手术实际穿刺路径;B、C. 在正侧位 DR 上规划穿刺路径(绿色尖头线),指导术中手术实施

## 三、手术过程

1. 手术室布局　同图 3-3-1。
2. 体位　俯卧位于脊柱手术架上,尽量减少腰椎前凸,避免腹部受压。
3. 麻醉　局麻(0.5% 利多卡因溶液)+ 经静脉强化(咪达唑仑 1mg+ 芬太尼 100μg)。
4. 穿刺及工作套管置入(图 6-1-5)。
5. 内镜下突出髓核摘除(图 6-1-6)。

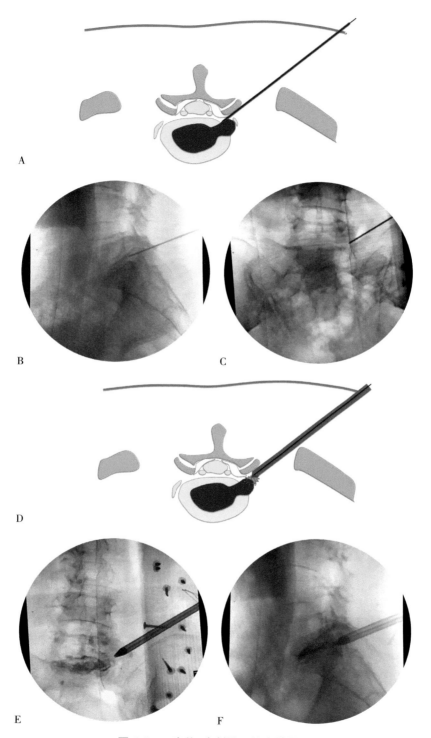

图 6-1-5　定位、穿刺及工作套管置入

A. 模式图示穿刺针经上关节突前外侧缘进入椎间盘突出部位；B、C. 正侧位 X 线透视下确定穿刺针的正确位置；D. 沿导丝置入软组织扩张器，在椎间孔部位刺激出口神经根引起剧烈腰腿痛，只能将软组织扩张器末端置于 $S_1$ 上关节突外侧缘；E、F. 在正侧位 X 线透视下将软组织扩张器末端置于 $S_1$ 上关节突外侧缘

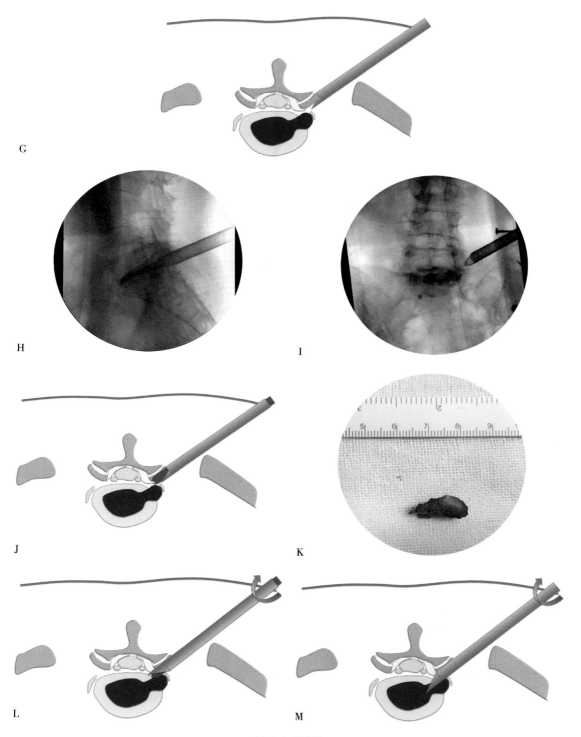

图 6-1-5(续)

G. 沿软组织扩张器置入鸭嘴状异形保护套管,导管尖端漂浮于出口神经根背侧,S₁ 上关节突外侧。H、I. 正侧位 X 线透视下确定保护套管的正确位置;J、K. 使用套管内环锯切除部分 S₁ 上关节突前外侧骨质并完整取出;L~M.采用旋转及推进等手法将工作套管半潜置入椎间盘内

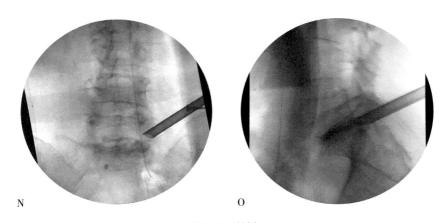

N

O

图 6-1-5(续)

N、O. 正侧位 X 线透视证实工作套管在椎间孔的正确位置

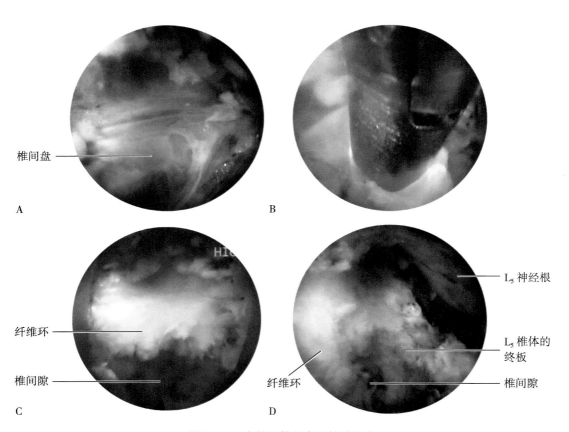

椎间盘

A

B

纤维环

椎间隙

C

L₅ 神经根

L₅ 椎体的终板

纤维环

椎间隙

D

图 6-1-6 内镜下椎间盘髓核摘除术

A. 内镜下显露 Kambin 三角的椎间盘后外侧纤维环;B. 用髓核钳经过 Kambin 三角行椎间盘内髓核摘除减压;C~F. 将工作套管漂浮于 Kambin 三角,内镜下暴露脱出并压迫出口神经根的髓核组织

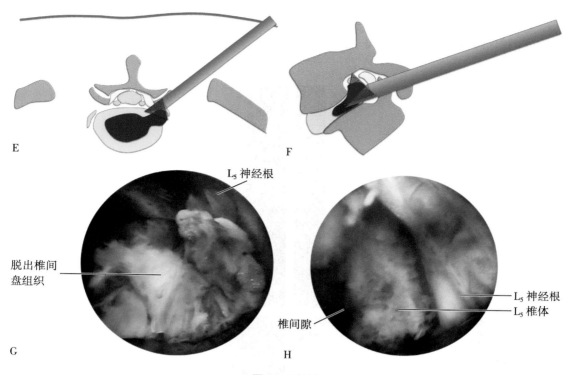

图 6-1-6（续）

G. 摘除脱出髓核组织；H. 对纤维环破裂口进行射频热凝、纤维环成形术，手术结束前探查神经根减压充分

6. 射频热凝、纤维环成形。

7. 探查、结束手术（图 6-1-6H）。

### 四、手术疗效

1. 临床症状变化　术后即刻症状缓解。

2. 影像学结果　术后第二天及术后 3 个月复查腰椎 MRI 显示突出物被摘除，神经根减压充分，椎间盘塑形良好（图 6-1-2B、C、E、F）。

（李振宙）

## 第二节　向下移位、根腋型腰椎间盘突出症

### 一、典型病例简介

ID008，男，51 岁。

1. 症状　腰痛 2 年余，加重 1 个月余，左下肢放射痛 1 周。

2. 体征　跛行步态；腰椎活动受限；$L_4$~$S_1$ 棘突上压痛、叩击痛（+），向左下肢放射；左足背第一趾蹼背侧触痛觉减弱伴麻木，左侧胫骨前肌、腓骨长短肌、踇长屈肌肌力Ⅳ级，踇长伸肌肌力Ⅱ+级，左下肢直腿抬高试验 45°（+），腰椎过伸试验（+）；左侧跟腱反射减弱。

3. 影像学检查

（1）DR（图 6-2-1）

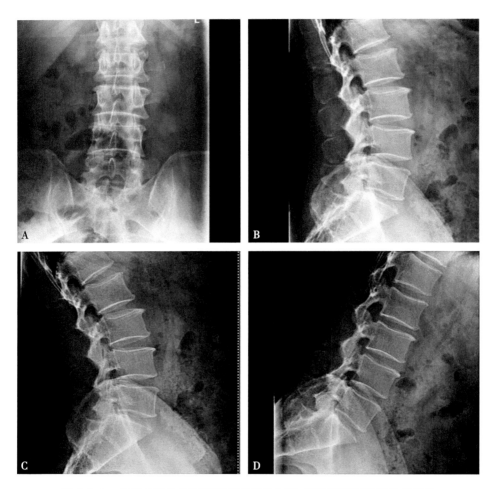

图 6-2-1 术前 X 线片示腰椎轻度退行性变化，腰椎无明显节段性不稳定
A. 正位片；B. 中立位侧位片；C. 过伸位侧位片；D. 过屈位侧位片

（2）MRI（图 6-2-2A、C、E、G）

4. 诊断 腰椎间盘突出症，$L_{4~5}$ 节段，椎管内左侧神经根腋型、脱出型、向下高度移位型（图 6-2-3）。

二、术前计划

1. 手术入路 选择侧后方经椎间孔入路（通用穿刺技术）。

2. 手术技术 选择椎间盘外 - 盘内手术技术。

3. 穿刺点及穿刺路径（图 6-2-4）。

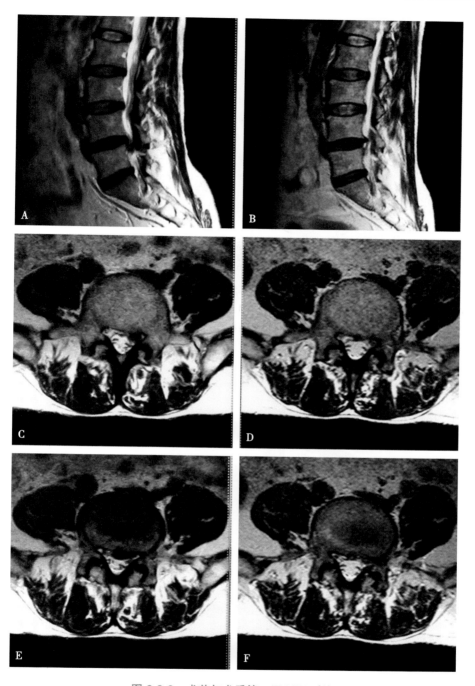

图 6-2-2　术前与术后第二天 MRI 对比

A. 术前矢状位 MRI 显示 $L_{4-5}$ 椎间盘脱出并向下高度移位；B. 术后第二天复查矢状位 MRI 显示 $L_{4-5}$ 突出椎间盘被摘除；C. 术前轴位 MRI（$L_5$ 椎弓根中线水平）显示 $L_{4-5}$ 椎间盘左侧神经根腋型突出，压迫左侧 $L_5$ 神经根；D. 术后第二天复查轴位 MRI 显示 $L_{4-5}$ 突出椎间盘被摘除，左侧 $L_5$ 神经根减压充分；E. 术前轴位 MRI（$L_5$ 椎体上终板水平）显示 $L_{4-5}$ 椎间盘左侧旁中央型突出，压迫左侧 $L_5$ 神经根；F. 术后第二天复查轴位 MRI 显示 $L_{4-5}$ 突出椎间盘被摘除，左侧 $L_5$ 神经根减压充分

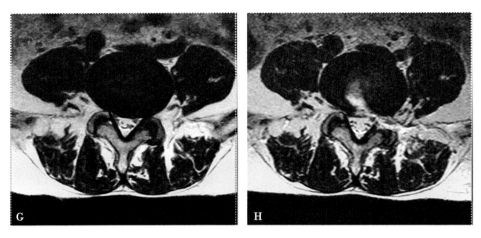

图 6-2-2(续)

G. 术前轴位 MRI（$L_{4\text{-}5}$ 椎间盘中线水平）显示 $L_{4\text{-}5}$ 椎间盘突出；H. 术后第二天复查轴位 MRI 显示 $L_{4\text{-}5}$ 突出椎间盘被摘除，椎间盘内减压区域，左侧 $L_5$ 神经根减压充分，后纵韧带得到保留

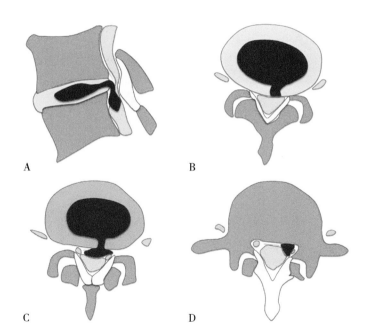

图 6-2-3 术前诊断模型：$L_{4\text{-}5}$ 椎间盘左侧神经根腋型脱出并向下高度移位

A. 矢状位；B. 椎间盘层面轴位；C. $L_5$ 上终板层面轴位；D. $L_5$ 椎弓根中份层面轴位

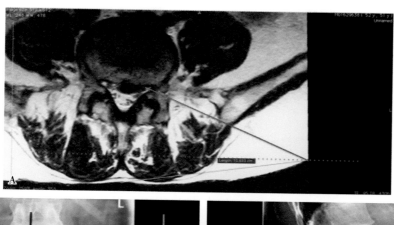

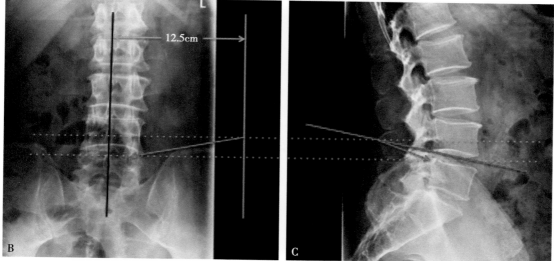

图 6-2-4 术前手术规划穿刺点及穿刺路径

A. 从棘突后缘向侧方皮肤上的投射点为穿刺进针点,测量进针点至腰部后正中线在皮肤上的距离(12.5cm),绿色尖头线即为通用穿刺技术的穿刺路径;B、C. 在正侧位 DR 上规划穿刺路径(绿色尖头线),指导术中手术实施

### 三、手术过程

1. 手术室布局 同图 3-3-1。
2. 体位 俯卧位于脊柱手术架上,尽量减少腰椎前凸,避免腹部受压。
3. 麻醉 局部麻醉(0.5% 利多卡因)。
4. 穿刺及工作套管置入(图 6-2-5)。
5. 内镜下突出髓核摘除术(图 6-2-6)。
6. 射频热凝、纤维环成形(图 6-2-6J)。
7. 探查、结束手术(图 6-2-6K~N)。

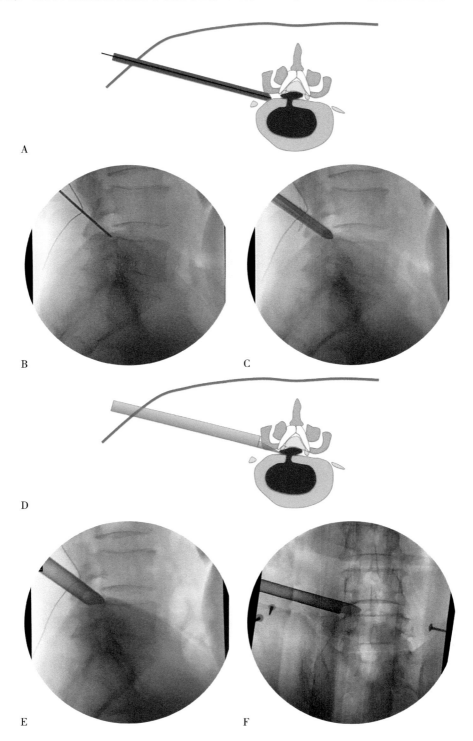

图 6-2-5 定位、穿刺及工作套管置入

A~C. 侧位 X 线透视下，穿刺达 L$_5$ 椎体后上缘，沿导丝置入软组织扩张器；穿刺针及软组织扩张器置入椎间孔后尖端应位于 L$_5$ 椎体后上缘；D~F. 沿软组织扩张器置入鸭嘴状末端保护套管，套管末端尖部在侧位 X 线透视下应位于 L$_5$ 椎体后上缘，在正位 X 线透视下，位于相邻椎弓根内侧缘连线上

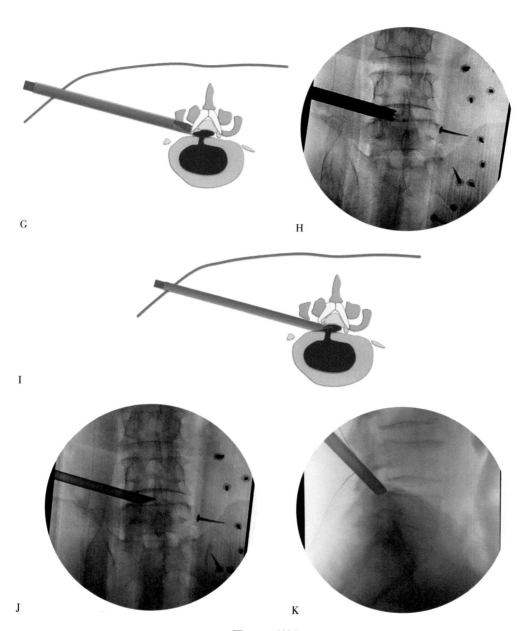

G

H

I

J

K

图 6-2-5(续)

G、H. 正位 X 线透视下使用套管内环锯切除上关节突腹侧骨质;I~K. 采用旋转、下压及推进等手法将工作套管沿软组织扩张器置入椎管内硬膜前间隙、突出物背侧

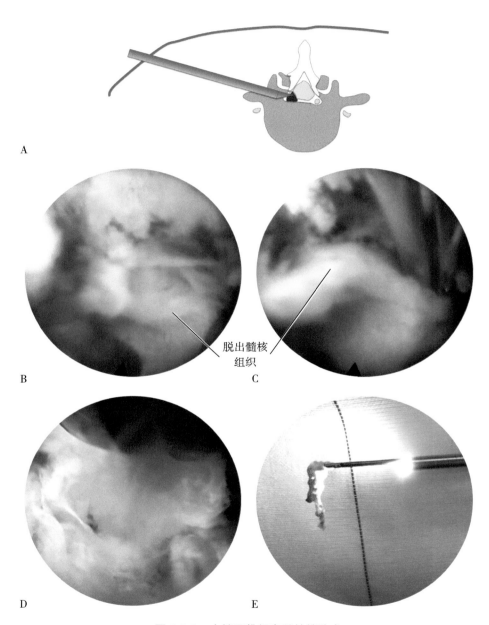

脱出髓核
组织

图 6-2-6 内镜下椎间盘髓核摘除术

A~E. 工作套管斜行开口向腹侧,内镜下暴露脱出至椎管内的髓核组织,分离并摘除脱出椎间盘髓核组织

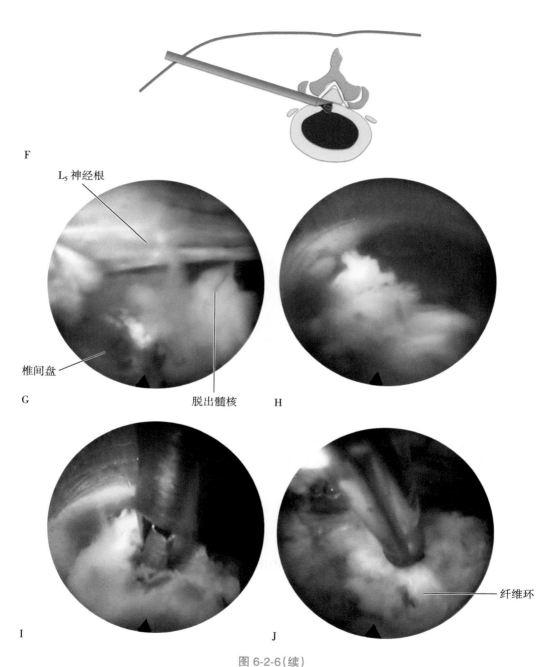

图 6-2-6(续)

F~J. 寻找椎间盘破裂口,经后纤维环破裂口摘除椎间盘内松动髓核组织,对纤维环破裂口进行射频热凝、纤维环成形术

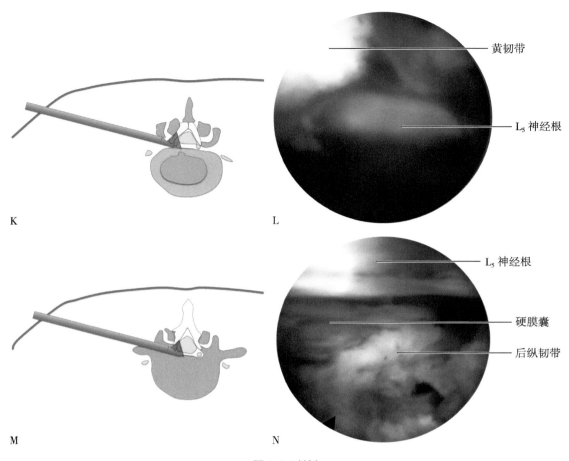

图 6-2-6（续）

K、L. 工作套管末端退至椎间孔、开口转向背侧，探查走行神经根外侧减压情况；M、N. 将工作套管推进至走行神经根腹侧，探查走行神经根及硬膜囊腹侧减压情况

### 四、手术疗效

1. 临床症状变化　术后即刻症状缓解。

2. 影像学结果　术后第二天复查腰椎 MRI 示突出椎间盘摘除，神经根减压充分（图 6-2-2B、D、F、H）。

视频2

（李振宙）

# 第三节　向上移位、脱出型腰椎间盘突出症

### 一、典型病例简介

ID009，男，59 岁。

1. 症状　腰痛 13 年，加重伴左下肢疼痛 2 周。

2. 体征　$L_{4～5}$ 棘突间及棘上压痛,叩击痛(+),向左下肢放射,左侧跗背伸肌力Ⅳ级,左踝背伸肌力Ⅳ级,左直腿抬高试验(+),腰椎过伸试验(+);左侧膝腱反射消失,双侧跟腱反射正常。

3. 影像学检查

(1) DR(图 6-3-1)

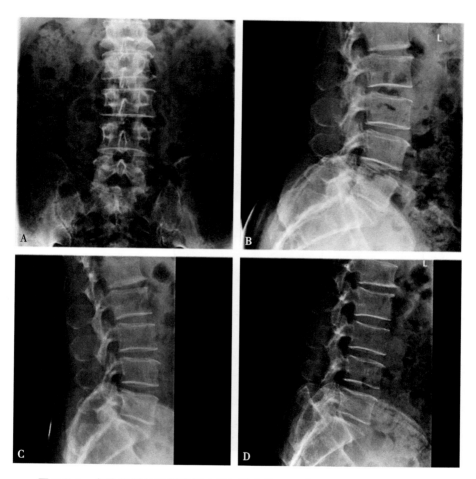

图 6-3-1　术前 X 线片示腰椎轻度退行性变化,$L_{4～5}$ 节段无明显节段性不稳定
A. 正位片;B. 中立位侧位片;C. 过伸位侧位片;D. 过屈位侧位片

(2) MRI(图 6-3-2A、D、G、J、M)

4. 诊断　腰椎间盘突出症,$L_{4～5}$ 节段,椎管内左侧侧后方脱出型(根前型),向上高度移位型(图 6-3-3)。

二、术前计划

1. 手术入路　选择经椎间孔入路(通用穿刺技术)。

2. 手术技术　选择椎间盘内 - 盘外手术技术。

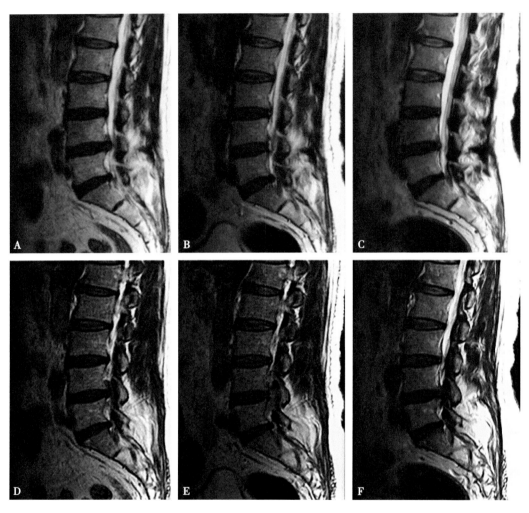

图 6-3-2　术前、术后第二天及术后 3 个月 MRI 对比

A. 术前左侧旁正中矢状位 MRI 显示 $L_{4-5}$ 椎间盘突出；B. 术后第二天复查左侧旁正中矢状位 MRI 显示 $L_{4-5}$ 突出椎间盘被摘除；C. 术后 3 个月复查左侧旁正中矢状位 MRI 显示 $L_{4-5}$ 突出椎间盘被摘除，椎间盘后缘塑形良好；D. 术前左侧侧隐窝矢状位 MRI 显示 $L_{4-5}$ 椎间盘突出并向上方高度移位；E. 术后第二天复查左侧侧隐窝矢状位 MRI 显示 $L_{4-5}$ 突出并移位椎间盘被摘除；F. 术后 3 个月复查左侧侧隐窝矢状位 MRI 显示 $L_{4-5}$ 突出椎间盘被摘除，椎间盘后缘塑形良好

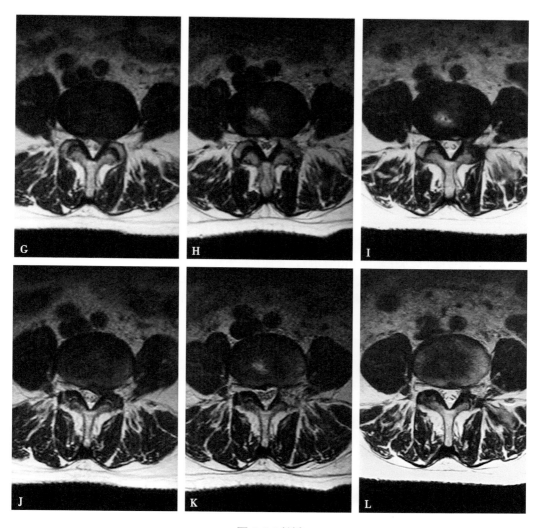

图 6-3-2（续）

G. 术前 $L_{4\sim5}$ 椎间盘水平轴位 MRI 显示 $L_{4\sim5}$ 椎间盘左侧侧后方型突出，压迫左侧 $L_5$ 神经根；H. 术后第二天复查 $L_{4\sim5}$ 椎间盘水平轴位 MRI 显示 $L_{4\sim5}$ 突出椎间盘被摘除；I. 术后 3 个月复查 $L_{4\sim5}$ 椎间盘水平轴位 MRI 显示 $L_{4\sim5}$ 突出椎间盘被摘除，椎间盘后缘塑形良好；J. 术前 $L_4$ 椎体下终板水平轴位 MRI 显示 $L_{4\sim5}$ 椎间盘左侧侧后方型突出，压迫左侧 $L_5$ 神经根；K. 术后第二天复查 $L_4$ 椎体下终板水平轴位 MRI 显示 $L_{4\sim5}$ 突出椎间盘被摘除；L. 术后 3 个月复查 $L_4$ 椎体下终板水平轴位 MRI 显示 $L_{4\sim5}$ 突出椎间盘被摘除，椎间盘后缘塑形良好

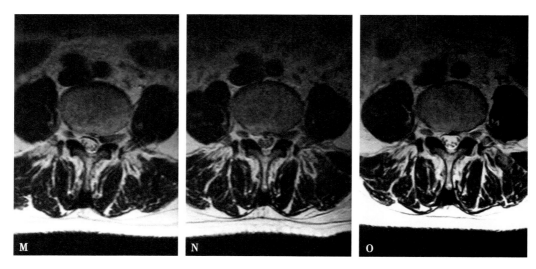

图 6-3-2（续）

M. 术前 $L_4$ 椎弓根下缘水平轴位 MRI 显示 $L_{4-5}$ 椎间盘左侧向上方移位的脱出椎间盘组织，压迫左侧 $L_4$ 神经根；N. 术后第二天复查 $L_4$ 椎弓根下缘水平轴位 MRI 显示 $L_{4-5}$ 脱出并移位的椎间盘被摘除；O. 术后 3 个月复查 $L_4$ 椎弓根下缘水平轴位 MRI 显示左侧 $L_4$ 神经根显影清晰，无神经受压征象

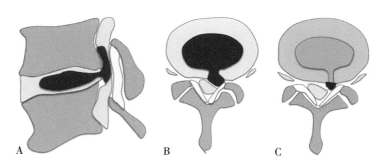

图 6-3-3　术前诊断模型：$L_{4-5}$ 椎间盘左侧侧后方型脱出并向上方高度移位

A. 矢状位；B. 椎间盘层面轴位；C. $L_4$ 下终板层面轴位

3. 穿刺点及穿刺路径（图 6-3-4）。

## 三、手术过程

1. 手术室布局　同图 3-3-1。
2. 体位　俯卧位于脊柱手术架上，尽量减少腰椎前凸，避免腹部受压。
3. 麻醉　局部麻醉（0.5% 利多卡因）。

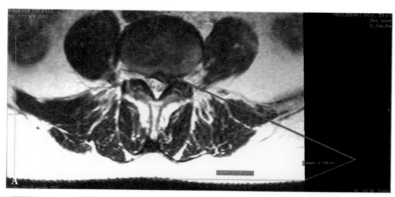

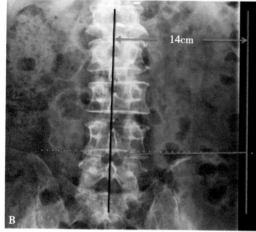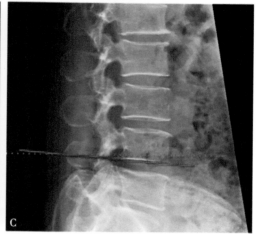

图 6-3-4　术前手术规划穿刺点及穿刺路径

A. 从棘突后缘向侧方皮肤上的投射点为穿刺进针点,测量进针点至腰部后正中线在皮肤上的距离(14cm),绿色尖头线即为通用穿刺技术的穿刺路径;B、C. 在正侧位 DR 上规划穿刺路径(绿色尖头线),指导术中手术实施

4. 穿刺及工作套管置入(图 6-3-5)。

5. 内镜下突出髓核摘除(图 6-3-6)。

6. 射频热凝、纤维环成形。

7. 探查、结束手术(图 6-3-6I、J)。

### 四、手术疗效

1. 临床症状变化　术后即刻症状缓解。

2. 影像学结果　术后第二天及术后 3 个月复查腰椎 MRI 示突出椎间盘摘除,神经根减压充分(图 6-3-2B、C、E、F、H、I、K、L、N、O)。

视频3

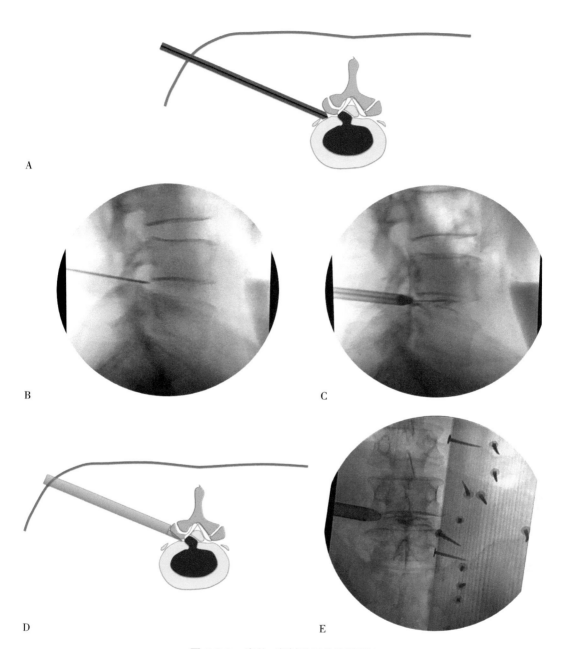

A

B

C

D

E

图 6-3-5　定位、穿刺及工作套管置入

A~C. 侧位 X 线透视下,沿 $L_{4-5}$ 椎间隙方向将穿刺针置入椎间孔,沿导丝将软组织扩张器置入;D、E. 将鸭嘴状保护套管置入椎间孔并经正侧位 X 线透视证实,正位上保护套管末端应位于相邻椎弓根内侧缘连线上

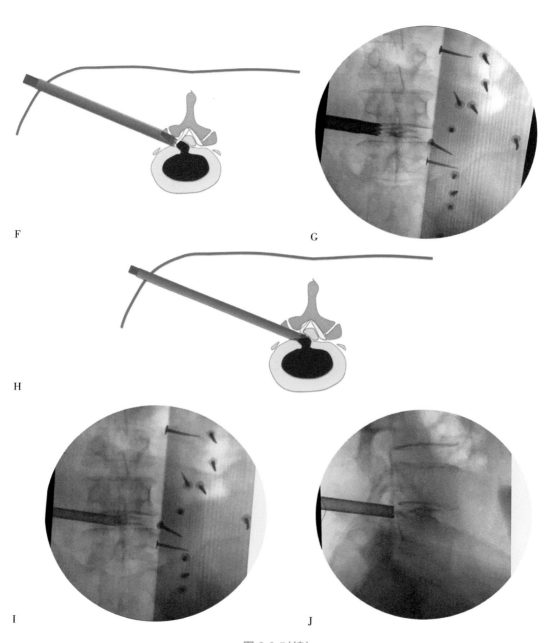

F

G

H

I

J

图 6-3-5（续）

F、G. 正位 X 线透视下使用保护套管内环锯行椎间孔成形；H、J. 采用旋转、下压及推进等手法将工作套管置入突出椎间盘部位椎管内的硬膜囊前间隙，正侧位 X 线透视下证实最终工作套管位置

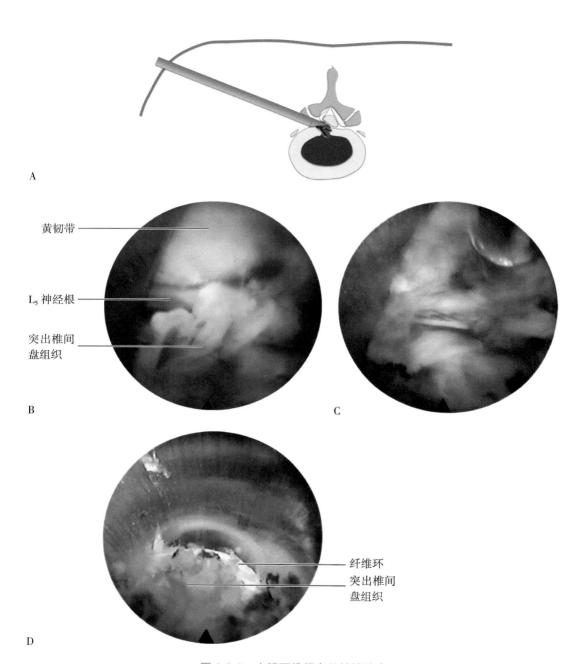

A

黄韧带

L₅ 神经根

突出椎间
盘组织

B

C

纤维环

突出椎间
盘组织

D

图 6-3-6　内镜下椎间盘髓核摘除术

A~D. 工作套管斜行开口朝向背侧,内镜下暴露、摘除椎间盘水平突出至椎管内的髓核组织,经椎间盘破裂口行椎间盘内松动髓核组织摘除

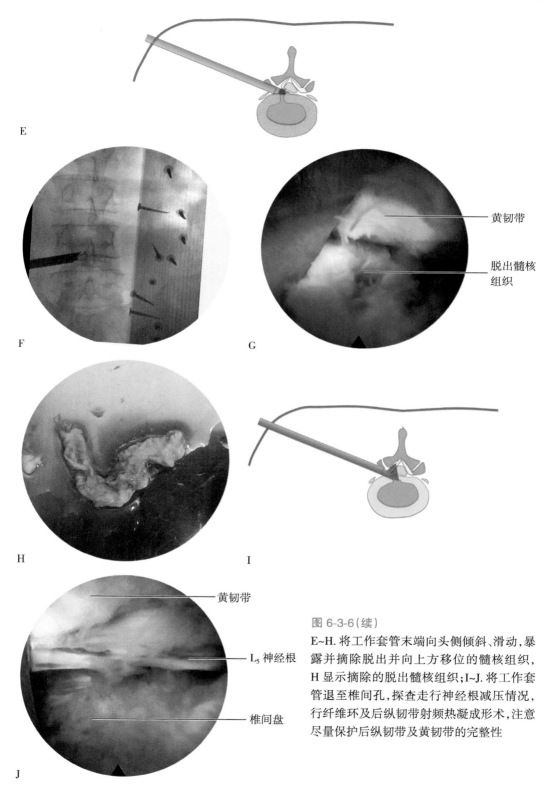

E

F

G 黄韧带

脱出髓核
组织

H

I

J 黄韧带

L₅ 神经根

椎间盘

图 6-3-6（续）
E~H. 将工作套管末端向头侧倾斜、滑动，暴
露并摘除脱出并向上方移位的髓核组织，
H 显示摘除的脱出髓核组织；I~J. 将工作套
管退至椎间孔，探查走行神经根减压情况，
行纤维环及后纵韧带射频热凝成形术，注意
尽量保护后纵韧带及黄韧带的完整性

（李振宙）

# 第四节 $L_5$~$S_1$ 巨大脱出型腰椎间盘突出症

## 一、典型病例简介

ID010,女,20 岁。

1. 症状 腰痛半年,加重伴双下肢麻木 4 天。

2. 体征 $L_5$~$S_1$ 棘突上压痛、叩击痛(+),向左下肢放射;左足背外侧皮肤针刺觉及浅表感觉较健侧减弱,双下肢直腿抬高试验 40°(+),双跟腱反射减弱。

3. 影像学检查

(1) DR(图 6-4-1)

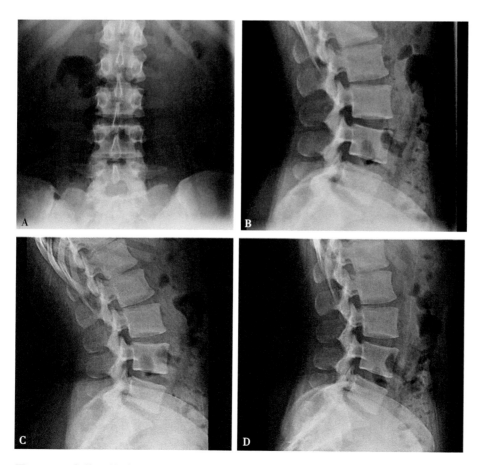

图 6-4-1 术前 X 线片示腰椎轻度退行性变化,$L_5$~$S_1$ 椎间隙轻度变窄,腰椎无明显节段性不稳定

A. 正位片;B. 中立位侧位片;C. 过伸位侧位片;D. 过屈位侧位片

（2）MRI（图 6-4-2A、C、E、G）

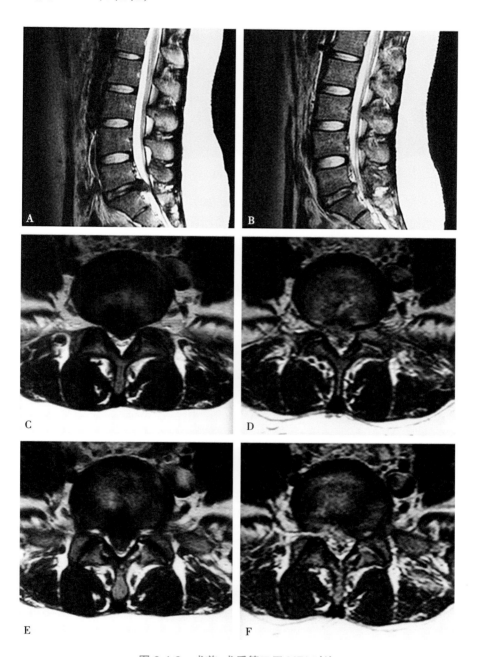

图 6-4-2 术前、术后第二天 MRI 对比

A. 术前正中矢状位 MRI 显示 $L_5 \sim S_1$ 椎间盘巨大型脱出；B. 术后第二天复查正中矢状位 MRI 显示 $L_5 \sim S_1$ 突出椎间盘被摘除；C. 术前 $L_5 \sim S_1$ 椎间盘水平轴位 MRI 显示 $L_5 \sim S_1$ 椎间盘中央型脱出；D. 术后第二天复查 $L_5 \sim S_1$ 椎间盘水平轴位 MRI 显示 $L_5 \sim S_1$ 突出椎间盘被摘除，双侧 $S_1$ 神经根减压充分；E. 术前 $S_1$ 椎体上终板水平轴位 MRI 显示 $L_5 \sim S_1$ 椎间盘中央型脱出；F. 术后第二天复查 $S_1$ 椎体上终板水平轴位 MRI 显示 $L_5 \sim S_1$ 突出椎间盘被摘除，双侧 $S_1$ 神经根减压充分

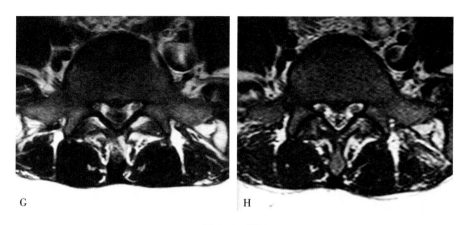

图 6-4-2（续）

G. 术前 $S_1$ 椎弓根水平轴位 MRI 显示 $L_5$~$S_1$ 椎间盘中央型脱出；H. 术后第二天复查 $S_1$ 椎弓根水平轴位 MRI 显示 $L_5$~$S_1$ 脱出椎间盘被摘除，硬膜囊前方减压充分

4. 诊断　腰椎间盘突出症，$L_5$~$S_1$ 节段，椎管内中央型、经后纵韧带脱出型（图 6-4-3）。

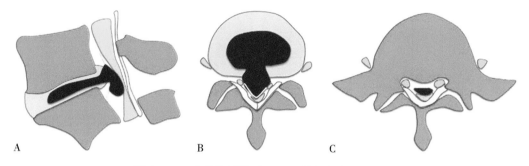

图 6-4-3　术前诊断模型：$L_5$~$S_1$ 椎间盘中央型脱出

A. 矢状位；B. 椎间盘层面轴位；C. $S_1$ 椎弓根中份层面轴位

## 二、术前计划

1. 手术入路　选择经椎间孔入路（通用穿刺技术）。
2. 手术技术　选择椎间盘外 - 椎间盘内手术技术。
3. 穿刺点及穿刺路径（图 6-4-4）。

## 三、手术过程

1. 手术室布局　同图 3-3-1。
2. 体位　俯卧位于脊柱手术架上，尽量减少腰椎前凸，避免腹部受压。
3. 麻醉　局部麻醉（0.5% 利多卡因）。

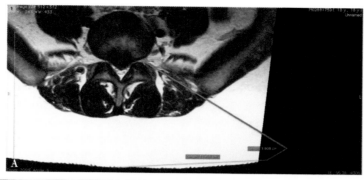

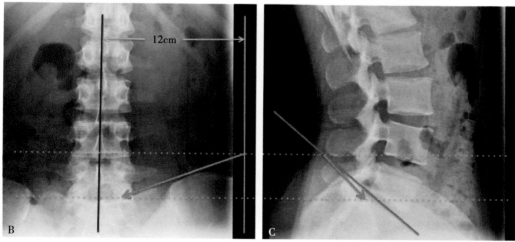

图 6-4-4　术前手术规划穿刺点及穿刺路径

A. 从左侧 $S_1$ 上关节突前外侧缘和左侧髂骨内侧缘引切线在侧方皮肤上的投射点为穿刺进针点,测量进针点至腰部后正中线在皮肤上的距离(12cm),绿色尖头线即为穿刺路径;B~C. 在正侧位 DR 上规划穿刺路径(绿色尖头线),指导术中手术实施

4. 穿刺及工作套管置入(图 6-4-5)。

5. 内镜下突出髓核摘除术(图 6-4-6)。

6. 射频热凝、纤维环成形。

7. 探查、结束手术(图 6-4-6H、R)。

## 四、手术疗效

1. 临床症状变化　术后即刻症状缓解。

2. 影像学结果　术后第二天复查腰椎 MRI 示突出椎间盘摘除,神经根减压充分(图 6-4-2B、D、F、H)。

视频4

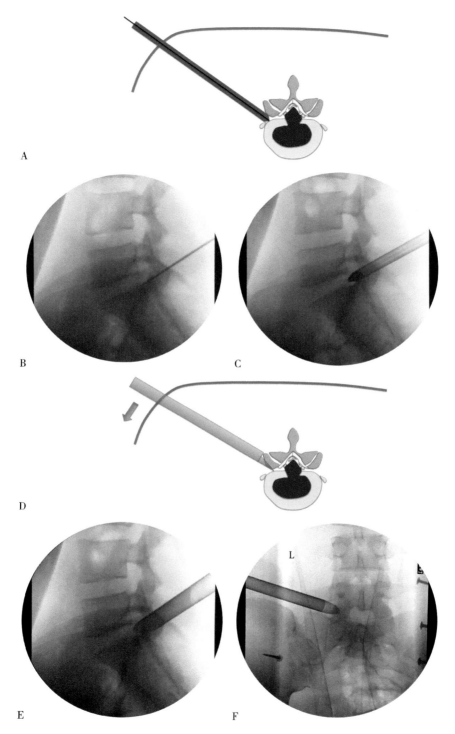

图 6-4-5 定位、穿刺及工作套管置入

A~C.侧位 X 线透视下,沿 $S_1$ 椎体上终板方向将穿刺针置入椎间孔,沿导丝将软组织扩张器置入;D~F.沿软组织扩张器将鸭嘴状保护套管置入椎间孔并经正侧位 X 线透视证实,正位上保护套管末端应位于相邻椎弓根内侧缘连线上

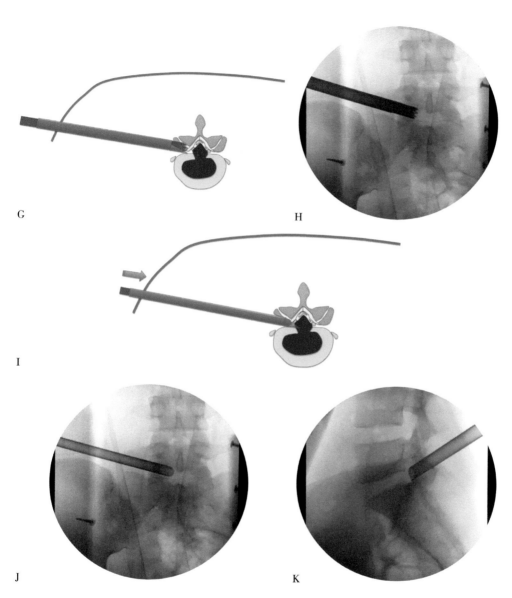

图 6-4-5(续)

G~H. 正位 X 线透视下使用保护套管内环锯行椎间孔成形;I~K. 采用旋转、下压及推进等手法将工作套管置入椎间孔,正侧位 X 线透视下证实最终工作套管位置

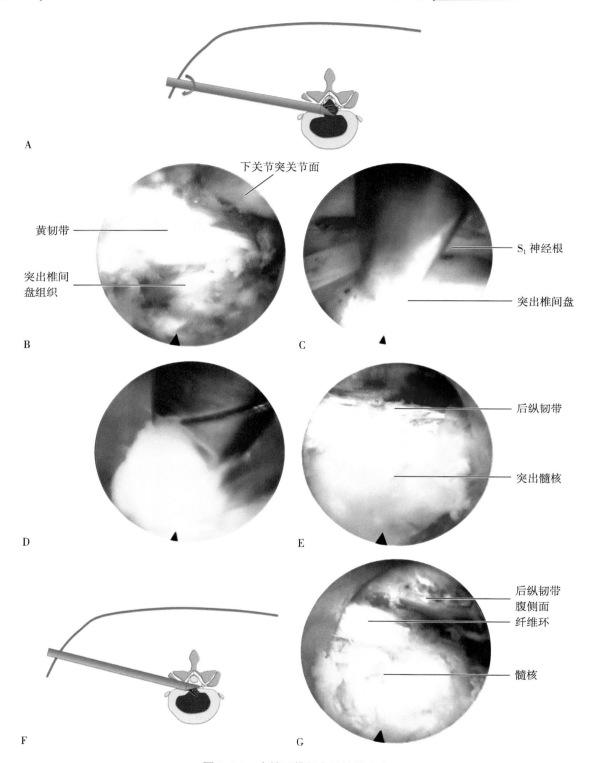

图 6-4-6 内镜下椎间盘髓核摘除术

A~E. 内镜监视下将工作套管末端推进至后纤维环和后纵韧带之间,斜行开口向背侧,内镜下暴露脱出的髓核组织并摘除;F~G. 工作套管斜行开口转向腹侧,经椎间盘破裂口行椎间盘内松动髓核组织摘除

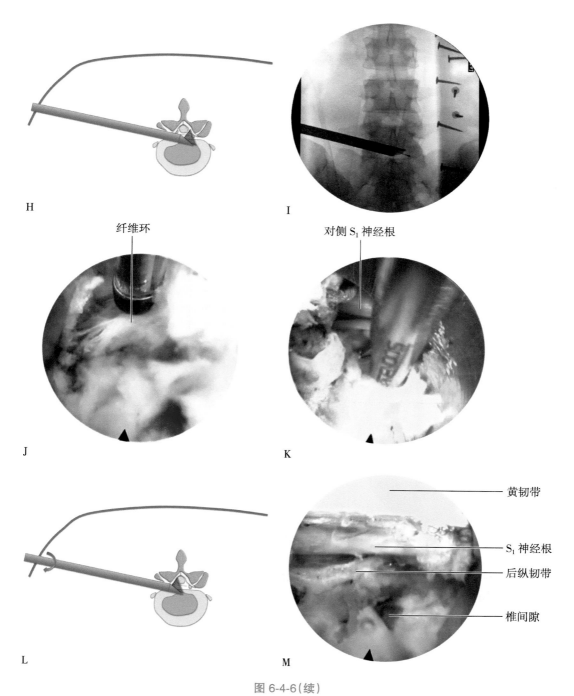

图 6-4-6(续)

H~K. 将工作套管末端推进至对侧椎管,探查对侧 $S_1$ 神经根减压情况;L、M. 将工作套管末端退至同侧 $S_1$ 神经根外侧,探查神经根减压情况

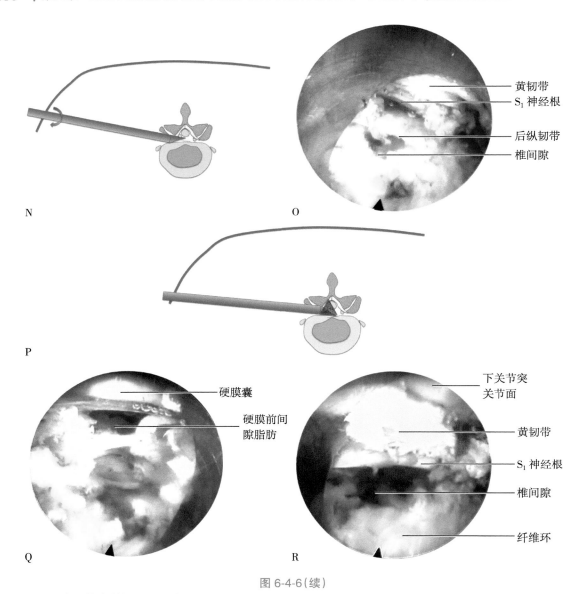

黄韧带
S<sub>1</sub> 神经根
后纵韧带
椎间隙

硬膜囊
硬膜前间
隙脂肪

下关节突
关节面
黄韧带
S<sub>1</sub> 神经根
椎间隙
纤维环

N　O　P　Q　R

图 6-4-6（续）

N、O. 将工作套管推进至纤维环破裂口，行纤维环射频热凝、成形术；P~R. 将工作套管末端开口转向背侧，探查硬膜前间隙及同侧 S<sub>1</sub> 神经根减压情况

（李振宙）

## 第五节　椎管内双侧脱出型腰椎间盘突出症

### 一、典型病例简介

ID011，男，52 岁。

1. 症状　腰痛伴左下肢疼痛 20 余年，加重 8 年，右下肢疼痛 1 年余。

2. 体征　跛行步态；腰椎侧弯，活动受限；$L_4 \sim S_1$ 棘突上压痛、叩击痛（+），向右下肢放射，左足背第一趾蹼背侧皮肤针刺觉及浅表感觉较右侧减弱，左侧姆背伸肌力Ⅳ级；右下肢直腿抬高试验 45°（+），腰椎过伸试验（+）。

3. 影像学检查

（1）DR（图 6-5-1）

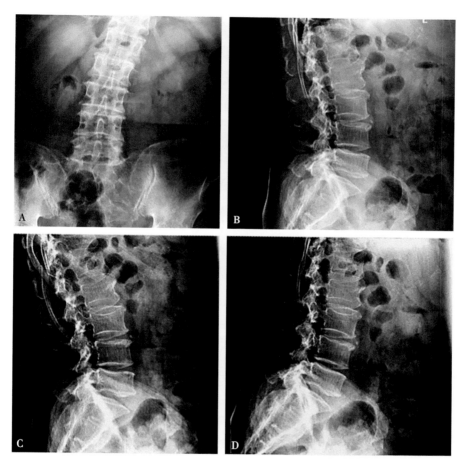

图 6-5-1　术前 X 线片示腰椎退行性变化，腰椎轻度侧凸，腰椎无明显节段性不稳定

A. 正位片；B. 中立位侧位片；C. 过伸位侧位片；D. 过屈位侧位片

（2）MRI（图 6-5-2A、B、D、E、G、H、J、K）。

（3）CT（图 6-5-3）。

4. 诊断　腰椎间盘突出症，$L_{4 \sim 5}$ 节段，椎管内双侧旁中央型，向下移位型（图 6-5-4）。

二、术前计划

1. 手术入路　选择远外侧经椎间孔入路（Ruetten 穿刺技术）。

2. 手术技术　选择椎间盘外 - 盘内 - 外手术技术。

3. 穿刺点及穿刺路径（图 6-5-5）。

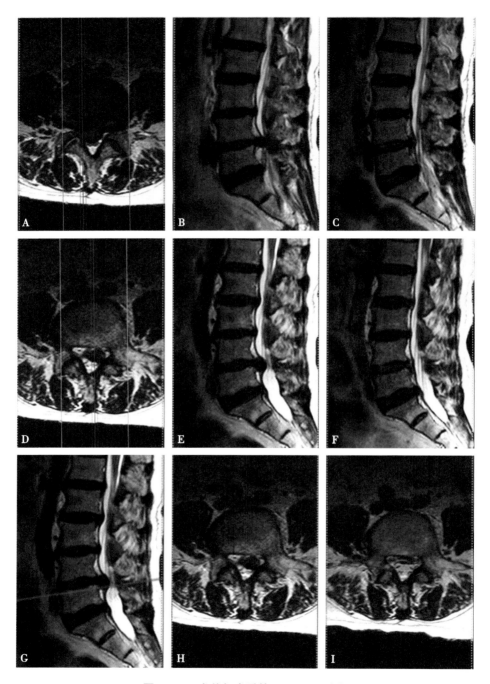

图 6-5-2 术前与术后第二天 MRI 对比

A、B.术前右侧旁正中矢状位 MRI 显示 $L_{4-5}$ 椎间盘右旁中央型突出，向下轻度移位，压迫右侧 $L_5$ 神经根；C.术后第二天复查右侧旁正中矢状位 MRI 显示 $L_{4-5}$ 突出椎间盘被摘除；D、E.术前左侧旁正中矢状位 MRI 显示 $L_{4-5}$ 椎间盘左旁中央型脱出，向下高度移位，压迫左侧 $L_5$ 神经根；F.术后第二天复查左侧旁正中矢状位 MRI 显示 $L_{4-5}$ 脱出椎间盘被摘除；G、H.术前 $L_5$ 椎弓根上缘水平轴位 MRI 显示 $L_{4-5}$ 椎间盘左侧旁中央型脱出，压迫左侧 $S_1$ 神经根；I.术后第二天复查 $L_5$ 椎弓根上缘水平轴位 MRI 显示 $L_{4-5}$ 脱出椎间盘被摘除，左侧 $L_5$ 神经根减压充分

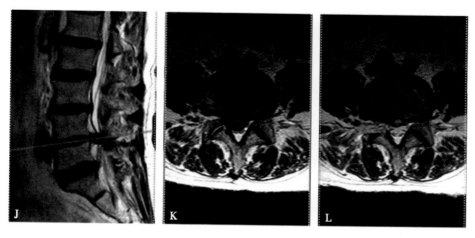

图 6-5-2(续)

J、K. 术前 $L_{4\sim5}$ 椎间盘水平轴位 MRI 显示 $L_{4\sim5}$ 椎间盘右侧旁中央型脱出,压迫右侧 $L_5$ 神经根;L. 术后第二天复查 $L_{4\sim5}$ 椎间盘水平水平轴位 MRI 显示 $L_{4\sim5}$ 脱出椎间盘被摘除,右侧 $L_5$ 神经根减压充分

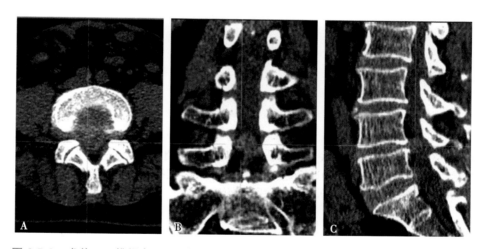

图 6-5-3　术前 $L_{4\sim5}$ 椎间盘 CT 及多平面二维重建示 $L_{4\sim5}$ 椎间盘呈"哑铃"样脱出,无钙化

A. 轴位;B. 冠状位;C. 矢状位

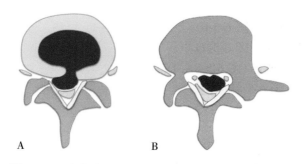

图 6-5-4　术前诊断模型:$L_{4\sim5}$ 椎间盘双侧旁中央型突出

A. 椎间盘层面轴位;B. $L_5$ 椎弓根中份层面轴位

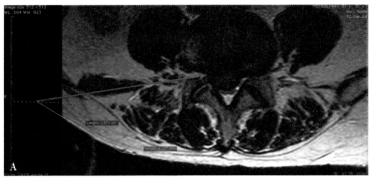

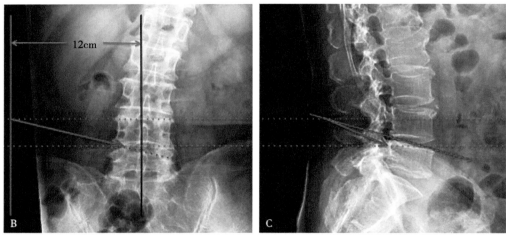

图 6-5-5　术前手术规划穿刺点及穿刺路径

A. 从关节突关节后缘向侧方皮肤上的投射点为穿刺进针点,测量进针点至腰部后正中线在皮肤上的距离(12cm),绿色尖头线即为远外侧穿刺技术(Ruetten 穿刺技术)的穿刺路径;B、C. 在正侧位 DR 上规划穿刺路径(绿色尖头线),指导术中手术实施

## 三、手术过程

1. 手术室布局　同图 3-3-1。
2. 体位　俯卧位于脊柱手术架上,尽量减少腰椎前凸,避免腹部受压。
3. 麻醉　局部麻醉(0.5% 利多卡因)。
4. 穿刺及工作套管置入(图 6-5-6)。
5. 内镜下突出髓核摘除(图 6-5-7)。
6. 射频热凝、纤维环成形(图 6-5-8A~D)。
7. 探查、结束手术(图 6-5-8E~G)。

## 四、手术疗效

1. 临床症状变化　术后即刻症状缓解。
2. 影像学结果　术后第二天复查腰椎 MRI 显示突出物被摘除,神经根减压充分(图 6-5-2C、F、I、L)。

视频5

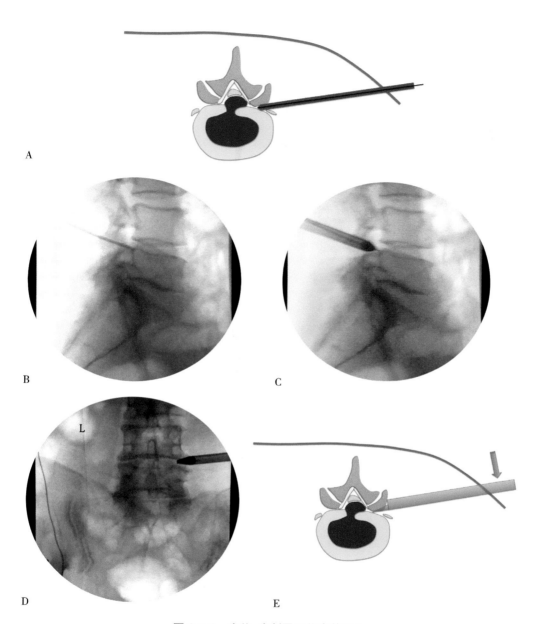

图 6-5-6　定位、穿刺及工作套管置入

A~D. 侧位 X 线透视下穿刺入椎间孔,沿导丝置入软组织扩张器,经正侧位 X 线透视证实位置正确;
E~G. 沿软组织扩张器置入鸭嘴状保护套管至椎间孔下半部分,正侧位 X 线透视下确定正确位置

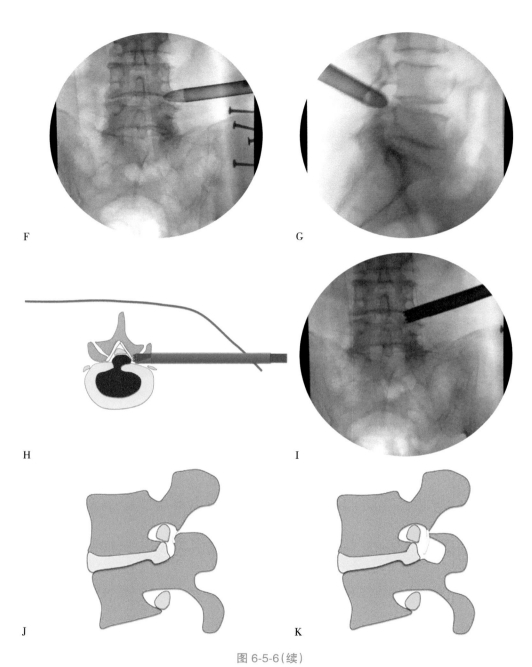

图 6-5-6(续)

H、I. 在正位 X 线透视下使用套管内环锯对椎间盘进行扩大成形；J、K. 成形前后腰椎间孔尺寸的变化

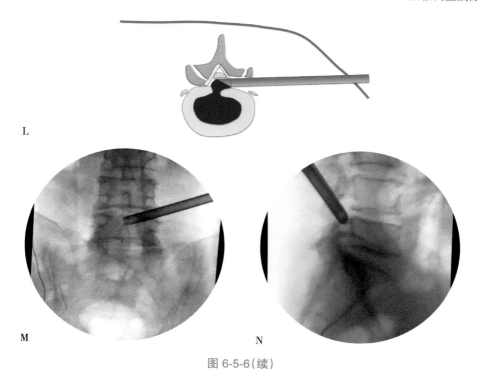

图 6-5-6（续）

L~N. 采用旋转、下压及推进等手法将工作套管置入椎管内中央的硬膜前间隙，正侧位
X 线透视证实工作套管在椎管内的正确位置

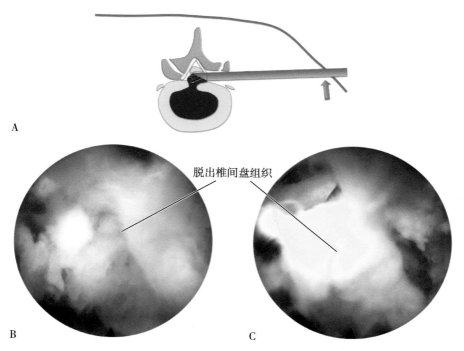

图 6-5-7　内镜下椎间盘髓核摘除术

A~C. 内镜下显露右侧后纵韧带下脱出椎间盘并摘除

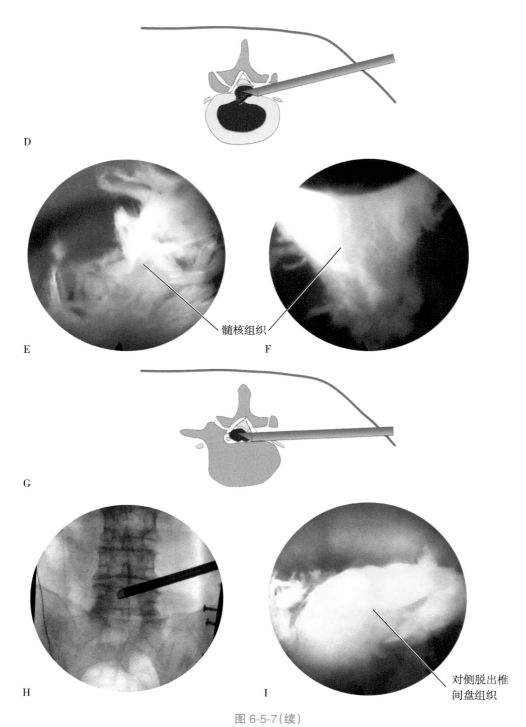

图 6-5-7(续)

D~F. 将工作套管斜行开口朝向腹侧,行椎间盘内松动髓核组织摘除;G~I. 将工作套管推进至对侧椎管,内镜下暴露、摘除左侧脱出并压迫神经根的髓核组织

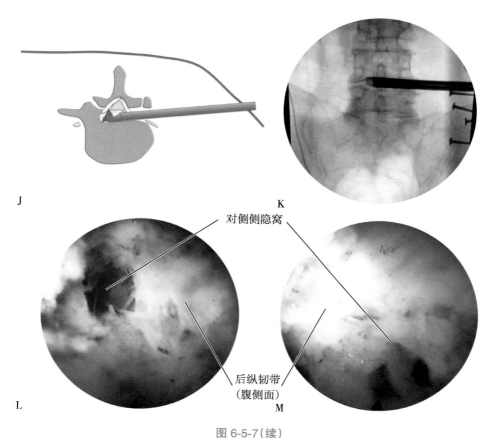

图 6-5-7（续）

**J~M.** 将工作套管斜行开口末端转向背侧,探查对侧侧隐窝及后纵韧带下空间减压的彻底性

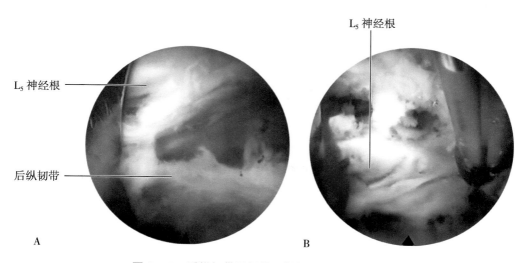

图 6-5-8 后纵韧带及纤维环射频热凝,神经根探查

**A~D.** 对后纵韧带及纤维环进行射频热凝、成形术

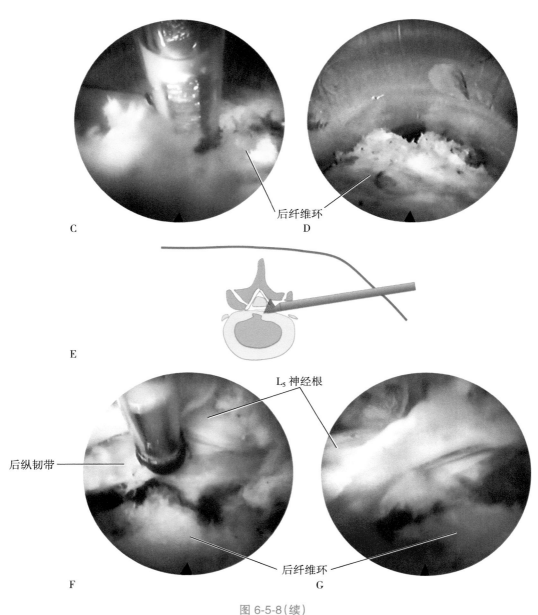

图 6-5-8（续）

E~G. 探查右侧 L$_5$ 神经根减压的彻底性

（李振宙）

## 第六节 钙化型腰椎间盘突出症

### 一、典型病例简介

ID012,女,33 岁。

1. 症状　右下肢疼痛半年余,加重 2 周余。

2. 体征　跛行步态;腰椎侧弯,活动受限;$L_4 \sim S_1$ 棘突上压痛、叩击痛(+),向右下肢放射;右足踇趾背侧、右足背外侧、右外踝皮肤针刺觉及浅表感觉较健侧减弱,右踇背伸肌力Ⅳ级,右腓骨长短肌、右腓肠肌肌力正常但较健侧减弱;左下肢健侧直腿抬高试验 30°(+),右下肢直腿抬高试验 20°(+),腰椎过伸试验(+);右跟腱反射减弱。

3. 影像学检查

(1) DR(图 6-6-1)

(2) MRI(图 6-6-2A、D)

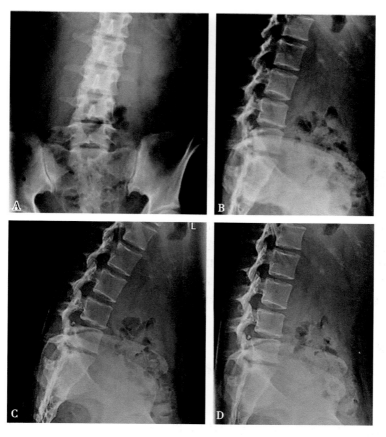

图 6-6-1　术前 X 线片示腰椎退行性变化,腰椎轻度侧凸及后凸,腰椎 $L_{4 \sim 5}$ 节段性不稳定

A. 正位片;B. 中立位侧位片;C. 过屈位侧位片;D. 过伸位侧位片

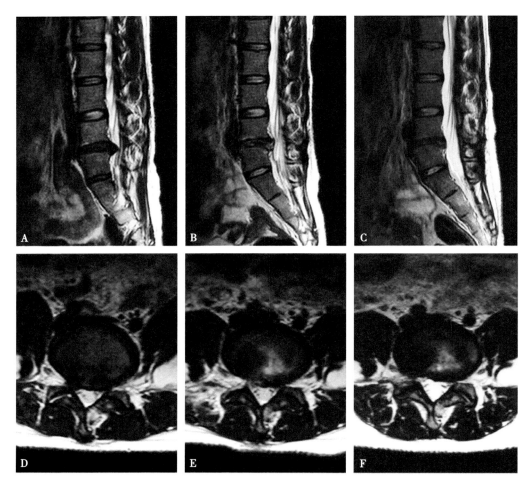

图 6-6-2　术前与术后第二天及术后 3 个月 MRI 对比

A. 术前右侧旁正中矢状位 MRI 显示 L$_{4\sim5}$ 椎间盘突出；B. 术后第二天复查右侧旁正中矢状位 MRI 显示 L$_{4\sim5}$ 突出椎间盘被摘除；C. 术后 3 个月复查右侧旁正中矢状位 MRI 显示 L$_{4\sim5}$ 突出椎间盘后缘塑形良好；D. 术前 L$_5$ 椎体上终板水平轴位 MRI 显示 L$_{4\sim5}$ 椎间盘右侧后方突出、椎间盘后缘骨化；E. 术后第二天复查 L$_5$ 椎体上终板水平轴位 MRI 显示 L$_{4\sim5}$ 突出椎间盘被摘除；F. 术后 3 个月复查 L$_5$ 椎体上终板水平轴位 MRI 显示 L$_{4\sim5}$ 突出椎间盘后缘塑形良好，右侧 L$_5$ 神经根减压充分

（3）CT（图 6-6-3）

4. 诊断　腰椎间盘突出症，L$_{4\sim5}$ 节段，椎管内右侧后方型、钙化型（图 6-6-4）。

二、术前计划

1. 手术入路　选择经椎间孔入路（通用穿刺技术）。

2. 手术技术　选择椎间盘外 - 盘内手术技术。

3. 穿刺点及穿刺路径（图 6-6-5）。

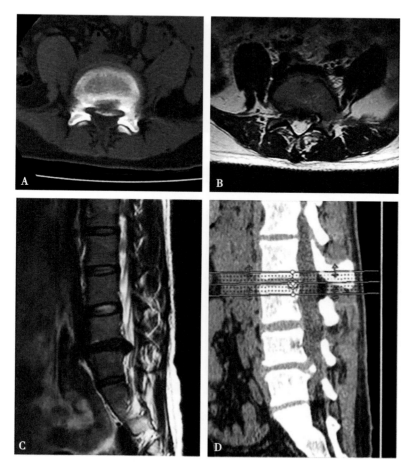

图 6-6-3　术前 CT 扫描及二维重建显示 L$_{4\text{-}5}$ 椎间盘突出伴骨化

A. L$_5$ 椎体上终板水平轴位 CT；B. 同 A 平面 MRI；C. 右侧旁正中矢状位 MRI；D. 同 C 平面 CT

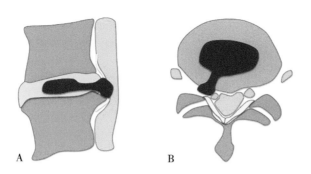

图 6-6-4　术前诊断模型：L$_{4\text{-}5}$ 椎间盘右侧后方型突出伴骨化

A. 矢状位；B. L$_5$ 上终板层面轴位

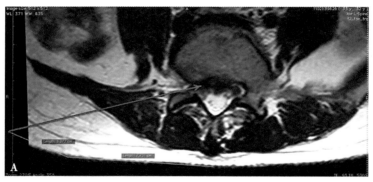

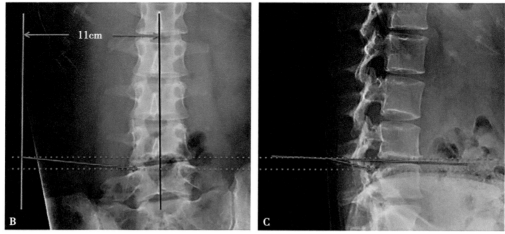

图 6-6-5 术前手术规划穿刺点及穿刺路径

A. 从棘突后缘向侧方皮肤上的投射点为穿刺进针点,测量进针点至腰部后正中线在皮肤上的距离(11cm),绿色尖头线即为通用穿刺技术的穿刺路径。B、C. 在正侧位 DR 上规划穿刺路径(绿色尖头线),指导术中手术实施

### 三、手术过程

1. 手术室布局 同图 3-3-1。
2. 体位 俯卧位于脊柱手术架上,尽量减少腰椎前凸,避免腹部受压。
3. 麻醉 局麻(0.5% 利多卡因溶液)+ 经静脉强化(咪达唑仑 1mg+ 芬太尼 100μg)。
4. 穿刺及工作套管置入(图 6-6-6)。
5. 内镜下突出髓核摘除(图 6-6-7)。
6. 射频热凝、纤维环成形。
7. 探查、结束手术(图 6-6-8)。

### 四、手术疗效

1. 临床症状变化 术后即刻症状缓解。
2. 影像学结果 术后第二天及术后 3 个月复查腰椎 MRI 显示突出物被摘除,神经根减压充分,椎间盘后缘塑形良好(图 6-6-2B、C、E、F)。

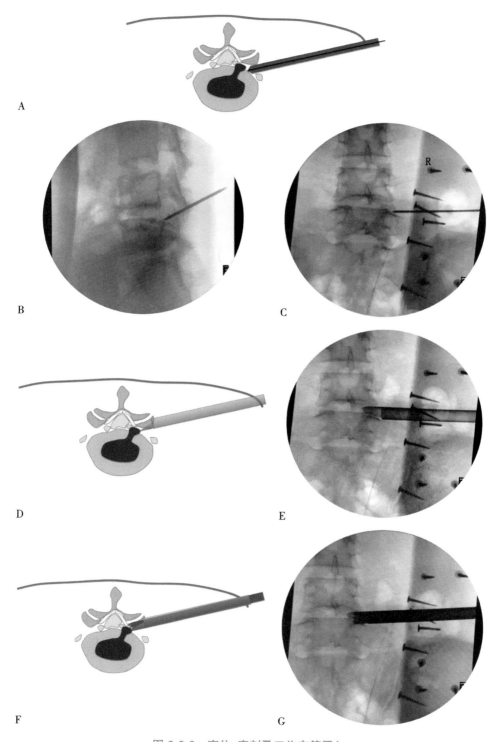

图 6-6-6　定位、穿刺及工作套管置入

A~C. 正侧位 X 线透视下穿刺入椎间孔,沿导丝置入软组织扩张器,经正侧位 X 线透视证实位置正确;
D、E. 沿软组织扩张器置入鸭嘴状保护套管至椎间孔下半部分,正侧位 X 线透视下确定正确位置;F、G. 在
正位 X 线透视下使用套管内环锯对椎间盘进行扩大成形

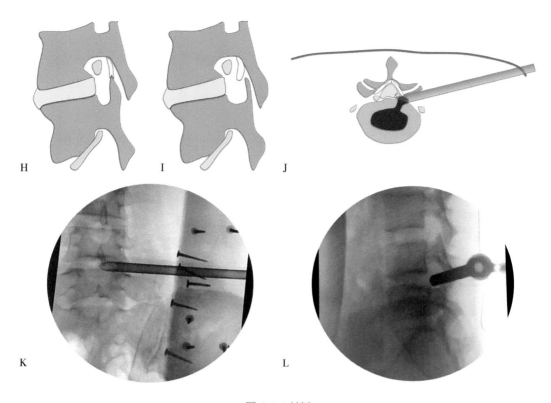

图 6-6-6（续）

H、I. 成形前后腰椎间孔尺寸的变化；J~L. 采用旋转、下压及推进等手法将工作套管置入椎管内右侧侧隐窝的神经根腹侧，正侧位 X 线透视证实工作套管在椎管内的正确位置

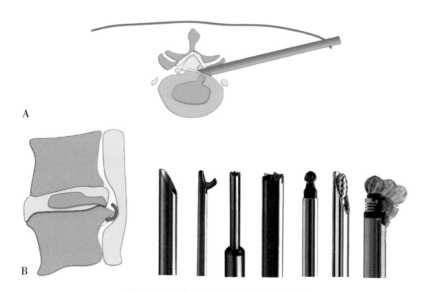

图 6-6-7　内镜下椎间盘髓核摘除术

A. 内镜下显露突出椎间盘、神经根，行软性突出髓核摘除；B. 将工作套管斜行开口朝向腹侧，暴露骨化椎间盘后缘，使用各种镜下工具切除椎间盘后缘骨赘

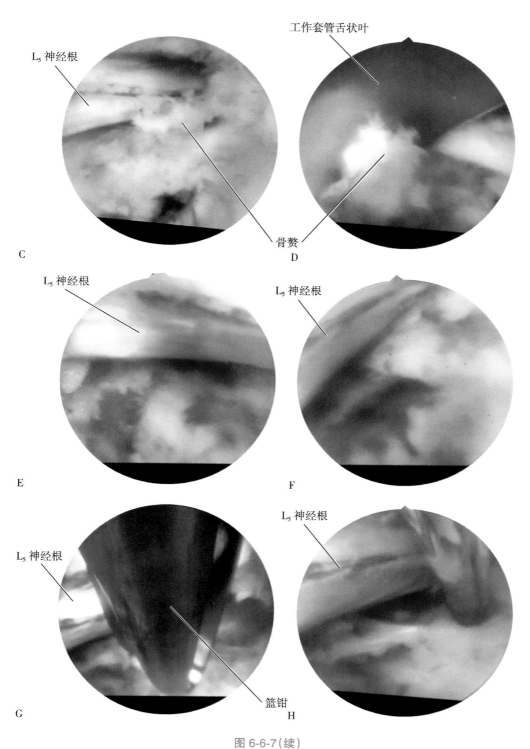

图 6-6-7(续)

C~E. 用工作套管末端切割椎间盘后缘骨赘；F~H. 用篮钳切除椎间盘后缘骨赘

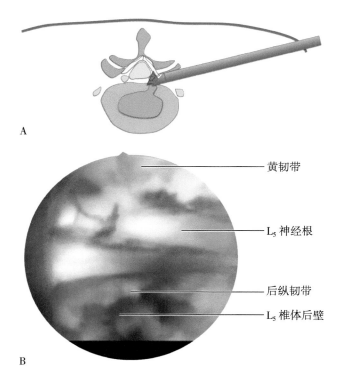

图 6-6-8 神经根探查减压彻底性

A. 将工作套管斜行开口朝向背侧,探查神经根;B. 内镜下可见神经根减压充分

（李振宙）

# 第七节 合并腰椎管狭窄的腰椎间盘突出症

## 一、典型病例简介

ID013,女,70 岁。既往患干燥综合征 26 年,肺间质纤维化,继发磷脂综合征 17 年,重叠综合征 15 年,狼疮性肾炎,肾性高血压 12 年,目前口服泼尼松片 5mg/d,拜新同 30mg/d,科索亚 50mg/d。平时血压控制在 140/80mmHg 左右。

1. 症状 间歇性跛行 10 年余,腰痛伴右下肢剧烈疼痛 2 周。

2. 体征 卧床强迫体位;腰椎活动明显受限;$L_{3~5}$ 棘突上叩击痛(+);右膝内侧、内踝皮肤触痛觉及针刺觉减退,右下肢伸膝肌力及踝背伸肌力Ⅳ级,右下肢膝腱反射减弱。

3. 影像学检查

（1）DR（图 6-7-1）

（2）MRI（图 6-7-2A、C、E、G、I、K、M）

4. 诊断 腰椎间盘突出症,$L_{3~4}$ 节段,极外侧型 + 中央型(向尾侧超高度移位);腰椎管狭窄症。

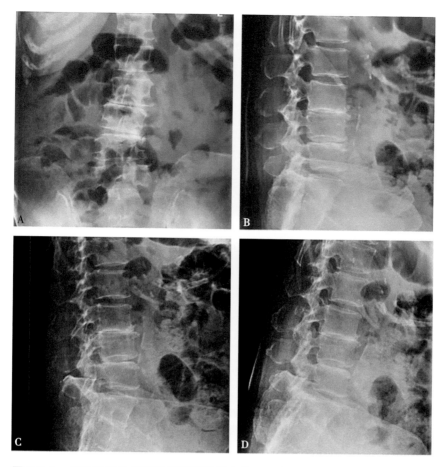

图 6-7-1　术前 X 线片示腰椎严重退行性变化，L$_{3-4}$ 椎间隙明显变窄，腰椎无明显节段性不稳定

A. 正位片；B. 中立位侧位片；C. 过伸位侧位片；D. 过屈位侧位片

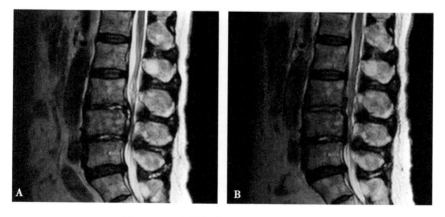

图 6-7-2　术前与术后第二天 MRI 对比

A. 术前正中矢状位 MRI 显示 L$_{3-4}$ 椎间盘后纵韧带下型脱出，超高度移位至 L$_4$ 椎弓根下缘以下；B. 术后第二天复查正中矢状位 MRI 显示 L$_{3-4}$ 脱出椎间盘被摘除

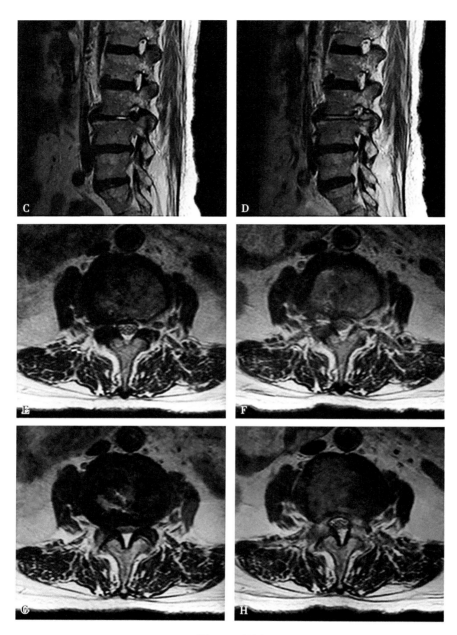

图 6-7-2(续)

C. 术前右侧椎间孔矢状位 MRI 显示 $L_{3-4}$ 椎间盘突出,椎间孔狭窄,压迫右侧 $L_3$ 神经根;D. 术后第二天复查右侧椎间孔矢状位 MRI 显示 $L_{3-4}$ 突出椎间盘被摘除、椎间孔被有效扩大;E. 术前 $L_3$ 椎体下终板水平轴位 MRI 显示 $L_{3-4}$ 椎间盘右侧极外侧型突出,压迫右侧 $L_3$ 神经根;F. 术后第二天复查 $L_3$ 椎体下终板水平轴位 MRI 显示 $L_{3-4}$ 极外侧突出椎间盘被摘除,椎间孔被扩大,右侧 $L_3$ 神经根减压充分;G. 术前 $L_{3-4}$ 椎间盘水平轴位 MRI 显示 $L_{3-4}$ 椎管狭窄,双侧小关节增生、椎间盘膨出,硬膜囊明显受压;H. 术后第二天复查 $L_{3-4}$ 椎间盘水平轴位 MRI 显示椎管明显扩大、椎间盘后缘减压,硬膜囊明显膨胀

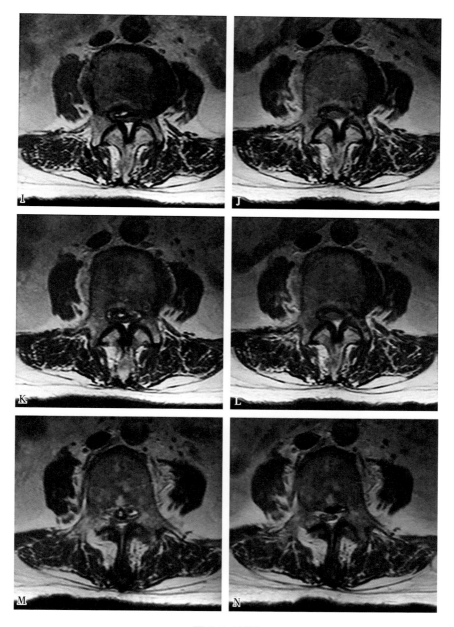

图 6-7-2(续)

I. 术前 $L_4$ 椎弓根上缘水平轴位 MRI 显示 $L_4$ 椎管狭窄,双侧小关节增生、后纵韧带明显肥厚,椎间盘脱出,硬膜囊明显受压;J. 术后第二天复查 $L_4$ 椎弓根上缘水平轴位 MRI 显示椎管明显扩大、肥厚后纵韧带及脱出移位的椎间盘组织被切除,硬膜囊明显膨胀;K. 术前 $L_4$ 椎弓根中分水平轴位 MRI 显示 $L_4$ 椎管狭窄,双侧小关节增生、后纵韧带明显肥厚,椎间盘脱出,硬膜囊明显受压;L. 术后第二天复查 $L_4$ 椎弓根中分水平轴位 MRI 显示椎管明显扩大、肥厚后纵韧带及脱出移位的椎间盘组织被切除,硬膜囊明显膨胀;M. 术前 $L_4$ 椎弓根下缘水平轴位 MRI 显示 $L_4$ 椎管狭窄,双侧小关节增生、后纵韧带明显肥厚,椎间盘脱出,硬膜囊明显受压;N. 术后第二天复查 $L_4$ 椎弓根下缘水平轴位 MRI 显示椎管明显扩大、肥厚后纵韧带及脱出移位的椎间盘组织被切除,硬膜囊明显膨胀

## 二、术前计划

1. 手术入路　选择双侧经椎间孔入路(通用穿刺技术)。
2. 手术技术　选择椎间盘外 - 盘内 - 盘外手术技术。

## 三、手术过程

1. 手术室布局　同图 3-3-1。
2. 体位　俯卧位于脊柱手术架上,尽量减少腰椎前凸,避免腹部受压。
3. 麻醉　局部麻醉(0.5% 利多卡因)。
4. 穿刺及工作套管置入(图 6-7-3)。

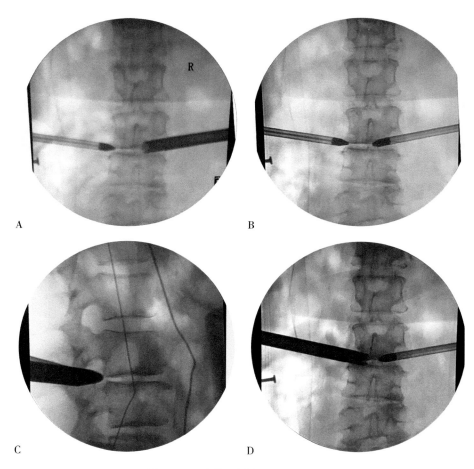

图 6-7-3　定位、穿刺及工作套管置入

A. 双侧经椎间孔同时穿刺(左侧:软组织扩张器在成形前的位置;右侧:套管内环锯行椎间孔成形);B. 右侧椎间孔成形术后放置软组织扩张器至椎管内硬膜前间隙;C. 左侧椎间孔置入鸭嘴状保护套管;D. 左侧椎间孔使用套管内环锯进行扩大成形

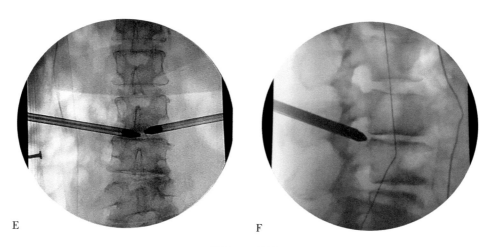

E        F

图 6-7-3(续)

E. 左侧椎间孔成形后将软组织扩张器置入椎管内硬膜前间隙；F. 侧位 X 线透视下证实双侧软组织扩张器位于硬膜前间隙

5. 内镜下突出髓核摘除(图 6-7-4、图 6-7-5)。

6. 射频热凝、纤维环成形(图 6-7-4G)。

7. 探查、结束手术(图 6-7-4H、图 6-7-5H)。

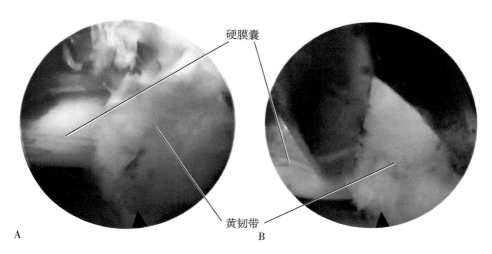

硬膜囊

黄韧带

A        B

图 6-7-4　右侧经椎间孔行内镜下椎管减压、椎间盘髓核摘除术

A~C. 内镜下显示肥厚黄韧带并切除，减压硬膜囊外侧致压物

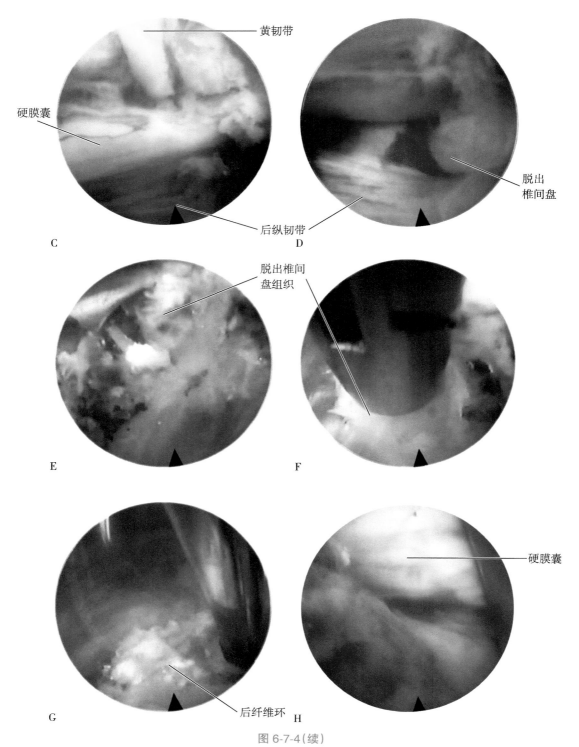

图 6-7-4(续)

D~G.显露硬膜囊腹侧突出椎间盘组织并摘除,行椎间盘后纤维环射频热凝成形术;H.探查右侧硬膜囊外侧及腹侧减压的彻底性

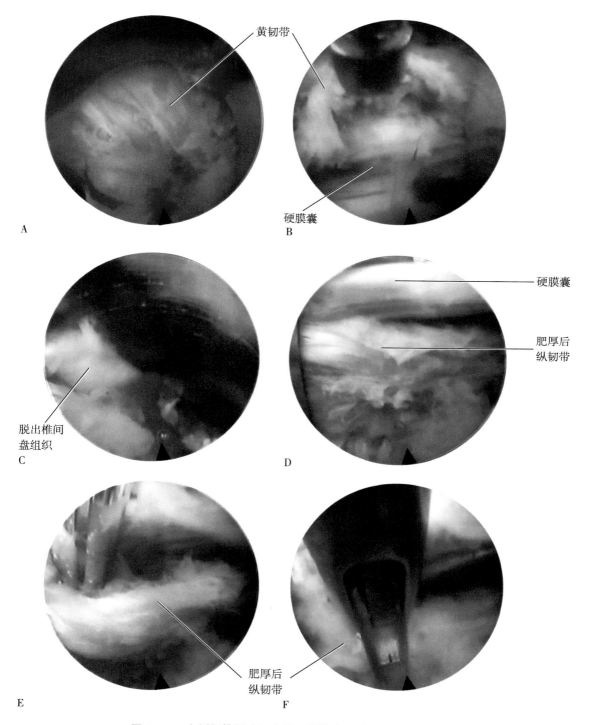

图 6-7-5 左侧经椎间孔行内镜下椎管减压、椎间盘髓核摘除术

A、B. 内镜下显示肥厚黄韧带并切除，减压硬膜囊外侧致压物；C. 行硬膜囊腹侧突出椎间盘组织摘除术；
D~G. 显露硬膜囊腹侧肥厚后纵韧带并切除

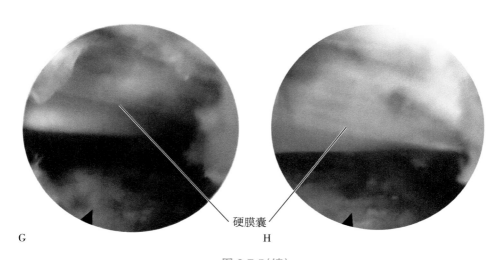

图 6-7-5(续)

H.探查左侧硬膜囊外侧及腹侧减压的彻底性

### 四、手术疗效

1. 临床症状变化　术后即刻症状缓解。

2. 影像学结果　术后第二天复查腰椎 MRI 示突出椎间盘被摘除,椎管减压,神经根减压充分(图 6-7-2B、D、F、H、J、L、N)。

(李振宙)

# 第八节　术后复发的腰椎间盘突出症

## 一、典型病例简介

ID014,女,28 岁。3 年前因"$L_{4~5}$ 椎间盘突出症"行"显微内镜下 $L_{4~5}$ 腰椎间盘摘除术"。

1. 症状　腰痛外伤后腰痛伴右下肢疼痛 2 天。

2. 体征　$L_{4~5}$ 棘突上压痛、叩击痛(+);右小腿后外侧皮肤及右足背第一趾蹼背侧皮肤痛觉减弱;右侧蹬背伸肌力Ⅳ级,右下肢直腿抬高试验 40°(+);右跟腱反射减弱。

3. 影像学检查

(1) DR(图 6-8-1)

(2) MRI(图 6-8-2A、D、G、J)

4. 诊断　腰椎间盘突出症术后复发,$L_{4~5}$ 节段,脱出型,向下移位型。

## 二、术前计划

1. 手术入路选择　经椎间孔入路通用穿刺技术。

2. 手术技术选择　椎间盘外 - 盘内手术技术。

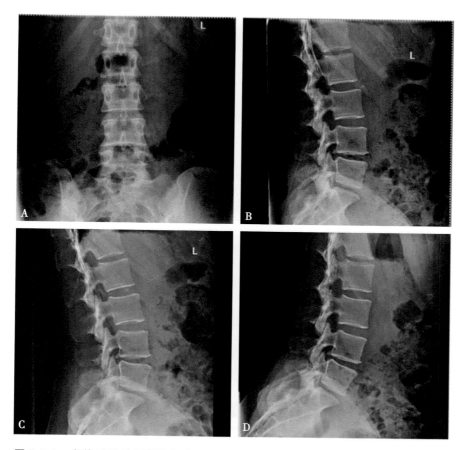

图 6-8-1　术前 X 线片示腰椎轻度退行性变化，L$_{4\text{-}5}$ 椎间隙变窄，腰椎无明显节段性不稳定

A. 正位片；B. 中立位侧位片；C. 过伸位侧位片；D. 过屈位侧位片

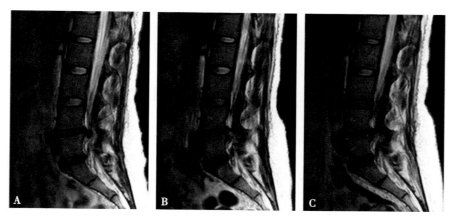

图 6-8-2　术前与术后第二天及术后 3 个月 MRI 对比

A. 术前右侧旁正中矢状位 MRI 显示 L$_{4\text{-}5}$ 椎间盘突出并向尾侧移位；B. 术后第二天复查右侧旁正中矢状位 MRI 显示 L$_{4\text{-}5}$ 突出椎间盘被摘除；C. 术后 3 个月复查右侧旁正中矢状位 MRI 显示 L$_{4\text{-}5}$ 突出椎间盘后缘塑形良好

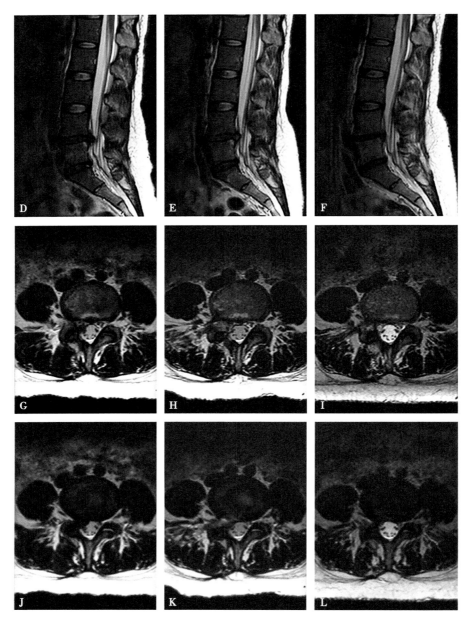

图 6-8-2(续)

D. 术前正中矢状位 MRI 显示 $L_{4-5}$ 椎间盘突出；E. 术后第二天复查正中矢状位 MRI 显示 $L_{4-5}$ 突出椎间盘被摘除；F. 术后 3 个月复查正中矢状位 MRI 显示 $L_{4-5}$ 突出椎间盘后缘塑形良好；G. 术前 $L_5$ 椎体上终板水平轴位 MRI 显示 $L_{4-5}$ 椎间盘右侧后方脱出、压迫右侧 $L_5$ 神经根；H. 术后第二天复查 $L_5$ 椎体上终板水平轴位 MRI 显示 $L_{4-5}$ 脱出椎间盘被摘除；I. 术后 3 个月复查 $L_5$ 椎体上终板水平轴位 MRI 显示 $L_{4-5}$ 突出椎间盘后缘塑形良好，右侧 $L_5$ 神经根减压充分；J. 术前 $L_{4-5}$ 椎间盘水平轴位 MRI 显示 $L_{4-5}$ 椎间盘右侧后方脱出、压迫右侧 $L_5$ 神经根；K. 术后第二天复查 $L_{4-5}$ 椎间盘水平轴位 MRI 显示 $L_{4-5}$ 脱出椎间盘被摘除；L. 术后 3 个月复查 $L_{4-5}$ 椎间盘水平轴位 MRI 显示 $L_{4-5}$ 突出椎间盘后缘塑形良好，右侧 $L_5$ 神经根减压充分

## 三、手术过程

1. 手术室布局　同图 3-3-1。
2. 体位　俯卧位于脊柱手术架上，尽量减少腰椎前凸，避免腹部受压。
3. 麻醉　局部麻醉（0.5% 利多卡因）。
4. 穿刺及工作套管置入（图 6-8-3）。
5. 内镜下突出髓核摘除（图 6-8-4）。
6. 射频热凝、纤维环成形。
7. 探查、结束手术（图 6-8-4E、F）。

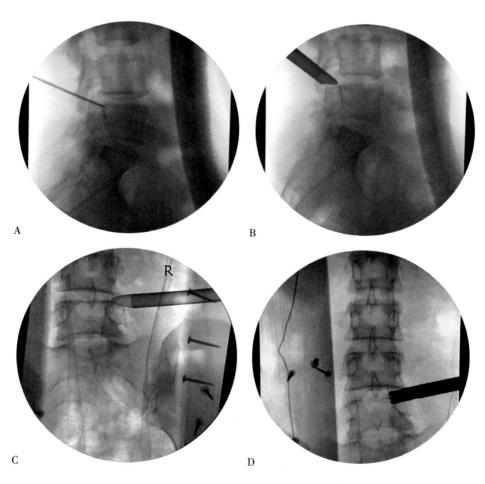

图 6-8-3　定位、穿刺及工作套管置入

A. 侧位 X 线透视下，穿刺针置入椎间孔后针尖应位于 $L_5$ 椎体后上缘；B、C. 正侧位 X 线透视下，将鸭嘴状保护套管置入椎间孔；D. 使用套管内环锯对椎间孔进行扩大成形

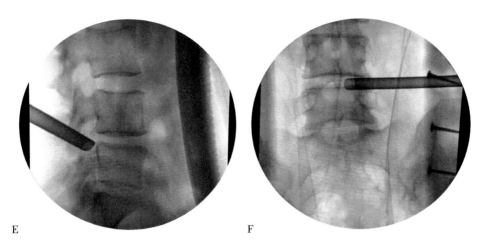

E F

图 6-8-3（续）

E~F：采用旋转、下压及推进等手法将工作套管置入椎间孔，下压工作套管尾端，继续推进工作套管进入突出椎间盘部位椎管内的硬膜囊前间隙，正侧位 X 线透视下证实最终工作套管位置

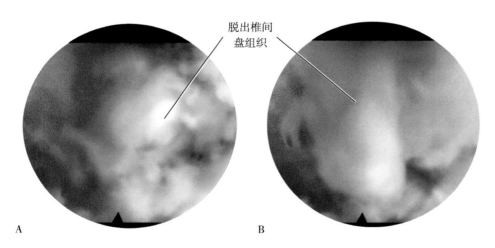

脱出椎间
盘组织

A B

图 6-8-4 内镜下椎间盘髓核摘除术

A. 工作套管斜行开口向背侧，内镜下暴露脱出至椎管内的髓核组织；B~D. 摘除脱出的髓核组织及椎间盘内松动的髓核组织

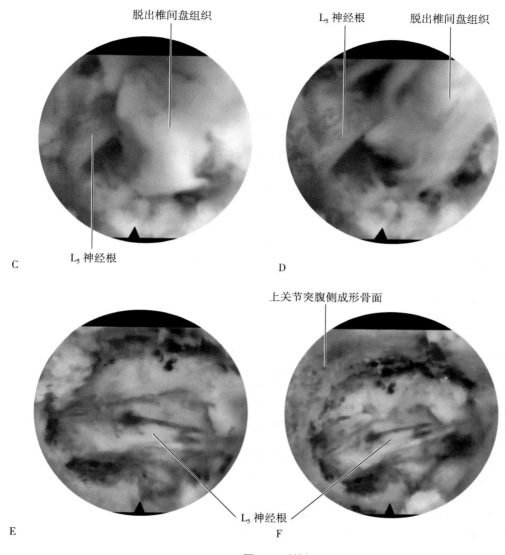

图 6-8-4(续)

E、F.探查走行神经根减压的彻底性

## 四、手术疗效

1. 临床症状变化　术后即刻症状缓解。

2. 影像学结果　术后第二天及术后 3 个月复查腰椎 MRI 示突出椎间盘摘除,神经根减压充分,椎间盘塑形良好(图 6-8-2B、C、E、F、H、I、K、L)。

(李振宙)

## 参 考 文 献

［1］ 李振宙,吴闻文,侯树勋,等.经皮腰椎间孔成型内窥镜下椎间盘切除术治疗腰椎间盘突出症的疗效观察.中国脊柱脊髓杂志,2008,18(10):752-756.

［2］ 李振宙,侯树勋,吴闻文,等.经皮侧后路腰椎间孔成形术对腰椎解剖及生物力学影响的实验研究.中国骨肿瘤骨病,2010,9(6):503-508.

［3］ 李振宙,吴闻文,侯树勋,等.经皮腰椎间孔扩大成型器械的设计及临床运用.中华骨科杂志,2011,31(10):1026-1032.

［4］ 李振宙,侯树勋,吴闻文,等.经皮侧后路腰椎间孔成形与经椎间孔完全内镜下腰椎间盘摘除术.中国骨与关节杂志,2014,3(8):621-625.

［5］ Li Z,Hou S,Shang W,et al. New instrument for percutaneous posterolateral lumbar foraminoplasty:case series of 134 with instrument design,surgical technique and outcomes. Int J Clin Exp Med,2015,8(9):14672-14679.

［6］ Li ZZ,Hou SX,Shang WL,et al. Percutaneous lumbar foraminoplasty and percutaneous endoscopic lumbar decompression for lateral recess stenosis through transforaminal approach:Technique notes and 2 years follow-up. Clin Neurol Neurosurg,2016,143:90-94.

［7］ Ying J,Huang K,Zhu M,et al. The effect and feasibility study of transforaminal percutaneous endoscopic lumbar discectomy via superior border of inferior pedicle approach for down-migrated intracanal disc herniations. Medicine,2016,95(8):e2899.

［8］ Wu X,Fan G,Guan X,et al. Percutaneous endoscopic lumbar discectomy for far-migrated disc herniation through two working channels. Pain Physician,2016,19(4):E675-680.

［9］ Pan Z,Ha Y,Yi S,et al. Efficacy of transforaminal endoscopic spine system(TESSYS)technique in treating lumbar disc herniation. Med Sci Monit,2016,22:530-539.

［10］ Gadjradj PS,Harhangi BS. Percutaneous transforaminal endoscopic discectomy for lumbar disk herniation. Clin Spine Surg,2016,29(9):368-371.

［11］ Choi KC,Park CK. Percutaneous endoscopic lumbar discectomy for L5-S1 disc herniation:consideration of the relation between the iliac crest and L5-S1 disc. Pain Physician,2016,19(2):E301-308.

［12］ Ahn Y,Jang IT,Kim WK. Transforaminal percutaneous endoscopic lumbar discectomy for very high-grade migrated disc herniation. Clin Neurol Neurosurg,2016,147:11-17.

［13］ Henmi T,Terai T,Hibino N,et al. Percutaneous endoscopic lumbar discectomy utilizing ventral epiduroscopic observation technique and foraminoplasty for transligamentous extruded nucleus pulposus:technical note. J Neurosurg Spine,2015,13:1-6.

［14］ Evins AI,Banu MA,Njoku I,Jr.,et al. Endoscopic lumbar foraminotomy. J Clin Neurosci,2015,22(4):730-734.

［15］ Sairyo K,Egawa H,Matsuura T,et al. State of the art:Transforaminal approach for percutaneous endoscopic lumbar discectomy under local anesthesia. J Med Invest,2014,61(3-4):217-225.

［16］ Lewandrowski KU. "Outside-in" technique,clinical results,and indications with transforaminal lumbar endoscopic surgery:a retrospective study on 220 patients on applied radiographic classification of foraminal spinal stenosis. Int J Spine Surg,2014,8.

［17］ Kubaszewski L,Kaczmarczyk J,Nowakowski A,et al. Foraminoplastictransfacet epidural endoscopic approach for removal of intraforaminal disc herniation at the L5-S1 level. WideochirInne Tech Maloinwazyjne,2014,9(1):96-100.

［18］ Kim CH,Chung CK,Sohn S,et al. The surgical outcome and the surgical strategy of percutaneous endoscopic discectomy for recurrent disk herniation. J Spinal Disord Tech,2014,27(8):415-422.

［19］ Gibson JN,Cowie JG,Iprenburg M. Transforaminal endoscopic spinal surgery:the future 'gold standard' for discectomy? - A review. Surgeon,2012,10(5):290-296.

［20］ Ahn Y. Transforaminal percutaneous endoscopic lumbar discectomy:technical tips to prevent complications. Expert Rev Med Devices,2012,9(4):361-366.

［21］ Yeom KS,Choi YS. Full endoscopic contralateral transforaminal discectomy for distally migrated lumbar disc herniation. J Orthop Sci,2011,16(3):263-269.

［22］ Ahn Y,Lee SH,Lee JH,et al. Transforaminal percutaneous endoscopic lumbar discectomy for upper lumbar disc herniation:clinical outcome,prognostic factors,and technical consideration. Acta Neurochir(Wien),2009,151(3):199-206.

［23］ Hoogland T,van den Brekel-Dijkstra K,Schubert M,et al. Endoscopic transforaminal discectomy for recurrent lumbar disc herniation:a prospective,cohort evaluation of 262 consecutive cases. Spine,2008,33(9):973-978.

［24］ Hoogland T,Schubert M,Miklitz B,et al. Transforaminal posterolateral endoscopic discectomy with or without the combination of a low-dose chymopapain:a prospective randomized study in 280 consecutive cases. Spine,2006,31(24):E890-897.

［25］ Schubert M,Hoogland T. Endoscopic transforaminalnucleotomy with foraminoplasty for lumbar disk herniation. OperOrthopTraumatol,2005,17(6):641-661.

［26］ Osman SG,Nibu K,Panjabi MM,et al. Transforaminal and posterior decompressions of the lumbar spine. A comparative study of stability and intervertebral foramen area. Spine,1997,22(15):1690-1695.

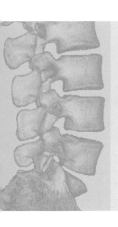

# 第七章

# 经椎板间隙入路经皮内镜下
# 腰椎间盘摘除术

经椎间孔入路经皮内镜下腰椎间盘摘除术经过后外侧入路、远外侧入路及经皮椎间孔成形术等技术改进后,适应证大大扩大,疗效及安全性不断提高。但用于椎管内巨大型脱出及高度移位型椎间盘突出症时,仍然有高达 15.7% 的失败率。经椎板间隙入路经皮内镜下腰椎间盘摘除术可以治疗各种复杂的椎管内腰椎间盘突出症,最早由 Choi 等人报道,尽管提出根据术前影像学资料确定穿刺路径及工作区域(腋路或肩路)等理念,但由于工作套管进入椎管内的过程完全依赖 X 线透视引导及患者的反馈,无法确保工作套管置入过程中对椎管内神经组织的保护,所以出现术中转开放手术、硬膜撕裂、神经根损伤、脱出物残留等并发症。Rutten 等采用经皮完全内镜监视下切开黄韧带,经走行神经根外侧(肩路)进入椎管内摘除脱出椎间盘组织的手术技术明显提高了手术的安全性,但该技术仍然出现术后神经支配区感觉异常、硬膜撕裂等并发症,Wang 等报告高达 10% 的患者术中改行开放手术。李振宙结合 Choi 和 Rutten 的技术,采用经皮内镜下切开黄韧带,根据椎间盘突出部位选择腋路(走行神经根与硬膜囊之间)、肩路(走行神经根外侧)或腋路-肩路到达工作区域,靶向切除脱出椎间盘组织及椎间盘内游离、松动髓核组织,获得优良效果,并发症发生率明显降低。

## (一)适应证和禁忌证

1. 适应证 ①单侧下肢放射痛,下肢直腿抬高试验或股神经牵拉试验阳性;②腿痛重于腰痛;③保守治疗效果不佳;④影像学资料(CT 或 MRI)提示 $L_2$~$S_1$ 椎管内椎间盘突出,并与症状、体征一致;⑤无既往同节段腰椎开放手术史;⑥获得患者知情同意。

2. 禁忌证 ①影像学提示明显椎管狭窄、椎间盘后缘骨化或节段性不稳定;② $L_2$~$S_1$ 节段椎间盘传统开放摘除术后复发;③椎板间隙严重狭窄;④马尾综合征;⑤ $L_2$~$S_1$ 节段椎间孔型及极外侧型椎间盘突出;⑥合并感染、肿瘤、骨折等病理状态。

## (二)腰椎管局部骨性及神经解剖

解剖学研究发现,$S_1$ 椎板上缘与 $S_1$ 椎体上终板之间的距离比较恒定,平均约 13.9mm,而 $L_5$ 椎板下缘和 $L_5$ 椎体下终板之间的距离变化较大,在 -3.0~8.5mm 之间,尽管有时 $L_5$ 椎板会遮盖 $L_5$~$S_1$ 椎间隙,但与上位腰椎椎板间隙相比,$L_5$~$S_1$ 椎板间隙是最大的,平均 31mm(21~40mm)。在矢状面上,$L_5$ 椎板向后下方走行,而不像 $L_{1-4}$ 椎板垂直向下走行,从而手术通道可以与椎间盘平面呈尾侧向头侧 5°~10° 的斜角进入椎管内,克服 $L_5$ 椎板对椎间盘的遮挡。此外,$L_5$~$S_1$ 水平硬膜囊内仅剩骶神经,所以手术操作空间也是腰椎各节段中最大的。上述解剖学特点使内镜经椎板间隙入路安全进入椎管内成为可能。与 $L_5$~$S_1$ 节段相比,$L_{2-5}$

节段椎板间隙小,椎板重叠多,椎板向下方垂直走行,椎间盘平面往往被椎板阻挡,所以内镜进入椎管前,需要对黄韧带背侧遮挡椎间盘平面的上位椎板下缘进行部分切除,内镜下使用微型磨钻可以精确切除椎板下缘,充分暴露椎板间隙及黄韧带,同时不损伤关节突关节的完整性。

解剖学研究还发现腰椎各神经根从硬膜囊的发出点也不尽相同,$S_1$ 神经根在硬膜囊的发出点更靠头侧,75% 位于 $L_5{\sim}S_1$ 椎间盘平面以上,25% 在 $L_5{\sim}S_1$ 椎间盘平面,所以在 $L_5{\sim}S_1$ 节段,从腋路和肩路均可对椎间盘内游离、松动髓核组织进行摘除。而 $L_{1{\sim}4}$ 神经根的发出点均低于相应椎间盘水平,$L_5$ 神经根发出点在 $L_{4{\sim}5}$ 椎间盘平面以上占 8%,在椎间盘平面占 28%,其余 64% $L_5$ 神经根发出点低于 $L_{4{\sim}5}$ 椎间盘平面(图 7-0-1)。

**(三)手术策略**

1. **突出物定位**　根据突出物与同侧走行神经根的位置关系将椎管内非包含型椎间盘突出分成以下 3 型(图 7-0-2):①根腋型:突出物主要位于走行神经根的内下方,介于走行神经根与硬膜囊之间,突出物顶点位于走行神经根背侧;②根前型:突出物主要位于走行神经根的腹侧,突出物顶点不超过走行神经根背侧;③根肩型:突出物主要位于走行神经根的外上方,突出物顶点位于走行神经根背侧。

2. **椎管内椎间盘摘除术策略**　对根肩型及根前型椎间盘突出,采用肩路手术。对根腋型椎间盘突出,需根据走行神经根从硬膜囊上的发出点和椎间盘平面的关系,采用腋路或腋

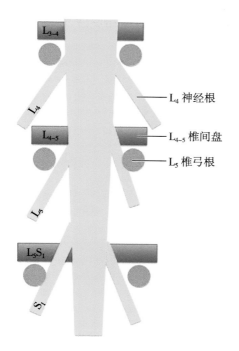

图 7-0-1　神经根在硬膜囊上的发出点与椎间盘的关系
$S_1$ 神经根发出点位于 $L_5{\sim}S_1$ 椎间盘水平或其上方;
$L_5$ 神经根发出点位于 $L_{4{\sim}5}$ 椎间盘水平或其下方;
$L_{1{\sim}4}$ 神经根发出点均低于相应椎间盘水平

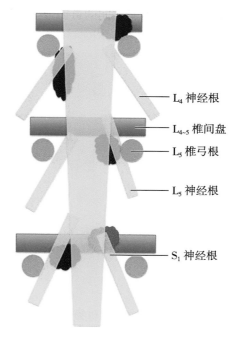

图 7-0-2　脱出椎间盘的定位
根肩型(紫色团块)、根前型(红色团块)及根腋型(深蓝色团块)

路-肩路手术。笔者认为,对于腋部脱出型,由于突出椎间盘组织相对固定,走行神经根被挤向侧隐窝,如果仍采用肩路手术,可能将神经根嵌夹于脱出物和工作套管之间,造成神经根损伤;而对于腋部游离型,由于脱出物处于游离状态,从肩路手术,可能将神经根和游离脱出物一并推挤至对侧,导致脱出物残留,甚至引起对侧神经根受压。腋型椎间盘脱出往往把走行神经根推向外侧,增加神经根硬膜囊之间的角度及空间,使腋路手术更加安全、容易。对腋型椎间盘突出,如果走行神经根在硬膜囊的发出点位于椎间盘平面或椎间盘平面以上,单纯采用腋路手术,将内镜及工作套管直接置入走行神经根腋部即可进行脱出物及椎间盘内松动髓核的摘除;但如果走行神经根在硬膜囊上的发出点位于椎间盘平面以下,单纯采用腋路,可以摘除腋部脱出或游离椎间盘组织,但无法经腋路进入椎间盘内操作,需要将工作区域移至走行神经根肩部,才能进入椎间盘内摘除椎间盘内松动髓核组织(腋路-肩路手术)。

3. 突破椎板间隙部位及方法 对于 $L_5\sim S_1$ 椎间盘突出,低度移位者选择黄韧带窗为突破部位;对向头侧高度移位者,选择上位椎板下区为突破部位;对根肩型及根前型突出、低度移位者,选择关节突关节内侧作为突破部位;对根腋型突出及向尾侧高度移位者,选择下位椎板-黄韧带交界区为突破部位(图 7-0-3)。

对黄韧带切开部位及方法尚无统一认识,笔者倾向于横行切开黄韧带。横行黄韧带切口下可以清晰显露硬膜囊、神经根及其间的脂肪组织,便于辨别神经根的肩部及腋部,有利于选择工作套管直接进入椎管内的工作区域。对黄韧带的突破点以棘突根部最为安全,因为该部位椎管内有三角形的脂肪区;其次,安全区域为关节突关节内侧缘,该部位黄韧带下方为神经根;介于上述两者之间的黄韧带下方是硬膜囊,容易损伤,不作为黄韧带突破点(图 7-0-4)。

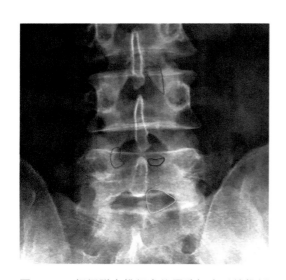

图 7-0-3 根据脱出椎间盘位置选择合适的椎板间隙突破点:黄韧带(黄色区域)、上位椎板下区(红色区域)、下位椎板上缘-黄韧带交界区(紫色区域)及关节突关节内侧(绿色区域)

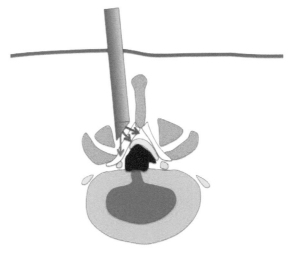

图 7-0-4 黄韧带横行切开的安全突破点:棘突根部(绿色箭头)最为安全,该部位椎管内有三角形的脂肪区;其次安全区域为关节突关节内侧缘(蓝色箭头),该部位黄韧带下方为神经根;介于上述两者之间的黄韧带(红色箭头)下方是硬膜囊,容易损伤,不作为黄韧带突破点

(李振宙)

# 第一节　$L_5$~$S_1$ 节段根肩型椎间盘突出症的肩路手术

## 一、典型病例简介

ID015,男,47 岁。

1. **症状**　腰痛 10 余年,左下肢放射痛 3 个月,加重 3 天。

2. **体征**　卧床强迫体位;腰椎活动受限;$L_4$~$S_1$ 棘突上压痛、叩击痛(+),向左下肢放射,左足第 1、2 趾背侧针刺觉减退;左侧踇背伸肌力 Ⅲ 级、腓肠肌肌力 Ⅳ 级、腓骨长短肌肌力 Ⅳ 级;左下肢直腿抬高试验 10°(+),右下肢直腿抬高试验 40°(+),腰椎过伸试验(+);左跟腱反射消失。

3. **影像学检查**

(1) DR(图 7-1-1)

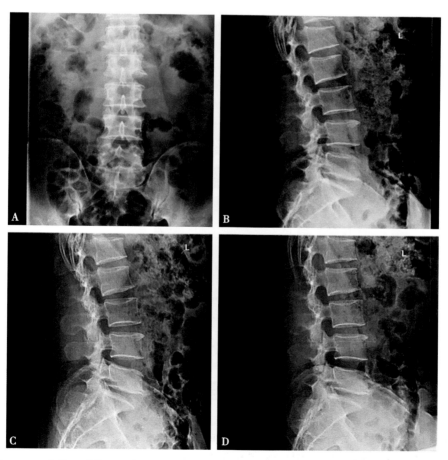

图 7-1-1　术前 X 线片示腰椎明显退行性变化,腰椎侧凸,腰椎 $L_5$~$S_1$ 无明显节段性不稳定
A. 正位片;B. 中立位侧位片;C. 过伸位侧位片;D. 过屈位侧位片

（2）MRI（图 7-1-2A、B、D、E、G、H、J、K）

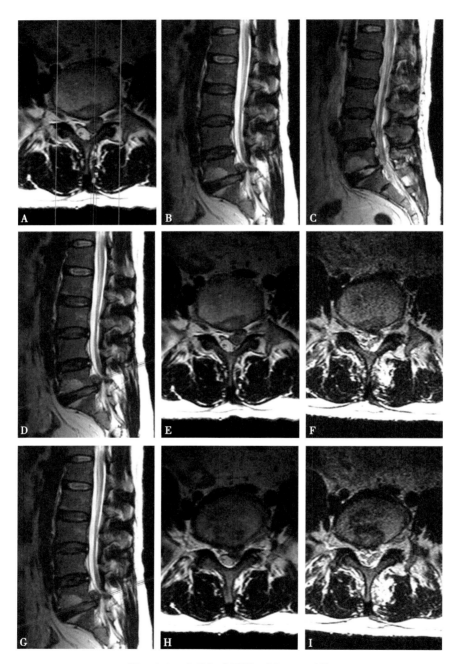

图 7-1-2 术前与术后第二天 MRI 对比

A. 定位相；B. 术前左旁正中矢状位 MRI 显示 $L_5 \sim S_1$ 椎间盘左侧脱出，向上方高度移位；C. 术后第二天复查左旁正中矢状位 MRI 显示 $L_5 \sim S_1$ 突出椎间盘被摘除；D. 定位相；E. 术前 $L_5$ 椎体中分水平轴位 MRI 显示 $L_5 \sim S_1$ 椎间盘左侧脱出，向上方高度移位；F. 术后第二天复查 $L_5$ 椎体中分水平轴位 MRI 显示 $L_5 \sim S_1$ 突出椎间盘被摘除，神经根减压充分；G. 定位相；H. 术前 $L_5$ 椎体下终板水平轴位 MRI 显示 $L_5 \sim S_1$ 椎间盘左侧脱出；I. 术后第二天复查 $L_5$ 椎体下终板水平轴位 MRI 显示 $L_5 \sim S_1$ 突出椎间盘被摘除，神经根减压充分

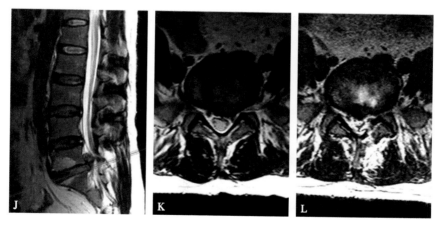

图 7-1-2（续）

J：定位相；K：术前 $L_5 \sim S_1$ 椎间盘水平轴位 MRI 显示 $L_5 \sim S_1$ 椎间盘左侧脱出；L. 术后第二天复查 $L_5 \sim S_1$ 椎间盘水平轴位 MRI 显示 $L_5 \sim S_1$ 突出椎间盘被摘除，神经根减压充分

4. 诊断　腰椎间盘突出症，$L_5 \sim S_1$ 节段，左侧侧后方脱出型，向上方高度移位型（图 7-1-3）。

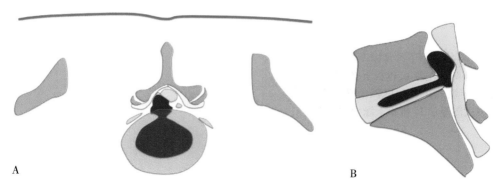

图 7-1-3　术前诊断模型：$L_5 \sim S_1$ 椎间盘脱出、向上方高度移位

A. 轴位；B. 矢状位

## 二、术前计划

1. 手术入路　选择经 $L_5 \sim S_1$ 左侧椎板间隙入路。
2. 黄韧带突破部位　$L_5$ 左侧椎板下区。
3. 椎管内手术入路　选择肩路。

## 三、手术过程

1. 手术室布局　同图 3-3-1。
2. 体位　俯卧位于脊柱手术架上，尽量减少腰椎前凸，避免腹部受压。
3. 麻醉　气管插管全麻。

4. 穿刺及工作套管置入（图 7-1-4、图 7-1-5、图 7-1-6）。

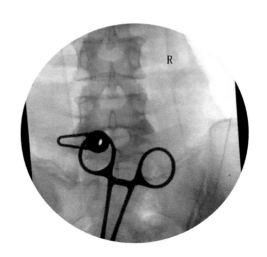

图 7-1-4 术中工作套管初始位置位于 $L_5$~$S_1$ 左侧黄韧带窗外侧缘

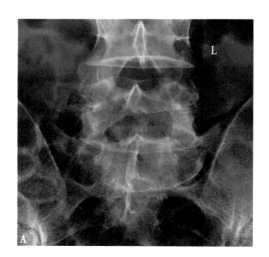

图 7-1-5 $L_5$ 椎板下区黄韧带的显露
A. 拟定切除的左侧 $L_5$ 椎板下缘(红色区域)；B. 轴位相模式图显示椎板切除范围；C. 矢状位模式图显示 $L_5$ 椎板下缘切除范围

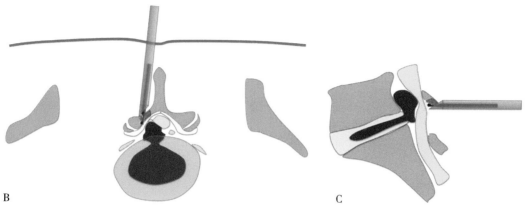

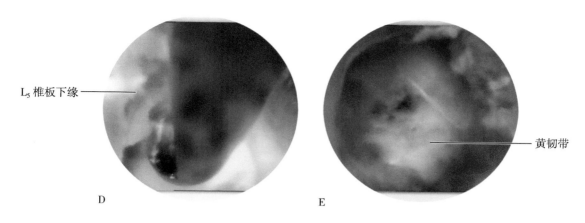

图 7-1-5(续)
D. 使用椎板咬骨钳切除椎板下缘骨质;E. 显露椎板下区黄韧带

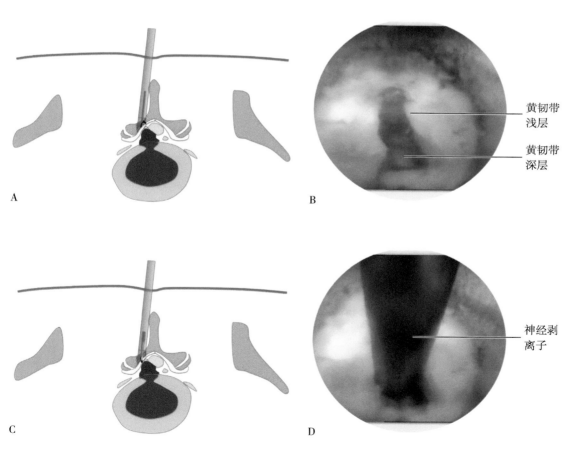

图 7-1-6　黄韧带横行切开过程
A、B. 内镜监视下横行切开黄韧带浅层;C~E. 以神经剥离器顶破黄韧带深层

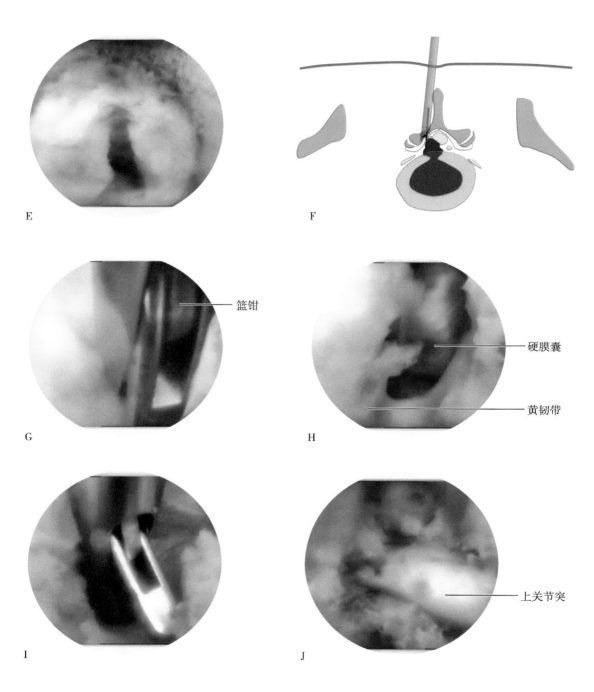

E

F

G 篮钳

H 硬膜囊

黄韧带

I

J 上关节突

图 7-1-6(续)

F~J. 以篮钳横行全层切开黄韧带直至 $S_1$ 上关节突内侧缘

5. 内镜下突出髓核摘除（图 7-1-7、图 7-1-8）

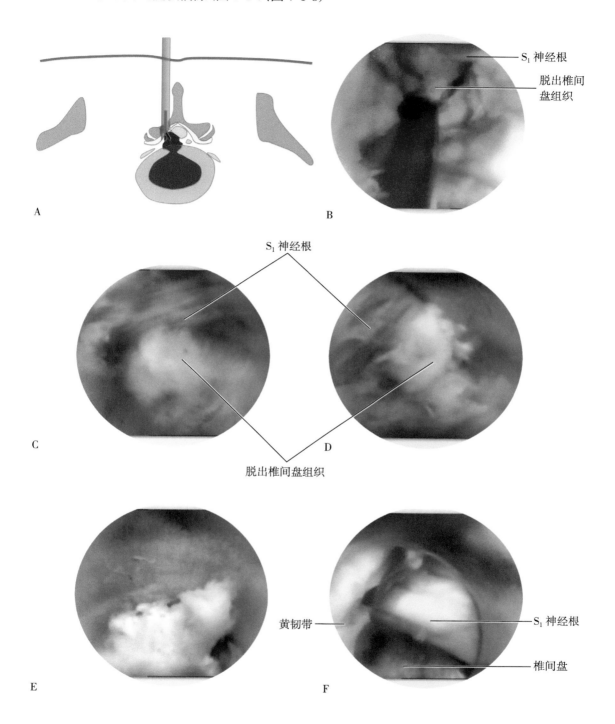

图 7-1-7　椎间盘平面突出物摘除及椎间盘内清理

A. 模式图显示椎间盘层面脱出物及椎间盘内清理；B. 以神经剥离器插入走行神经根外侧进行剥离；C~E. 旋转工作套管，显露脱出物，将神经根隔离在工作套管之外；F. 摘除脱出物及椎间盘内清理后，显示神经根

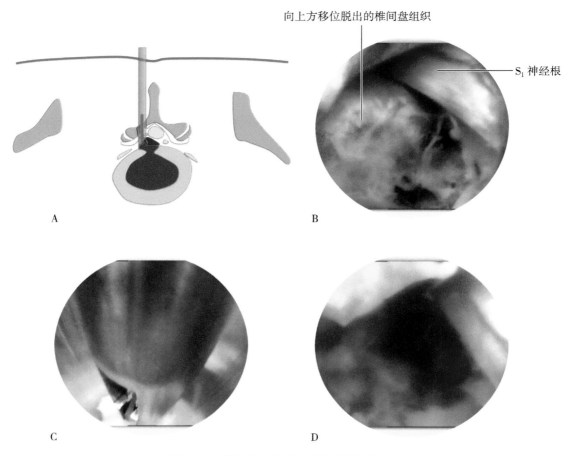

向上方移位脱出的椎间盘组织

S₁ 神经根

A

B

C

D

图 7-1-8 摘除向上方高度移位的脱出椎间盘

A、B. 显露向上方移位的脱出椎间盘组织；C. 以髓核钳摘除脱出移位的髓核组织；D. 探查神经减压的彻底性

6. 射频热凝、纤维环成形（图 7-1-9）

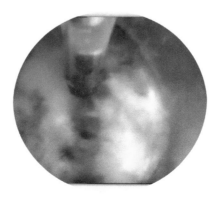

图 7-1-9 纤维环射频热凝成形术

7. 探查、结束手术（图 7-1-10）

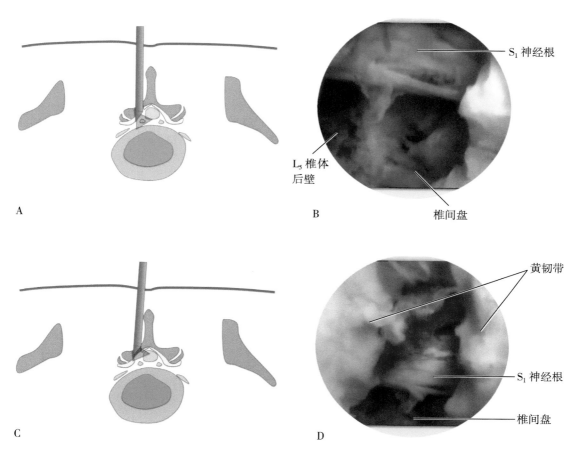

A

L₅ 椎体后壁

S₁ 神经根

椎间盘

B

C

黄韧带

S₁ 神经根

椎间盘

D

图 7-1-10　神经根探查
A、B. 探查走行神经根腹侧、外侧减压情况；C、D. 探查走行神经根背侧的腋部减压情况

## 四、手术疗效

1. 临床症状变化　术后即刻症状缓解。

2. 影像学结果　术后第二天复查腰椎 MRI 显示突出物被摘除，神经根减压充分（图 7-1-2C、F、I、L）。

视频6

（李振宙）

## 第二节 $L_5$~$S_1$ 节段根腋型椎间盘突出症的腋路手术

### 一、典型病例简介

ID016,男,33 岁。

1. 症状 腰痛伴右下肢放射痛 2 周。

2. 体征 跛行步态;腰椎侧弯,活动受限;$L_5$~$S_1$ 棘突上压痛、叩击痛(+),向右下肢放射,右侧踇长伸肌、腓骨长短肌、踇长屈肌肌力Ⅳ级,右下肢直腿抬高试验 60° (+),腰椎过伸试验(+);双下肢膝腱反射、跟腱反射减弱。

3. 影像学检查

(1) DR(图 7-2-1)

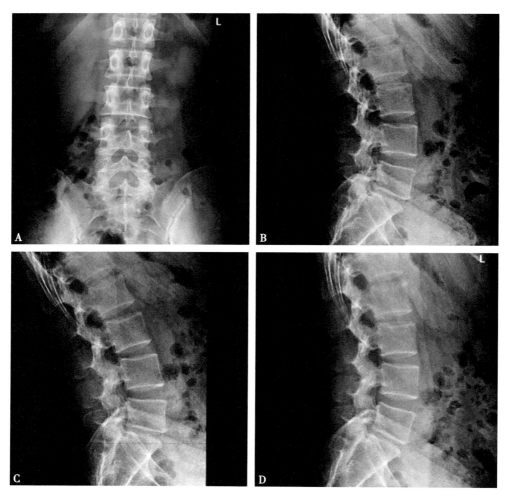

图 7-2-1 术前 X 线片示腰椎轻度退行性变化,$L_5$~$S_1$ 椎间隙狭窄,腰椎无明显节段性不稳定
A. 正位片;B. 中立位侧位片;C. 过伸位侧位片;D. 过屈位侧位片

（2）MRI（图 7-2-2A、B、E、F、H、I、M、N）

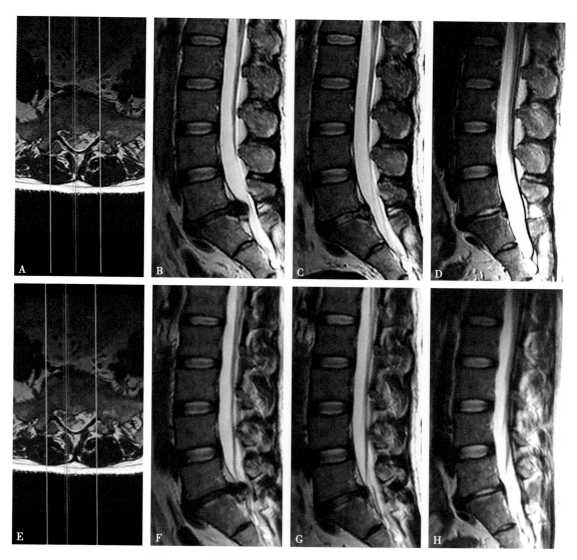

图 7-2-2　术前与术后第二天及术后 3 个月 MRI 对比

A. 定位相；B. 术前正中矢状位 MRI 显示 $L_5$~$S_1$ 椎间盘脱出，向下方高度移位；C. 术后第二天复查正中矢状位 MRI 显示 $L_5$~$S_1$ 突出椎间盘被摘除；D. 术后 3 个月复查正中矢状位 MRI 显示 $L_5$~$S_1$ 突出椎间盘被摘除，椎间盘后缘塑形良好；E. 定位相；F. 术前右旁正中矢状位 MRI 显示 $L_5$~$S_1$ 椎间盘脱出，向下方高度移位；G. 术后第二天复查右旁正中矢状位 MRI 显示 $L_5$~$S_1$ 突出椎间盘被摘除；H. 术后 3 个月复查右旁正中矢状位 MRI 显示 $L_5$~$S_1$ 突出椎间盘被摘除，椎间盘后缘塑形良好

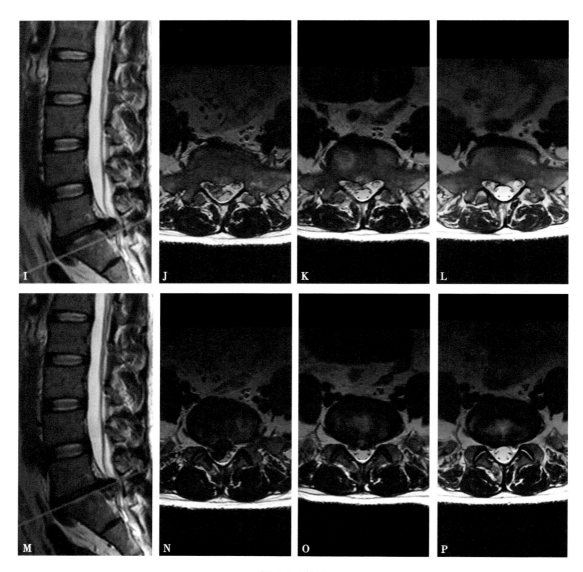

图 7-2-2（续）

I. 定位相；J. 术前 $S_1$ 椎弓根上缘水平轴位 MRI 显示 $L_5 \sim S_1$ 椎间盘右侧腋型脱出，向下方高度移位；K. 术后第二天复查 $S_1$ 椎弓根上缘水平轴位 MRI 显示 $L_5 \sim S_1$ 突出椎间盘被摘除，神经根减压充分；L. 术后 3 个月复查 $S_1$ 椎弓根上缘水平轴位 MRI 显示 $L_5 \sim S_1$ 突出椎间盘被摘除，神经根减压充分；M. 定位相；N. 术前 $S_1$ 椎体上终板水平轴位 MRI 显示 $L_5 \sim S_1$ 椎间盘右侧腋型脱出；O. 术后第二天复查 $S_1$ 椎体上终板水平轴位 MRI 显示 $L_5 \sim S_1$ 突出椎间盘被摘除，神经根减压充分；P. 术后 3 个月复查 $S_1$ 椎体上终板水平轴位 MRI 显示 $L_5 \sim S_1$ 突出椎间盘被摘除，神经根减压充分；椎间盘后缘塑形良好

4. 诊断　腰椎间盘突出症，$L_5$~$S_1$ 节段，椎管内右侧神经根腋型、脱出型、向下高度移位型（图 7-2-3）。

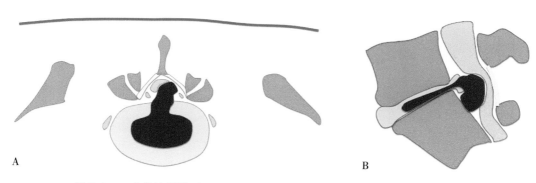

图 7-2-3　术前诊断模型：$L_5$~$S_1$ 椎间盘右侧神经根腋型脱出并向下高度移位
A. 轴位；B. 矢状位

## 二、术前计划

1. 手术入路　选择经 $L_5$~$S_1$ 右侧椎板间隙入路。
2. 黄韧带突破部位　$L_5$ 右侧黄韧带窗。
3. 椎管内手术入路　选择腋路。

## 三、手术过程

1. 手术室布局　同图 3-3-1。
2. 体位　俯卧位于脊柱手术架上，尽量减少腰椎前凸，避免腹部受压。
3. 麻醉　气管插管全麻。
4. 穿刺及工作套管置入（图 7-2-4、图 7-2-5、图 7-2-6）。
5. 内镜下突出髓核摘除（图 7-2-7、图 7-2-8）。
6. 射频热凝、纤维环成形。
7. 探查、结束手术（图 7-2-9）。

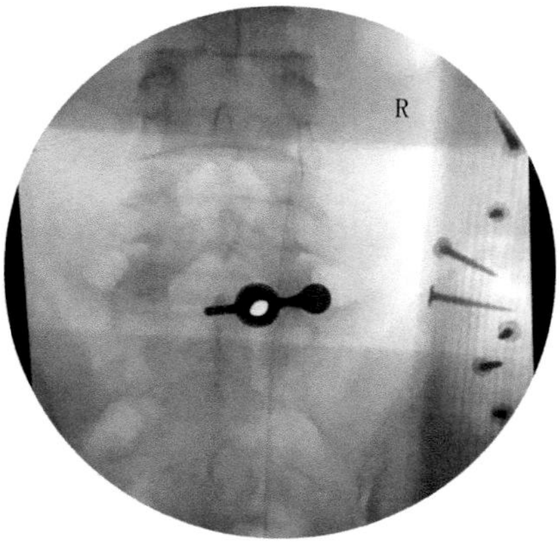

图 7-2-4　术中工作套管初始位置位于 $L_5$~$S_1$ 右侧黄韧带窗外侧缘，$S_1$ 椎板上缘

## 四、手术疗效

1. 临床症状变化　术后即刻症状缓解。
2. 影像学结果　术后第二天及术后 3 个月复查腰椎 MRI 示突出椎间盘摘除，神经根减压充分，椎间盘后缘塑形良好（图 7-2-2C、D、G、H、K、L、O、P）。

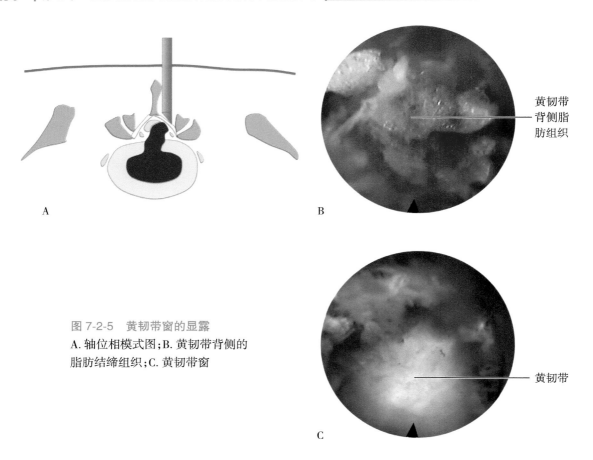

黄韧带背侧脂肪组织

黄韧带

图 7-2-5 黄韧带窗的显露
A. 轴位相模式图;B. 黄韧带背侧的脂肪结缔组织;C. 黄韧带窗

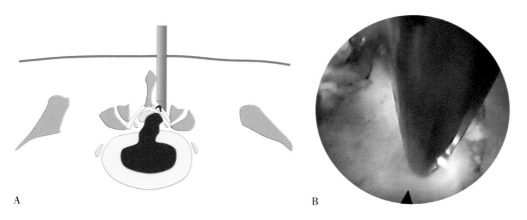

图 7-2-6 横行切开黄韧带
A、B. 内镜监视下横行切开黄韧带浅层

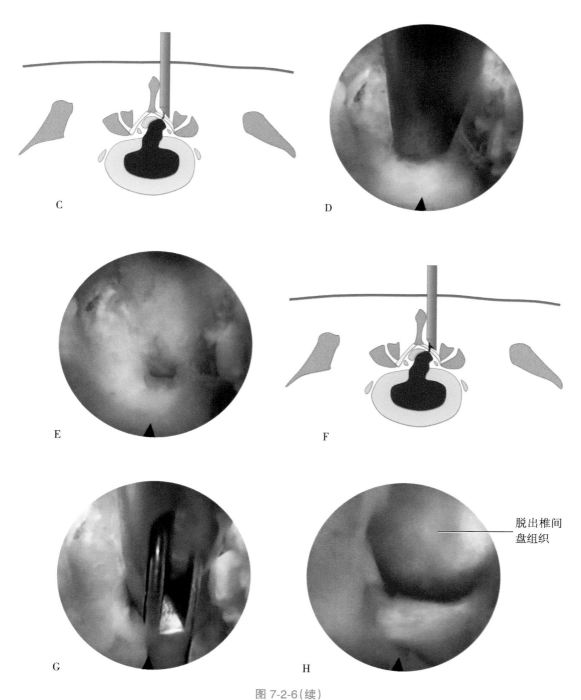

图 7-2-6(续)

C~E. 以神经剥离器顶破黄韧带深层;F~H. 以篮钳横行全层切开黄韧带直至显露神经根腋部的脱出物

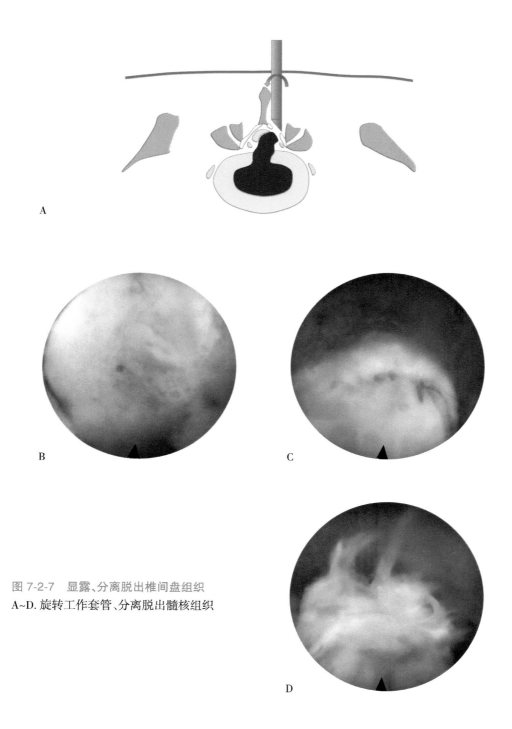

A

B

C

图 7-2-7 显露、分离脱出椎间盘组织
A~D. 旋转工作套管、分离脱出髓核组织

D

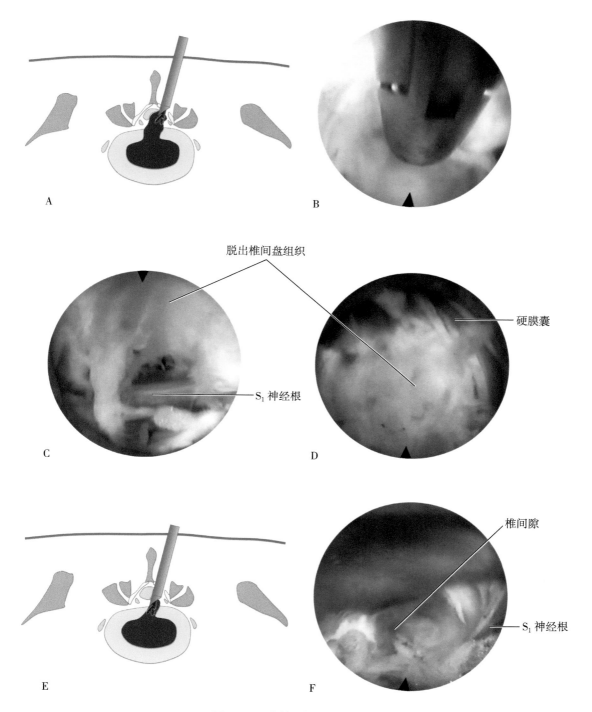

图 7-2-8 内镜下椎间盘摘除术

A、B.摘除脱出髓核组织;C.旋转工作套管,隔离硬膜囊,观察脱出物与神经根的关系;D.旋转工作套管,保护神经根,观察脱出物与硬膜囊的关系;E、F.经椎间盘破裂口行椎间盘内清理、减压

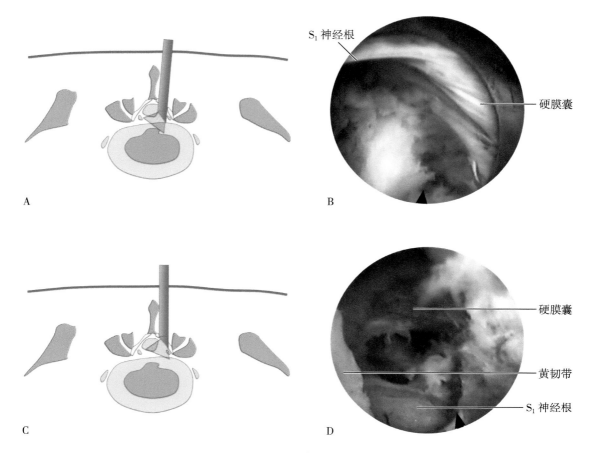

图 7-2-9　神经探查
A、B.探查硬膜囊腹侧减压情况；C、D.探查神经根腋部减压情况

（李振宙）

## 第三节　$L_{4-5}$ 节段根腋型椎间盘突出症的腋路 - 肩路手术

### 一、典型病例简介

ID017，女，43 岁。

1. 症状　腰痛伴左下肢放射痛 8 年，加重 2 周。

2. 体征　跛行步态；腰椎侧弯，活动受限；$L_4$~$S_1$ 棘突上压痛、叩击痛（+），向左下肢放射，左内踝正中、第一趾蹼背侧、左足背外侧、左外踝皮肤浅表感觉及针刺觉较健侧减弱，以左足背外侧、左外踝为著。左胫前肌肌力Ⅳ + 级，左姆长伸肌肌力Ⅳ级，左腓肠肌、腓骨长短肌肌力Ⅳ+ 级，左下肢直腿抬高试验 40°（+），左跟腱反射消失。

3. 影像学检查

（1）DR（图 7-3-1）

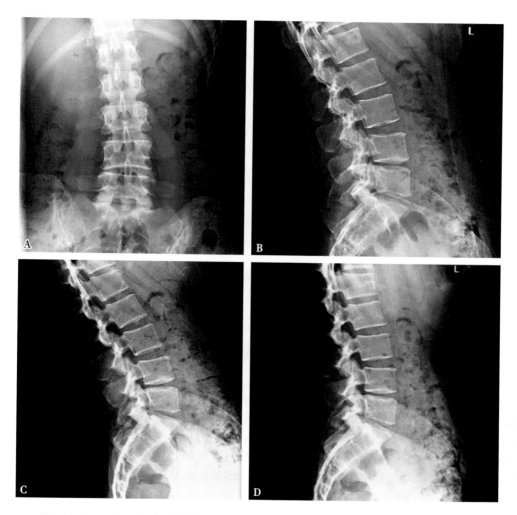

图 7-3-1　术前 X 线片示腰椎轻度退行性变化，轻度侧凸，腰椎无明显节段性不稳定
A. 正位片；B. 中立位侧位片；C. 过伸位侧位片；D. 过屈位侧位片

（2）MRI（图 7-3-2A、D）

4. 诊断　腰椎间盘突出症，$L_{4-5}$ 节段，椎管内左侧神经根腋型，巨大脱出型，向下低度移位型（图 7-3-3）。

## 二、术前计划

1. 手术入路　选择经 $L_{4-5}$ 左侧椎板间隙入路。

2. 黄韧带突破部位　$L_{4-5}$ 左侧关节突关节内侧缘。

3. 椎管内手术入路　选择腋路 - 肩路。

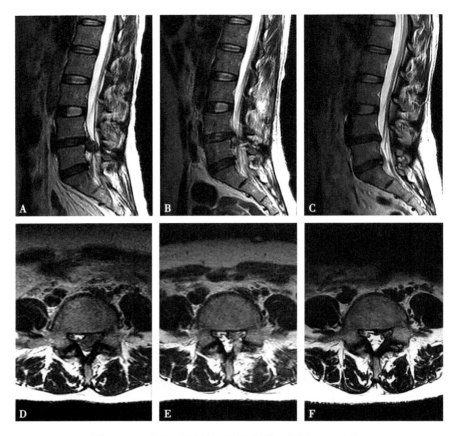

图 7-3-2 术前、术后第二天及术后 3 个月 MRI 对比

A. 术前左旁正中矢状位 MRI 显示 $L_{4-5}$ 椎间盘巨大型脱出,向下方低度移位;B. 术后第二天复查左旁正中矢状位 MRI 显示 $L_{4-5}$ 突出椎间盘被摘除;C. 术后 3 个月复查左旁正中矢状位 MRI 显示 $L_{4-5}$ 突出椎间盘被摘除,椎间盘后缘塑形良好;D. 术前 $L_5$ 椎弓根上缘水平轴位 MRI 显示 $L_{4-5}$ 椎间盘左侧腋型巨大型脱出,向下方低度移位;E. 术后第二天复查 $L_5$ 椎弓根上缘水平轴位 MRI 显示 $L_{4-5}$ 突出椎间盘被摘除,神经根减压充分;F. 术后 3 个月复查 $L_5$ 椎弓根上缘水平轴位 MRI 显示 $L_{4-5}$ 突出椎间盘被摘除,神经根减压充分,椎间盘后缘塑形良好

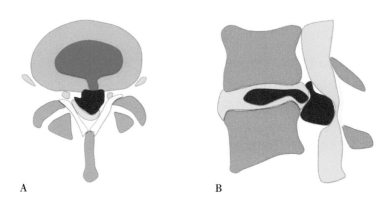

图 7-3-3 术前诊断模型:$L_{4-5}$ 椎间盘左侧神经根腋型、巨大脱出并向下低度移位
A. 轴位;B. 矢状位

## 三、手术过程

1. 手术室布局　同图 3-3-1。
2. 体位　俯卧位于脊柱手术架上,尽量减少腰椎前凸,避免腹部受压。
3. 麻醉　气管插管全麻。
4. 穿刺及工作套管置入(图 7-3-4、图 7-3-5)。

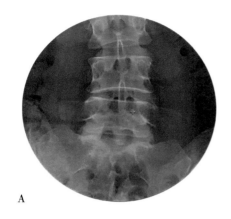 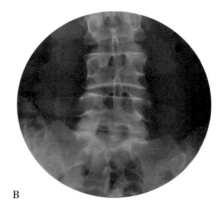

图 7-3-4　术前入路计划

A. 术前计划工作套管初始位置在左侧 L₅ 椎板上缘;B. 术前计划椎板间隙突破部位为关节突关节内侧缘

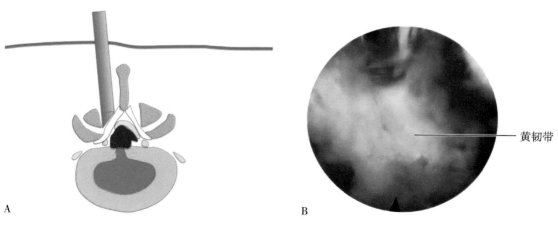

图 7-3-5　突破椎板间隙过程

A、B. 内镜监视下显露黄韧带窗

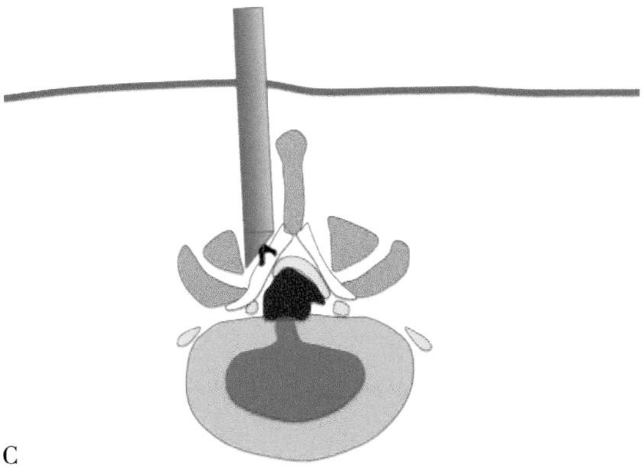

C

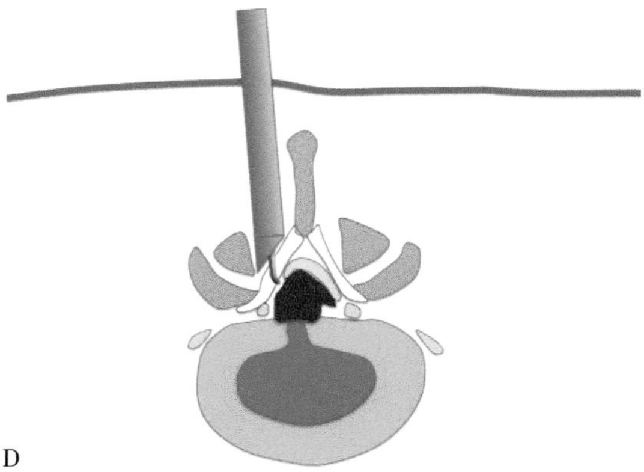

D

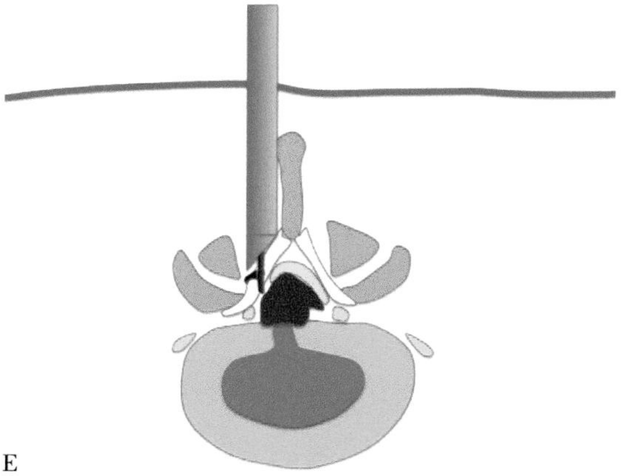

E

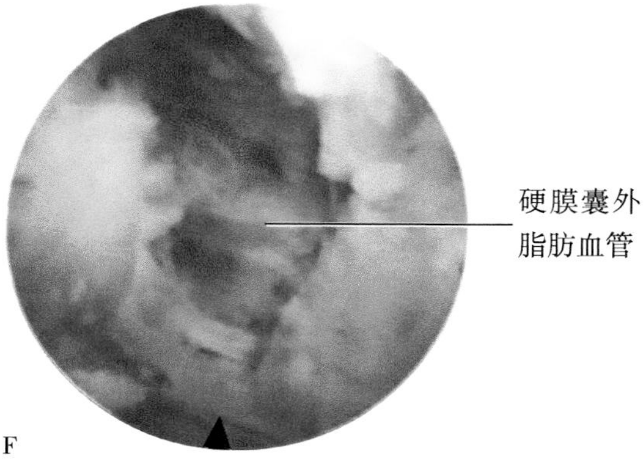

硬膜囊外
脂肪血管

F

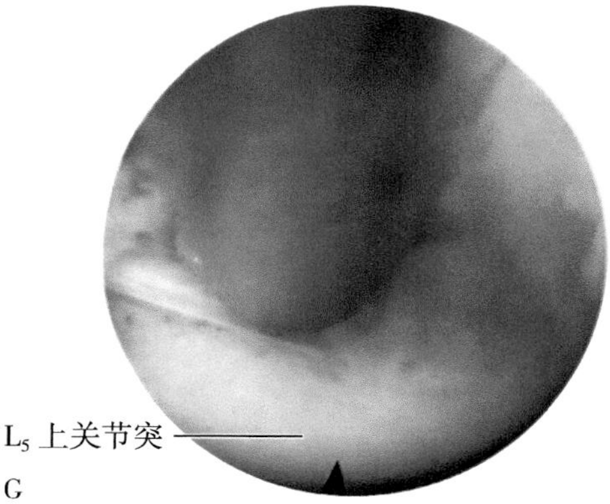

L₅ 上关节突

G

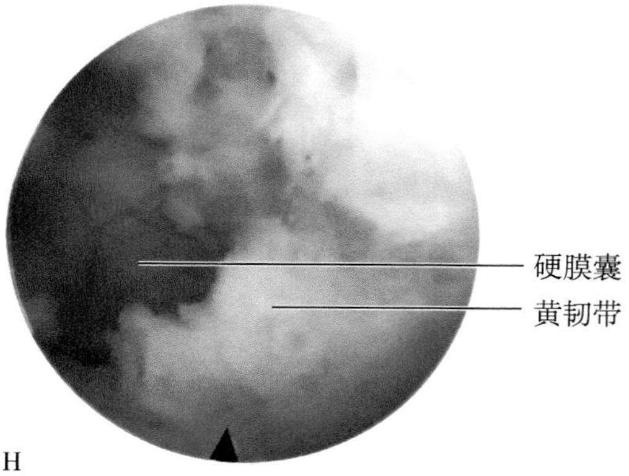

硬膜囊
黄韧带

H

图 7-3-5(续)

C. 横行切开黄韧带浅层；D. 顶破黄韧带深层；E、F. 横行切开黄韧带全层直至 L₅ 上关节突内侧缘；G、H. 以椎板咬骨钳切除上关节突内侧部分骨质直至显露神经根外侧缘

5. 内镜下突出髓核摘除（图 7-3-6）
6. 射频热凝、纤维环成形
7. 探查、结束手术（图 7-3-6M、N）

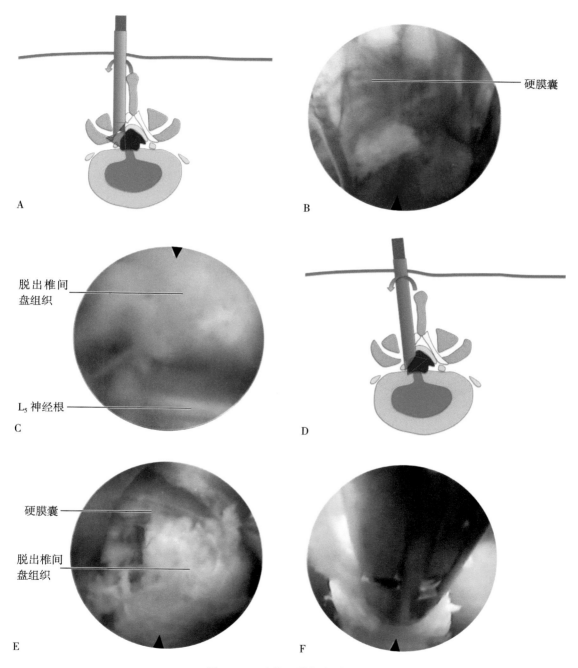

图 7-3-6　内镜下椎间盘摘除术

A~C. 内镜监视下分离神经根内侧缘与脱出物；D~F. 旋转工作套管进入神经根腋部，隔离神经根，观察脱出物与硬膜囊的关系，摘除脱出髓核组织

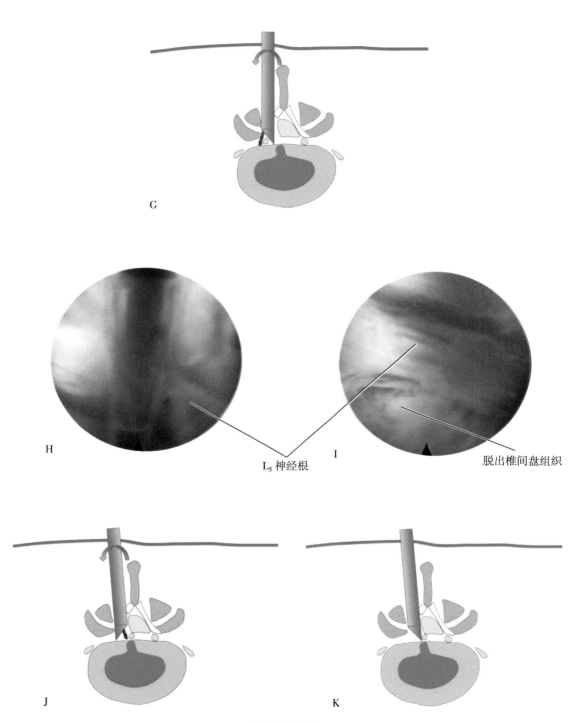

G

H

I

L$_5$ 神经根

脱出椎间盘组织

J

K

图 7-3-6（续）

G~I. 将工作套管转移至神经根肩部,暴露肩部脱出物并摘除;J~L. 旋转工作套管,保护神经根,经椎间盘破裂口进行椎间盘内清理及减压

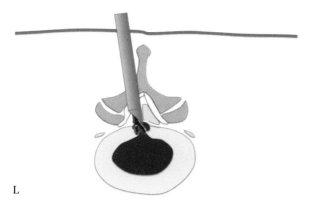

L

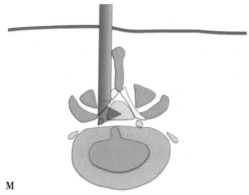

M

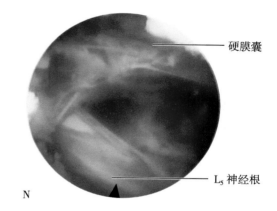

N

硬膜囊

$L_5$ 神经根

图 7-3-6(续)

M、N. 探查神经根肩部及腋部减压情况

## 四、手术疗效

1. 临床症状变化　术后即刻症状缓解。

2. 影像学结果　术后第二天及术后 3 个月复查腰椎 MRI 示突出椎间盘摘除,神经根减压充分,椎间盘后缘塑形良好(图 7-3-2B、C、E、F)。

(李振宙)

# 第四节　$L_{4-5}$ 节段根肩型椎间盘突出症的肩路手术

## 一、典型病例简介

ID018,女,42 岁。

1. 症状　腰痛 5 年,加重伴左下肢放射痛 3 周。

2. 体征　卧床强迫体位；腰椎活动受限；$L_4$~$S_1$ 棘突上压痛、叩击痛（+），向左下肢放射，左小腿外侧、后侧、左足背第一趾蹼背侧、左足背外侧皮肤针刺觉及浅表感觉较健侧敏感；左侧跆长伸肌肌力Ⅲ级、腓肠肌肌力Ⅳ级、腓骨长短肌肌力Ⅳ级；左下肢直腿抬高试验30°（+），双下肢膝腱反射、跟腱反射正常。

3. 影像学检查

（1）DR（图 7-4-1）

（2）MRI（图 7-4-2A、C）

4. 诊断腰椎间盘突出症，$L_{4-5}$ 节段，左侧肩型脱出（图 7-4-3）。

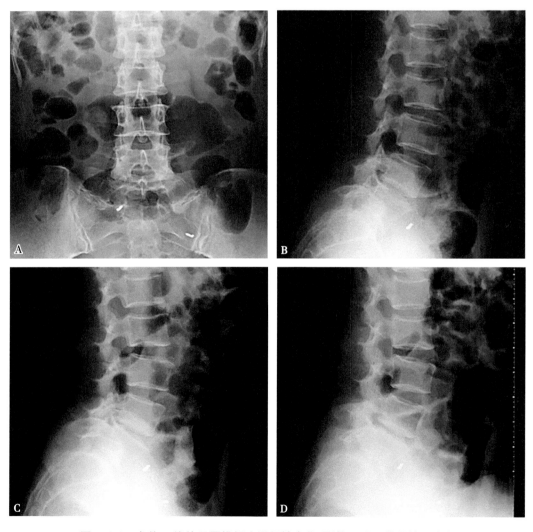

图 7-4-1　术前 X 线片示腰椎轻度退行性变化，腰椎无明显节段性不稳定
A. 正位片；B. 中立位侧位片；C. 过伸位侧位片；D. 过屈位侧位片

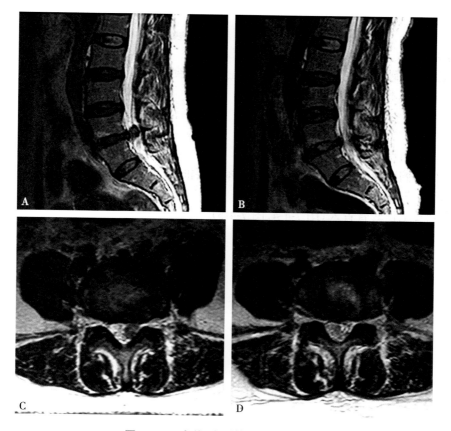

图 7-4-2　术前、术后第二天 MRI 对比

A. 术前左旁正中矢状位 MRI 显示 $L_{4-5}$ 椎间盘脱出,向上方轻度移位;B. 术后第二天复查左旁正中矢状位 MRI 显示 $L_{4-5}$ 突出椎间盘被摘除;C. 术前 $L_{4-5}$ 椎间盘水平轴位 MRI 显示 $L_{4-5}$ 椎间盘左侧肩型脱出,压迫左侧 $L_5$ 神经根;D. 术后第二天复查 $L_{4-5}$ 椎间盘水平轴位 MRI 显示 $L_{4-5}$ 突出椎间盘被摘除,左侧 $L_5$ 神经根减压充分

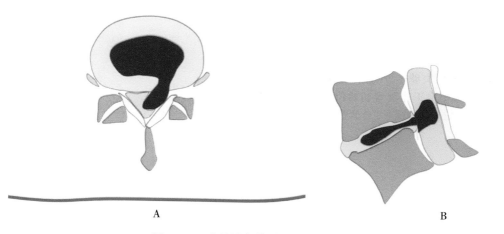

图 7-4-3　术前诊断模型:$L_{4-5}$ 左侧椎间盘肩型脱出

A. 轴位;B. 矢状位

## 二、术前计划

1. 手术入路　选择经 $L_{4~5}$ 左侧椎板间隙入路。
2. 黄韧带突破部位　$L_4$ 椎板下区，$L_{4~5}$ 左侧关节突关节内侧缘。
3. 椎管内手术入路　选择肩路。

## 三、手术过程

1. 手术室布局　同图 3-3-1。
2. 体位　俯卧位于脊柱手术架上，尽量减少腰椎前凸，避免腹部受压。
3. 麻醉　气管插管全麻。
4. 穿刺及工作套管置入（图 7-4-4、图 7-4-5）

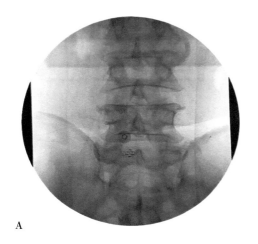

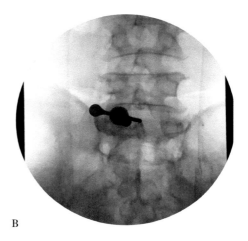

图 7-4-4　工作套管规划及初始位置

A. 工作套管拟定突破椎板间隙部位（圆形金属标记区）及拟定工作套管初始位置（红十字）;B、C. 正侧位 X 线透视下工作套管初始位置

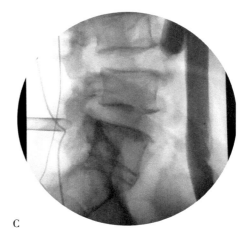

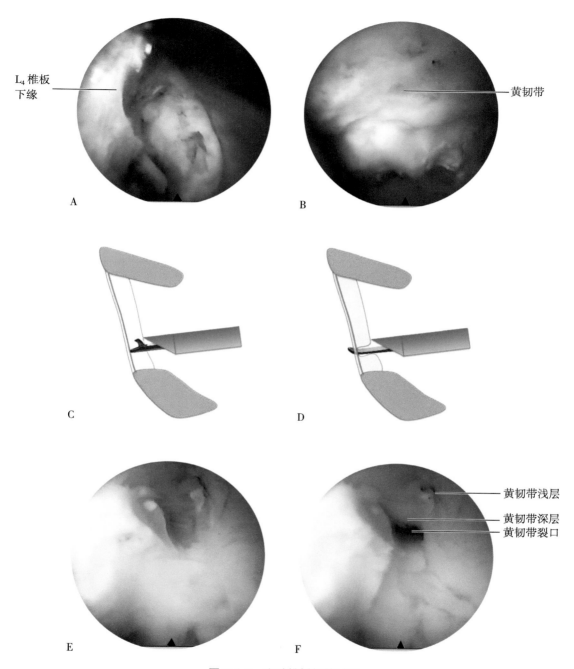

图 7-4-5 突破椎板间隙过程

A. 内镜监视下切除左侧 L₄ 椎板下缘骨质；B. 内镜监视下显露黄韧带与左侧 L₅ 上关节突内侧缘；C. 横行切开黄韧带浅层；D. 以神经剥离器顶破黄韧带深层；E、F. 内镜下显示切断黄韧带浅层及顶破黄韧带深层

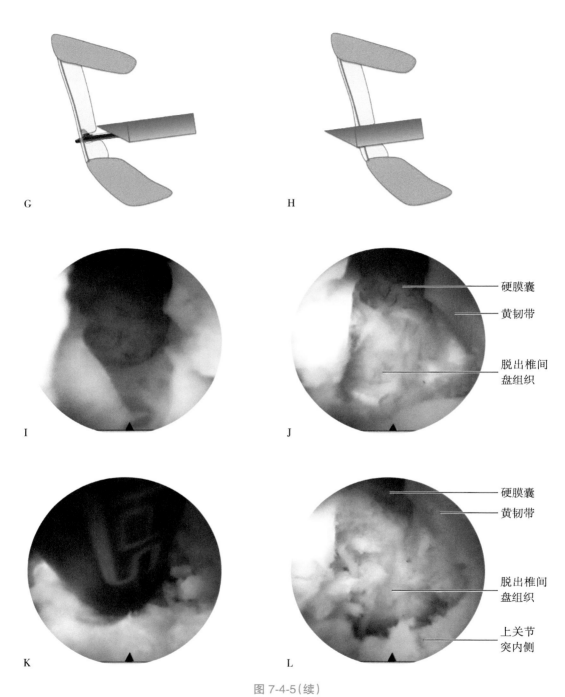

图 7-4-5（续）

G~J. 横行切开黄韧带全层直至 L$_5$ 上关节突内侧缘,显露神经根肩部的脱出髓核组织;K、L. 以椎板咬骨钳切除上关节突内侧部分骨质直至充分显露神经根外侧缘及脱出髓核组织

5. 内镜下突出髓核摘除（图 7-4-6）

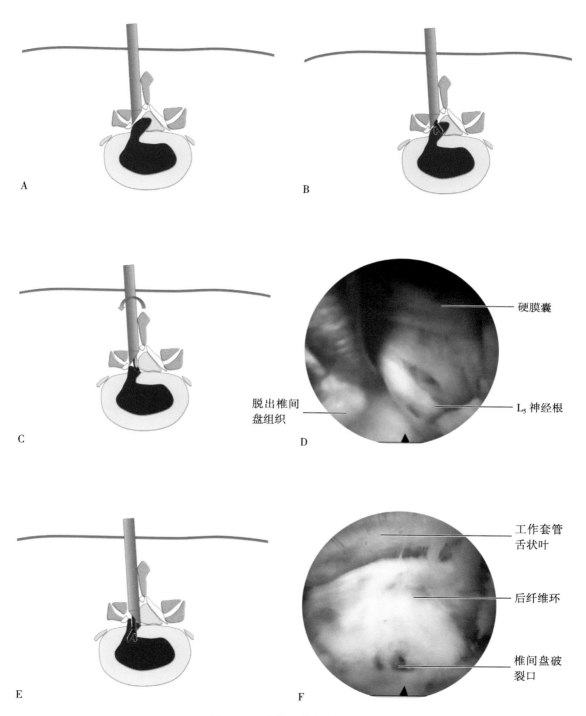

图 7-4-6　内镜下椎间盘摘除术

A、B. 内镜监视下摘除脱出髓核组织；C、D. 分离神经根外侧缘与脱出物，旋转工作套管，隔离神经根；E、F. 经椎间盘破裂口进行椎间盘内清理及减压

6. 射频热凝、纤维环成形（图7-4-7A、B）

7. 探查、结束手术（图7-4-7C~G）

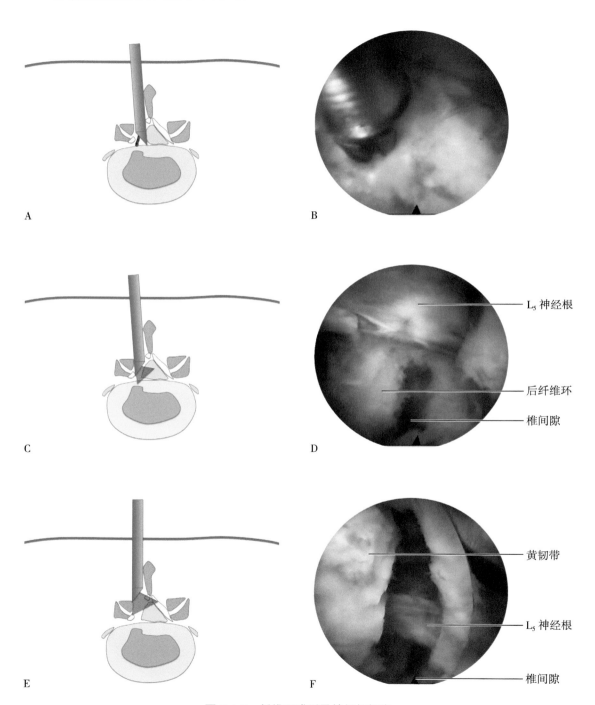

图7-4-7 纤维环成形及神经根探查

A、B. 对纤维环破裂口进行射频热凝、纤维环成形术；C、D. 探查走行神经根腹侧及外侧减压情况；E~G. 探查走行神经根背侧减压情况及黄韧带切口周围

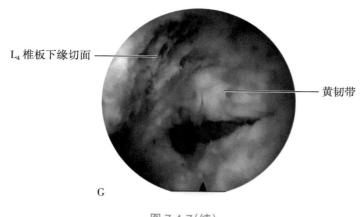

$L_4$椎板下缘切面 —

— 黄韧带

G

图 7-4-7(续)

### 四、手术疗效

1. 临床症状变化 术后即刻症状缓解。

2. 影像学结果 术后第二天复查腰椎 MRI 显示突出物被摘除,神经根减压充分(图 7-4-2B、D)。

(李振宙)

## 第五节 $L_{4-5}$节段根腋型并向尾侧超高度移位的椎间盘突出症的腋路 - 肩路手术

### 一、典型病例简介

ID019,男,43 岁。

1. 症状 右侧腰、臀部疼痛,伴右足踇趾麻木半月,加重 4 小时。

2. 体征 跛行步态;腰椎侧弯,活动受限;$L_{4-5}$棘突间压痛(+),无叩击痛,右足背第一趾蹼背、内侧针刺觉及浅表感觉较健侧减弱,右侧踇长伸肌肌力Ⅳ级。

3. 影像学检查

(1) DR(图 7-5-1)

(2) MRI(图 7-5-2A、D、G)

4. 诊断 腰椎间盘突出症,$L_{4-5}$节段,椎管内右侧神经根腋型、脱出型、向下超高度移位型(图 7-5-3)。

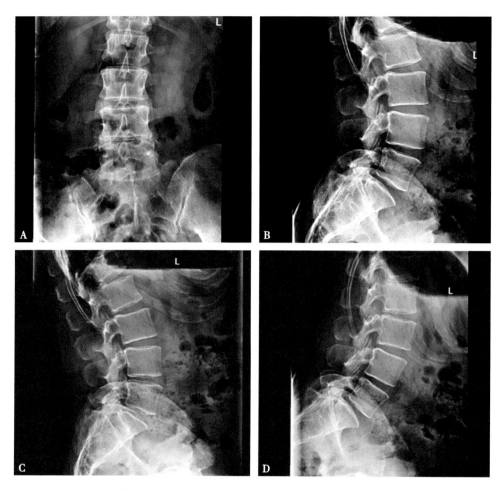

图 7-5-1　术前 X 线片示腰椎轻度退行性变化,腰椎轻度侧凸,L$_{4~5}$ 椎间隙狭窄,腰椎无明显节段性不稳定

A. 正位片;B. 中立位侧位片;C. 过伸位侧位片;D. 过屈位侧位片

## 二、术前计划

1. 手术入路　选择经 L$_{4~5}$ 右侧椎板间隙入路。
2. 黄韧带突破部位　L$_5$ 右侧椎板上缘 - 黄韧带交界区。
3. 椎管内手术入路　选择腋路 - 肩路。

## 三、手术过程

1. 手术室布局　同图 3-3-1。
2. 体位　俯卧位于脊柱手术架上,尽量减少腰椎前凸,避免腹部受压。
3. 麻醉　气管插管全麻。
4. 穿刺及工作套管置入(图 7-5-4、图 7-5-5)

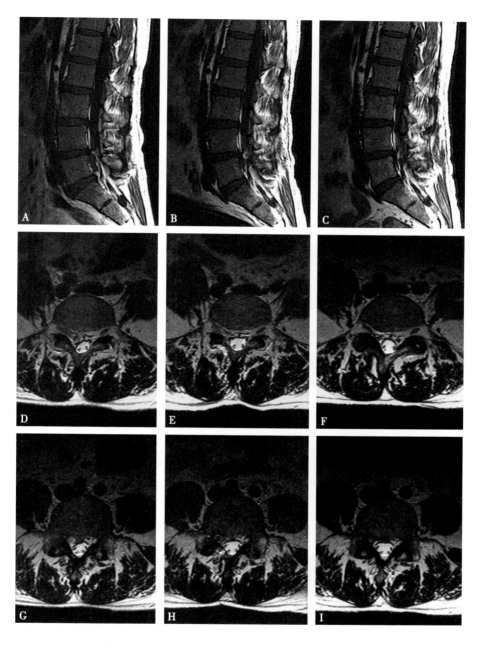

图 7-5-2 术前与术后第二天及术后 3 个月 MRI 对比

A. 术前右旁正中矢状位 MRI 显示 $L_{4-5}$ 椎间盘脱出，向下方超高度移位；B. 术后第二天复查右旁正中矢状位 MRI 显示 $L_{4-5}$ 突出椎间盘被摘除；C. 术后 3 个月复查右旁正中矢状位 MRI 显示 $L_{4-5}$ 突出椎间盘被摘除，椎间盘及椎体后缘塑形良好；D. 术前 $L_5$ 椎体中分水平轴位 MRI 显示 $L_{4-5}$ 椎间盘右侧腋型脱出，向下方超高度移位；E. 术后第二天复查 $L_5$ 椎体中分水平轴位 MRI 显示 $L_{4-5}$ 突出椎间盘被摘除，神经根减压充分；F. 术后 3 个月复查 $L_5$ 椎体中分水平轴位 MRI 显示 $L_{4-5}$ 突出椎间盘被摘除，神经根减压充分，椎体后缘塑形良好；G. 术前 $L_5$ 椎弓根上缘水平轴位 MRI 显示 $L_{4-5}$ 椎间盘右侧腋型脱出，向下方移位；H. 术后第二天复查 $L_5$ 椎弓根上缘水平轴位 MRI 显示 $L_{4-5}$ 突出椎间盘被摘除，神经根减压充分；I. 术后 3 个月复查 $L_5$ 椎弓根上缘水平轴位 MRI 显示 $L_{4-5}$ 突出椎间盘被摘除，神经根减压充分，椎体后缘塑形良好

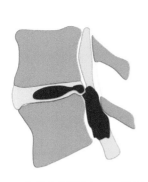

图 7-5-3 术前诊断模型:L$_{4\sim5}$ 椎间盘右侧神经根腋型脱出并向下超高度移位

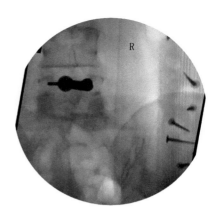

图 7-5-4 术中工作套管初始位置在右侧 L$_5$ 椎板上缘

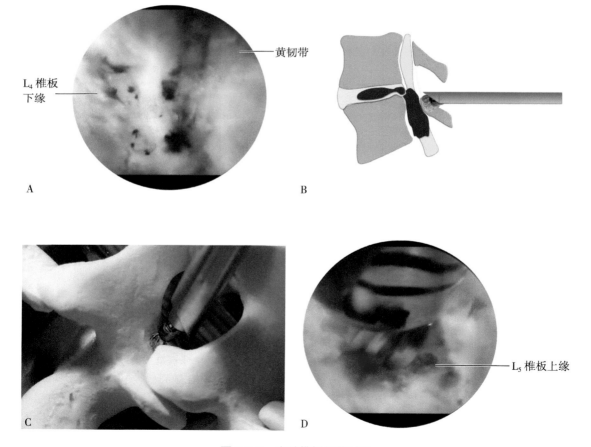

图 7-5-5 突破椎板间隙过程

A. 内镜监视下显露黄韧带与 L$_5$ 右侧椎板上缘交界区;B~F. 内镜监视下以头部可屈曲磨钻磨除右侧 L$_5$ 椎板上缘浅层骨质

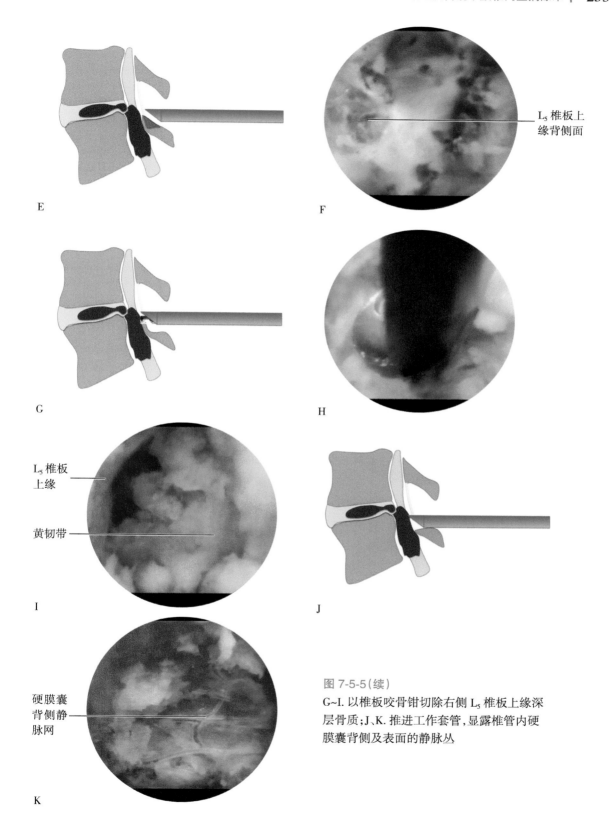

E

F

L₅ 椎板上
缘背侧面

G

H

L₅ 椎板
上缘

黄韧带

I

J

硬膜囊
背侧静
脉网

K

图 7-5-5(续)

G~I. 以椎板咬骨钳切除右侧 L₅ 椎板上缘深
层骨质;J、K. 推进工作套管,显露椎管内硬
膜囊背侧及表面的静脉丛

5. 内镜下突出髓核摘除(图 7-5-6)

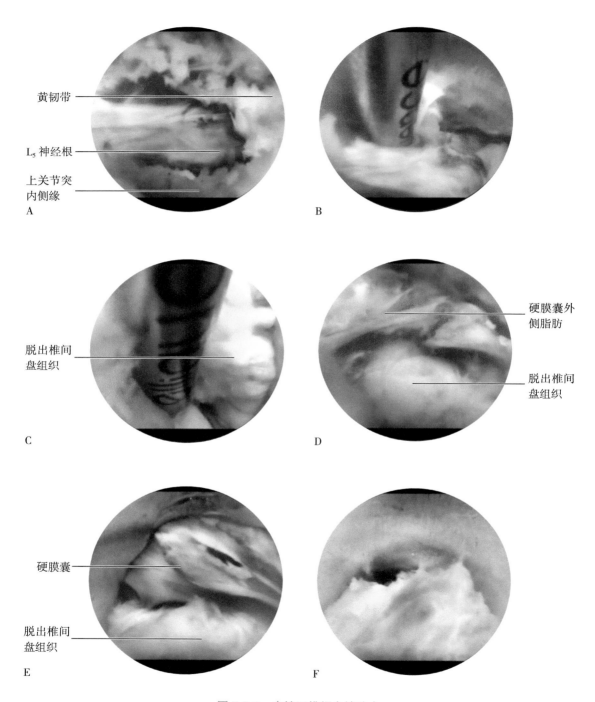

图 7-5-6 内镜下椎间盘摘除术

A~C. 内镜监视下分离神经根内侧缘与脱出物;D~G. 旋转工作套管进入神经根腋部,隔离神经根,摘除脱出髓核组织

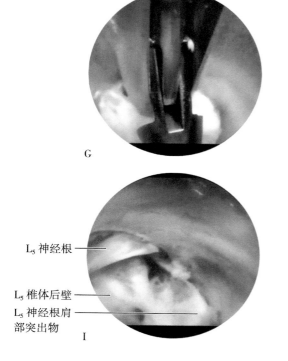

G

硬膜囊

$L_5$ 神经根腋部

H

$L_5$ 神经根

$L_5$ 椎体后壁

$L_5$ 神经根肩部突出物

I

图 7-5-6（续）

H. 探查腋部彻底减压；I. 将工作套管转移至神经根肩部，暴露肩部脱出物并摘除，经椎间盘破裂口进行椎间盘内清理及减压

6. 射频热凝、纤维环成形（图 7-5-7A）

7. 探查、结束手术（图 7-5-7B、C）

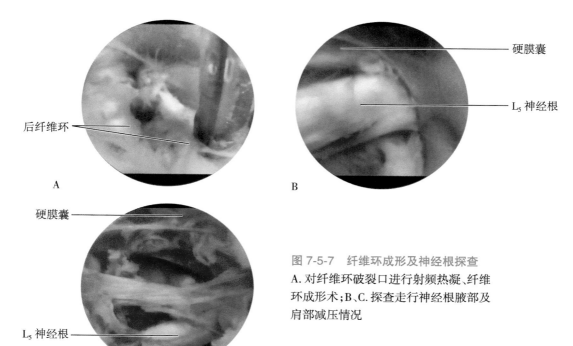

后纤维环

A

硬膜囊

$L_5$ 神经根

B

硬膜囊

$L_5$ 神经根

C

图 7-5-7　纤维环成形及神经根探查

A. 对纤维环破裂口进行射频热凝、纤维环成形术；B、C. 探查走行神经根腋部及肩部减压情况

### 四、手术疗效

1. 临床症状变化　术后即刻症状缓解。

2. 影像学结果　术后第 2 天及术后 3 个月复查腰椎 MRI 显示突出物被摘除,神经根减压充分(图 7-5-2B、C、E、F、H、I)。

(李振宙)

## 第六节　复发性腰椎间盘突出症经椎板间隙<br>入路经皮内镜下翻修手术

### 一、经椎板间隙入路经皮内镜下手术翻修同侧复发椎间盘突出典型病例

#### (一) 典型病例简介

IDZJC001,男,44 岁。

1. 症状　经椎板间隙入路经皮内镜下椎间盘摘除术后 2 年余,腰痛伴左下肢放射痛、麻木、乏力 4 个月余。

2. 体征　左臀部肌肉较右侧萎缩,腰背部见陈旧手术瘢痕,长约 7mm;$L_5 \sim S_1$ 左侧椎旁压痛,左侧坐骨神经压痛,左臀部、左大腿后侧、左小腿后侧、足背外侧及足跟部触痛觉减退,鞍区感觉减退;左侧直腿抬高(30°)及加强试验阳性;左踝外翻肌力左侧Ⅳ级;左踇背伸肌力Ⅳ级;左侧踇跖屈肌力Ⅳ级。

3. 影像学检查

(1) 第一次手术术前影像资料

DR(图 7-6-1)

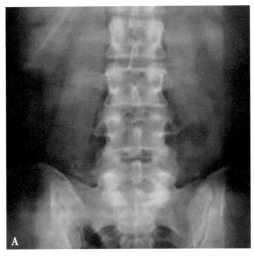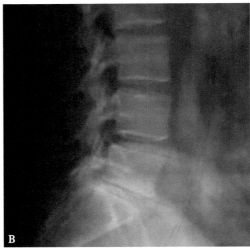

图 7-6-1　第一次术前 DR<br>A. 正位片;B. 侧位片

MRI（图 7-6-2）

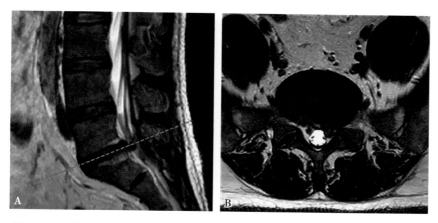

图 7-6-2　第一次术前腰椎 $T_2$ 加权相 MRI 显示 $L_5\sim S_1$ 椎间盘左侧侧后方型突出
A. 矢状位相；B. 轴位相

CT（图 7-6-3）

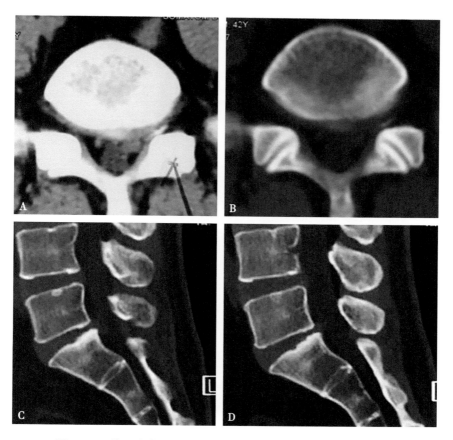

图 7-6-3　第一次术前 CT 显示 $L_5\sim S_1$ 左侧侧后方型突出，无钙化
A. 轴位软组织窗；B. 轴位骨窗；C、D. 矢状位重建相

（2）术后 1 年时随访 MRI（图 7-6-4）

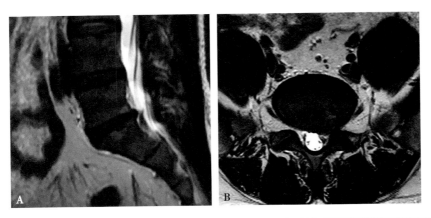

图 7-6-4　第一次术后 1 年随访，MRI 示患者髓核摘除干净，神经根及硬膜囊无明显受压
A. 矢状位相；B. 轴位相

（3）术后 2 年余复发，手术前影像资料

DR（图 7-6-5）

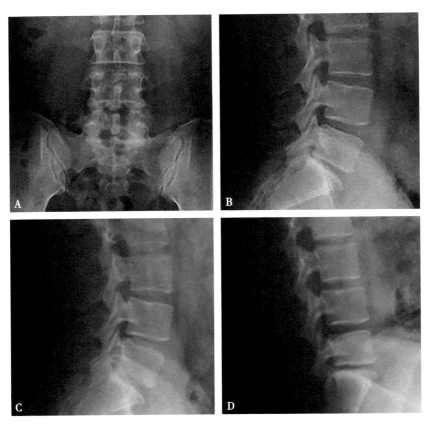

图 7-6-5　第二次手术前 DR
A. 正位片；B. 侧位片；C. 过伸位侧位片；D. 过屈位侧位片

MRI（图 7-6-6）

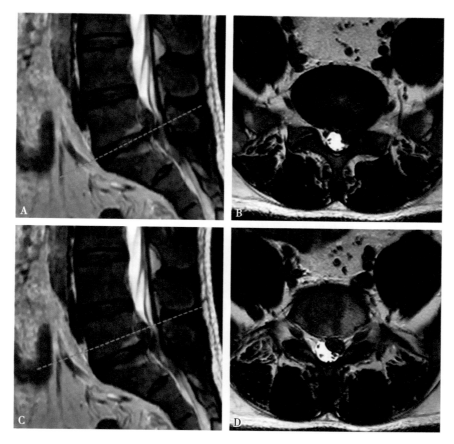

图 7-6-6 第二次手术前腰椎 MRI 显示 $L_5 \sim S_1$ 椎间盘原部位复发
A、B. 椎间盘水平突出；C、D. 向上方移位型脱出

CT（图 7-6-7）

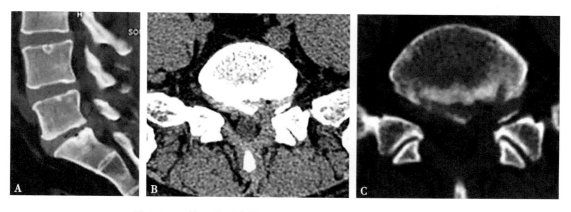

图 7-6-7 第二次手术前 CT 显示 $L_5 \sim S_1$ 椎间盘原部位复发
A. 矢状位；B. 轴位软组织窗；C. 轴位骨窗

4. 诊断 腰椎间盘突出症术后复发,$L_5$~$S_1$ 节段,左侧侧后方脱出,向上方高度移位型;腰椎管狭窄症伴不全马尾神经损害。

### (二)术前计划

1. 手术入路 及技术选择同侧经椎板间隙经皮内镜下手术翻修。

2. 原因 患者 $L_5$~$S_1$ 椎间盘突出症经椎板间隙经皮内镜术后同侧复发,且向上游离脱垂明显,经椎板间隙入路经皮内镜下翻修手术可彻底摘除游离脱垂的髓核;第一次手术为经皮内镜手术,手术创伤小,术后局部瘢痕粘连较轻,故选择经椎板间隙入路经皮内镜下手术翻修。

3. 黄韧带突破部位 本例翻修患者为经椎板间隙入路经皮内镜下腰椎间盘摘除术后复发,手术区域瘢痕并不严重,结合患者复发为向后上方脱出,故制定手术策略时,选择 $L_5$ 左侧椎板下缘及 $L_5$ 下关节突内侧缘交界处作为进入椎管的突破口,这样既可以绕过第一次手术可能存在的瘢痕区域,也更容易向上方探查、彻底摘除脱出的髓核组织。

### (三)手术过程

1. 麻醉及体位 所有患者均采用全身麻醉。麻醉成功后,患者俯卧于俯卧垫上使腹部悬空。调整手术床,使患者腰前弓尽量减小,尽量使椎板间隙张开,以利于工作管道进入。

2. 穿刺及工作套管置入(图 7-6-8) 穿刺点选择 $L_5$~$S_1$ 椎间隙平面,棘突中线旁开 2.5cm 穿刺,明确手术切口矢状位位置,同时避免穿刺针穿破硬膜;手术切口选择上次手术瘢痕旁,紧贴棘突,做一长约 7mm 手术切口。置入铅笔头状的扩张管至 $S_1$ 椎板上缘与上关节突关节内侧缘交界处,沿软组织扩张器旋入工作管道。

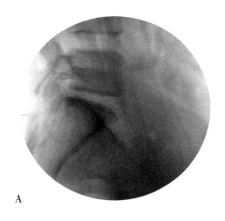
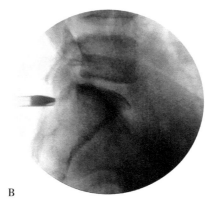

A

B

图 7-6-8 X 线透视引导下置入工作套管
A.侧位 X 线透视下穿刺针置入至 $S_1$
椎板上缘背侧;B.软组织扩张器植入;
C.正位 X 线透视证实工作套管位置

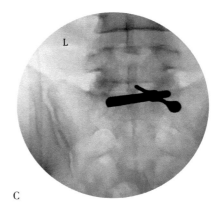

C

3. 内镜下突出髓核摘除（图 7-6-9）
4. 射频热凝、纤维环成形
5. 探查、结束手术（图 7-6-9I~K）

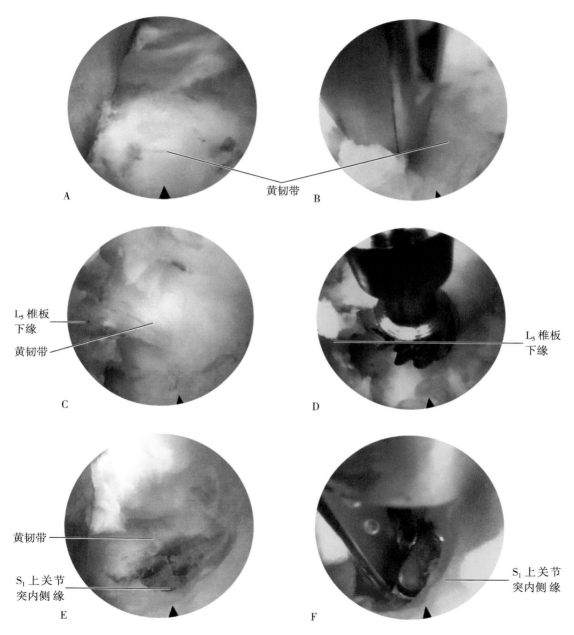

图 7-6-9　内镜下突出黄韧带、显露脱出椎间盘及摘除

A. 清除黄韧带表面软组织,暴露黄韧带;B. 用篮钳剪除浅层黄韧带及瘢痕组织;C. 显露深层黄韧带,向上显露 L₅ 椎板下缘,S₁ 上关节突内侧缘,可见少量瘢痕组织;D.磨除 L₅ 椎板下缘及 S₁ 上关节突内侧部分骨质;E.经磨除骨质与黄韧带止点交界处突破黄韧带,避开上次手术后可能与硬膜囊或神经根粘连的瘢痕组织;F. 椎板咬骨钳咬除 L₅ 椎板下缘及 S₁ 上关节突内侧部分骨质行椎板扩大开窗,以便摘除向上游离的髓核组织

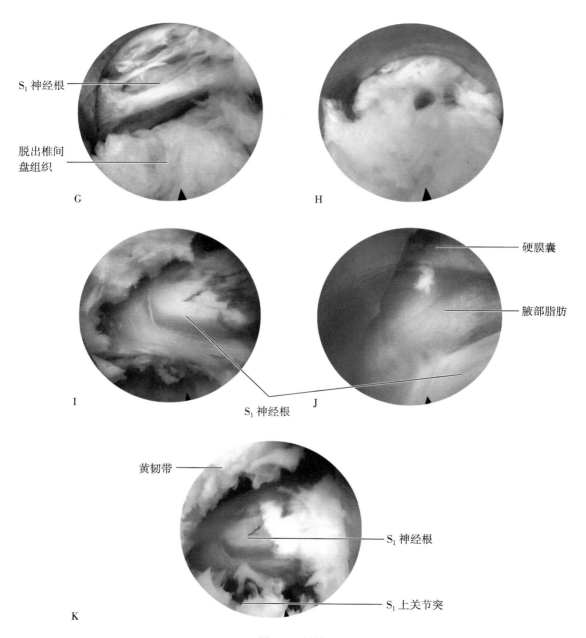

图 7-6-9(续)

G. 破黄韧带后,见术前粘连及复发髓核组织;H. 突出髓核组织对 $S_1$ 神经根压迫较重;I. 从神经根肩部摘除突出的髓核减压及松解后,神经根减压彻底,活动度好;J. 将工作导管舌头缓慢旋转至神经根腋下,探查腋下,见腋下脂肪组织;K. 减压完成后,行椎间盘射频热凝、纤维环成形,逐渐退出工作管道,见黄韧带及软组织缓慢覆盖手术区域,手术结束

**(四) 手术疗效**

1. 临床症状变化　术后患者左下肢疼痛、麻木较术前明显缓解。

2. 影像学结果　术后 3 个月随访腰椎 MRI 示脱出髓核摘除彻底 (图 7-6-10)。

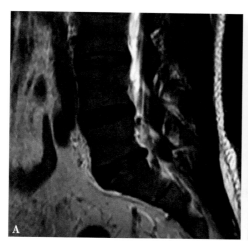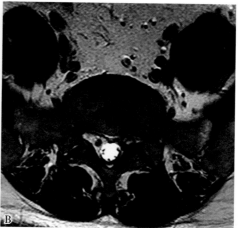

图 7-6-10　第二次手术后 3 个月复查腰椎 MRI 显示脱出物被摘除,左侧 $S_1$ 神经根减压充分
A. 矢状位;B. 轴位

(曾建成　聂鸿飞)

## 二、经椎板间隙入路经皮内镜下手术翻修 MED 术后同侧复发椎间盘突出典型病例

**(一) 典型病例简介**

IDZJC002,男,50 岁。

1. 症状　反复腰痛、左下肢疼痛麻木 3 个月余,1 个月前在外院行显微内镜下椎间盘摘除术 (microendoscopic discectomy,MED) 术后,症状缓解,术后第 5 天后无明显诱因再次出现左下肢疼痛麻木,经保守治疗 1 个月无效。

2. 体征　左臀部肌肉较轻度萎缩,$L_5$ 水平左侧棘突旁可见约 3cm 手术瘢痕,微红,无红肿渗液;$L_5 \sim S_1$ 左侧椎旁压痛,左侧左大腿后侧、左小腿外侧放射痛伴皮肤触痛觉减退,鞍区感觉无减退;左侧直腿抬高 30°(+) 及加强试验阳性;左跨背伸肌力 Ⅲ + 级,跖屈肌力 Ⅳ 级;左侧跟腱反射减弱。

3. 影像学检查

(1) 第一次手术术前腰椎 MRI (图 7-6-11)

(2) 第二次手术前影像学资料:患者于外院行椎管内麻醉 MED 下椎间盘髓核摘除术,术后第 5 天复发,经椎板间隙入路经皮内镜下翻修手术术前影像资料。

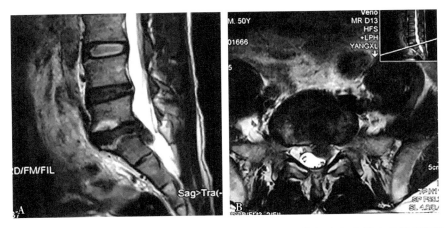

图 7-6-11 第一次术前腰椎 $T_2$ 加权相 MRI 显示 $L_5$~$S_1$ 椎间盘向左后方突出（根腋型），左侧 $S_1$ 神经根及硬膜囊受压
A. 矢状位相；B. 轴位相

DR（图 7-6-12）

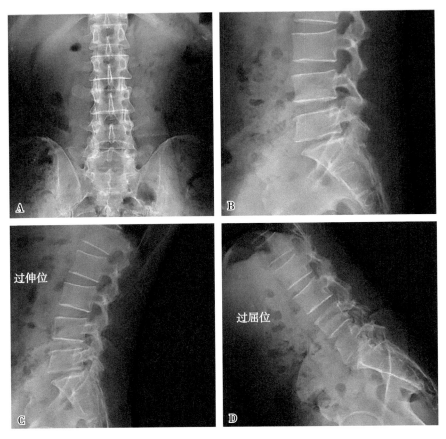

图 7-6-12 第二次手术前 DR
A. 正位片；B. 侧位片；C. 过伸位侧位片；D. 过屈位侧位片

MRI（图 7-6-13）

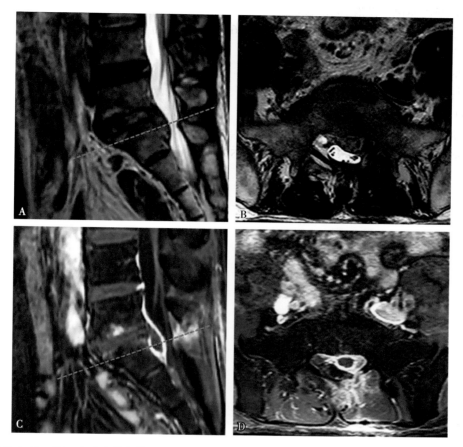

图 7-6-13　第二次手术前腰椎 MRI 提示 $L_5 \sim S_1$ 椎间盘向左后方脱出，向下游离脱垂于椎管内

A、B. $T_2$ 加权相 MRI；C、D. $T_1$ 加权压脂相增强 MRI

4. **诊断**　腰椎间盘突出症术后复发，$L_5 \sim S_1$ 节段，左侧侧后方脱出，向下方高度移位型；腰椎管狭窄症伴不全马尾神经损害。

**（二）术前计划**

1. **手术入路及技术选择**　同侧经椎板间隙入路经皮内镜下翻修手术。

2. **原因**　患者 $L_5 \sim S_1$ 椎间盘突出 MED 术后同侧复发，且向下游离脱垂明显，患者髂嵴较高，经椎板间隙入路经皮内镜手术穿刺简单，避开髂嵴阻挡，并且可彻底摘除游离脱垂的髓核。

3. **黄韧带突破及进入椎管部位**　本例翻修患者第一次行 MED 手术，术后早期即出现复发，术区瘢痕增生明显，瘢痕与硬膜囊、神经根粘连可能性大，故制定手术策略时，笔者选择绕过第一次手术可能存在的瘢痕区域，行椎板扩大开窗，经骨质边缘突破黄韧带进入椎管，避免直接经瘢痕进入椎管造成可能的硬膜囊撕裂或神经根损伤。此外，术前评估患者影像学资料，可见大块髓核组织向下游离脱出于 $S_1$ 椎弓根平面，故术中有必要进入腋下区域探查，彻底摘除脱出的髓核组织。

（三）手术过程

1. 麻醉及体位 全麻,俯卧位。
2. 穿刺及工作套管置入（图 7-6-14、图 7-6-15）
3. 内镜下摘除突出髓核（图 7-6-16）
4. 射频热凝、纤维环成形
5. 探查、结束手术（图 7-6-16I）

（四）手术疗效

1. 临床症状变化 术后患者左下肢疼痛、麻木较术前明显缓解。
2. 影像学结果 术后 1 个月随访 MRI 示髓核摘除干净,手术区可见少许水肿信号（图 7-6-17）。

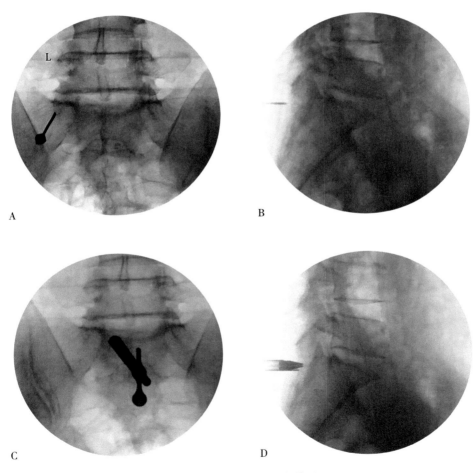

图 7-6-14 穿刺及工作套管置入

A、B. 穿刺点选择 $L_5$~$S_1$ 椎间隙平面,棘突中线旁开 2.5cm 靠近 $S_1$ 上关节突根部外缘穿刺,明确手术切口矢状位位置,同时避免穿刺针穿破硬膜;C、D. 手术切口选择紧贴棘突,做一长约 7mm 手术切口,置入铅笔头状的扩张管至 $S_1$ 椎板上缘与上关节突关节内侧缘交界处,置管时注意管道方向及力度轻柔,避免直接突破瘢痕及黄韧带进入椎管内,并沿扩张管旋入工作管道

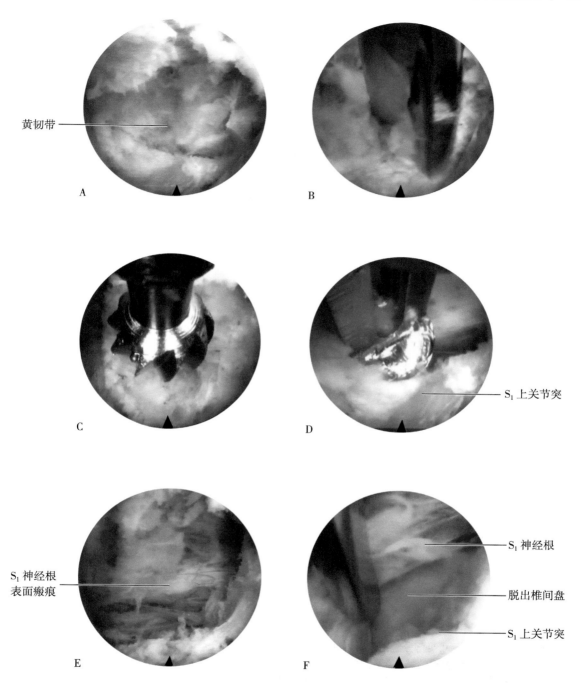

图 7-6-15　突破椎板间隙,进入椎管

A. 清除黄韧带表面软组织,暴露黄韧带,见黄韧带表面较多瘢痕组织;B. 结合患者既往手术史及髓核脱出位置,管道向外下到达 $S_1$ 左侧椎板上缘、上关节突内侧缘,篮钳修整浅层黄韧带、瘢痕组织以及 $S_1$ 椎板表面软组织;C. 镜下磨钻磨除 $S_1$ 左侧椎板上缘、上关节突内侧缘少许骨质,选择此处作为黄韧带突破口,以避开既往手术瘢痕可能与硬膜囊的粘连;D. 椎板咬骨钳咬除已磨薄的骨质,行椎板扩大开窗;E. 切除部分黄韧带后,见神经根表面被瘢痕组织包裹;F. 向外侧暴露至神经根肩部,使用神经剥离器从神经根肩部轻轻松解神经根与周围组织的粘连,神经根腹侧可见部分椎间盘组织

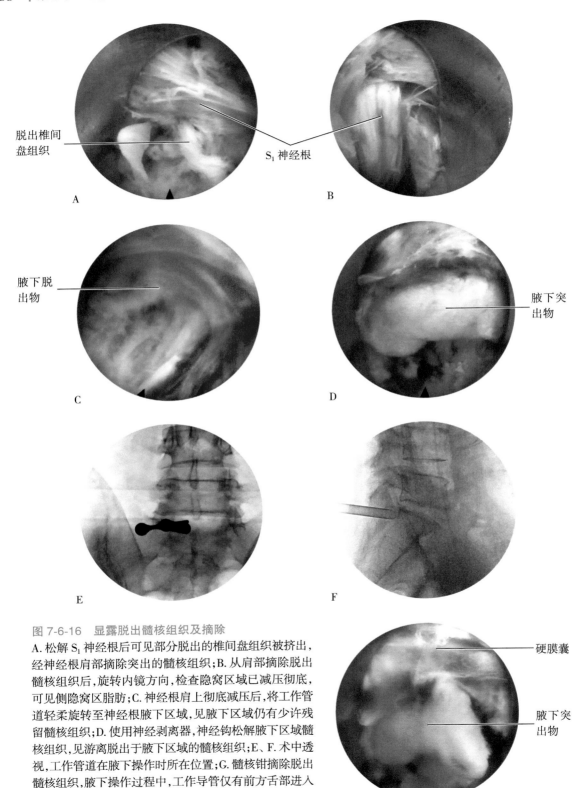

脱出椎间
盘组织

S₁神经根

腋下脱
出物

腋下突
出物

A

B

C

D

E

F

硬膜囊

腋下突
出物

G

图 7-6-16 显露脱出髓核组织及摘除

A. 松解 S₁ 神经根后可见部分脱出的椎间盘组织被挤出,
经神经根肩部摘除突出的髓核组织;B. 从肩部摘除脱出
髓核组织后, 旋转内镜方向, 检查隐窝区域已减压彻底,
可见侧隐窝区脂肪;C. 神经根肩上彻底减压后, 将工作管
道轻柔旋转至神经根腋下区域, 见腋下区域仍有少许残
留髓核组织;D. 使用神经剥离器, 神经钩松解腋下区域髓
核组织, 见游离脱出于腋下区域的髓核组织;E、F. 术中透
视, 工作管道在腋下操作时所在位置;G. 髓核钳摘除脱出
髓核组织, 腋下操作过程中, 工作导管仅有前方舌部进入
腋下区域, 应避免过度牵拉神经根造成根袖撕裂或损伤

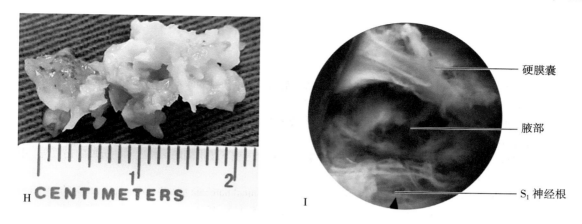

图 7-6-16(续)

H. 术中摘除的髓核组织；I. 彻底减压腋下后，见神经根、硬膜囊活动度好，手术结束

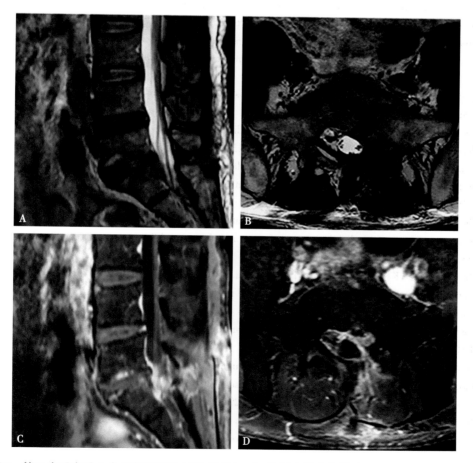

图 7-6-17　第二次手术后 1 个月复查腰椎 MRI 提示 L$_5$~S$_1$ 椎间盘脱出物被摘除，左侧 S$_1$ 神经根减压充分

A、B. T$_2$ 加权相 MRI；C、D. T$_1$ 加权压脂相增强 MRI

（曾建成）

# 参 考 文 献

［1］ 李振宙,侯树勋,宋科冉,等. 经椎板间隙入路完全内镜下椎间盘摘除术治疗 L5/S1 非包含型椎间盘突出症. 中国脊柱脊髓杂志,2013,23(9):771-777.

［2］ 李振宙,侯树勋,宋科冉,等. 经椎板间完全内镜下 L2-5 椎间盘摘除术的手术策略. 中国矫形外科杂志,2014,22(3):201-207

［3］ 李振宙,侯树勋,宋科冉,等. 经皮经椎板间隙入路完全内镜下腰椎侧隐窝减压术的近期随访报告. 中国骨与关节杂志,2014,3(8):585-589

［4］ Li ZZ,Hou SX,Shang WL,et al. The strategy and early clinical outcome of full-endoscopic L5/S1 discectomy through interlaminar approach. Clin Neurol Neurosurg,2015,133 :40-45.

［5］ Kim CH,Chung CK,Woo JW. Surgical outcome of percutaneous endoscopic interlaminar lumbar discectomy for highly migrated disk herniation. Clin Spine Surg,2016,29(5):E259-266.

［6］ Joswig H,Richter H,Haile SR,et al. Introducing interlaminar full-endoscopic lumbar diskectomy:a critical analysis of complications,recurrence rates,and outcome in view of two spinal surgeons' learning curves. J Neurol Surg A Cent EurNeurosurg,2016,77(5):406-415.

［7］ Dabo X,Ziqiang C,Yinchuan Z,et al. The clinical results of percutaneous endoscopic interlaminar discectomy (peid) in the treatment of calcified lumbar disc herniation:a case-control study. Pain Physician,2016,19(2):69-76.

［8］ Wang X,Zeng J,Nie H,et al. Percutaneous endoscopic interlaminar discectomy for pediatric lumbar disc herniation. ChildsNervSyst,2014,30(5):897-902.

［9］ Kim HS,Park JY. Comparative assessment of different percutaneous endoscopic interlaminar lumbar discectomy(PEID)techniques. Pain Physician,2013,16(4):359-367.

［10］ Wang B,Lu G,Liu W,et al. Full-endoscopic interlaminar approach for the surgical treatment of lumbar disc herniation:the causes and prophylaxis of conversion to open. Arch Orthop Trauma Surg,2012,132(11):1531-1538.

［11］ Kim CH,Chung CK,Jahng TA,et al. Surgical outcome of percutaneous endoscopic interlaminar lumbar diskectomy for recurrent disk herniation after open diskectomy. J Spinal Disord Tech,2012,25(5):E125-133.

［12］ Chumnanvej S,Kesornsak W,Sarnvivad P,et al. Full endoscopic lumbar discectomy via interlaminar approach:2-year results in Ramathibodi Hospital. J Med Assoc Thai,2011,94(12):1465-1470.

［13］ Choi G,Prada N,Modi HN,et al. Percutaneous endoscopic lumbar herniectomy for high-grade down-migrated L4-L5 disc through an L5-S1 interlaminar approach:a technical note. Minim Invasive Neurosurg,2010,53(3):147-152.

［14］ Ruetten S,Komp M,Merk H,et al. Recurrent lumbar disc herniation after conventional discectomy:a prospective,randomized study comparing full-endoscopic interlaminar and transforaminal versus microsurgical revision. J Spinal Disord Tech,2009,22(2):122-129.

［15］ Ruetten S,Komp M,Merk H,et al. Full-endoscopic interlaminar and transforaminal lumbar discectomy versus conventional microsurgical technique:a prospective,randomized,controlled study. Spine,2008,33(9):931-939.

［16］ Ruetten S,Komp M,Merk H,et al. Use of newly developed instruments and endoscopes:full-endoscopic resection of lumbar disc herniations via the interlaminar and lateral transforaminal approach. J Neurosurg Spine,2007,6(6):521-530.

［17］Ruetten S,Komp M,Godolias G. A New full-endoscopic technique for the interlaminar operation of lumbar disc herniations using 6-mm endoscopes:prospective 2-year results of 331 patients. Minim Invasive Neurosurg,2006,49(2):80-87.

［18］Choi G,Lee SH,Raiturker PP,et al. Percutaneous endoscopic interlaminar discectomy for intracanalicular disc herniations at L5-S1 using a rigid working channel endoscope. Neurosurgery,2006,58(1 Suppl):ONS59-68.

# 第八章

# 经椎间孔入路经皮内镜下
# 腰椎管减压术

经椎间孔入路经皮内镜下腰椎管减压技术最早用于腰椎间孔狭窄的治疗,可以采用内镜下侧开口激光、磨钻、镜下环锯等工具或 X 线透视下环锯、骨锉等工具对椎间孔进行扩大、解除出口神经根的压迫。文献报道其临床结果优异。

对单纯腰椎侧隐窝狭窄症,椎板开窗及内侧小关节切除术或切除椎间盘后缘骨赘即可获得神经根的充分减压。目前,传统后路直接减压或辅助融合手术被认为是治疗腰椎管狭窄症的最好治疗方法。但会损害腰椎后柱结构,可能导致术后腰椎不稳定和神经周围瘢痕形成。此外,对于年老体弱的患者,全麻的风险也不可忽视。经皮内镜下经椎间孔入路手术是极其微创的手术,不需要全麻,不切除腰椎后柱稳定结构。即使对年老体弱的患者也可在局部麻醉下施行,可以避免全麻带来的风险。

经椎间孔入路减压神经根及硬膜囊的背侧,需要切除部分上关节突才能到达。环锯或骨锉可以在 X 线透视下快速切除增生的上关节突及骨赘。Schubert 和 Hoogland 描述的 TESSYS 技术采用不带保护的环锯切除上关节突尖部进行椎间孔成形,有损伤出口神经根、硬膜囊的风险,术后可能并发创伤性小关节紊乱。TESSYS 技术成形部位远离侧隐窝,无法进行有效的侧隐窝减压。为有效减压腰椎侧隐窝,笔者设计安全环锯系统及技术已经成功用于复杂腰椎间盘突出症的治疗。从 2011 年 8 月至 2013 年 8 月,作者采用 LiESS 安全环锯技术、经皮椎间孔扩大成形(percutaneous lumbar foraminoplasty,PLF)、经皮内镜下腰椎管减压术(percutaneous endoscopic lumbar decompression,PELD)治疗腰椎侧隐窝狭窄症获得良好效果,有 85 例获得 2 年随访。按照 MacNab 评分,手术优良率 90.6%,3.5% 合并突出椎间盘术后复发,结果优于既往文献报道。其原因是 LiESS 安全环锯 PLF-PELD 可以充分行腰椎侧隐窝减压,解除神经根腹侧、外侧及背侧压迫,同时保护神经根及神经节免于医源性损伤。

对于腰椎全椎管狭窄症,采用经椎间孔入路经皮内镜下减压技术治疗尚未见文献报道。有学者尝试广泛切除硬膜囊及神经根腹侧结构来达到减压目的,但椎间盘后纤维环、后纵韧带、相邻椎体后壁的广泛切除会导致椎间盘结构完整性的严重破坏,术后遗留椎间盘突出复发等问题比较难以处理;而且退变性腰椎管狭窄症导致神经根及硬膜囊受压的主要因素在于后方关节突关节及黄韧带的增生,其次才是腹侧椎间盘的退变性膨出或脱出、后纵韧带肥厚等因素。笔者认为,对于腰椎退变性全椎管狭窄症,应从双侧椎间孔入路经皮内镜下切除增生的关节突关节腹侧部分及肥厚的黄韧带组织,腹侧减压应仅限于合并存在的突出或膨出的髓核组织,尽可能保持椎间盘结构的完整性。

(李振宙)

## 第一节　经椎间孔入路经皮内镜下腰椎间孔减压术

### 一、典型病例简介

ID020,女,86 岁。

1. 症状　腰痛并右下肢疼痛、麻木 6 个月余。

2. 体征　跛行步态;$L_4$~$S_1$ 棘突上压痛、叩击痛(+),向右下肢放射,右足背第一趾蹼背、内侧针刺觉及浅表感觉较健侧减弱,右侧蹞长伸肌肌力Ⅳ级。

3. 影像学检查

(1) DR(图 8-1-1)

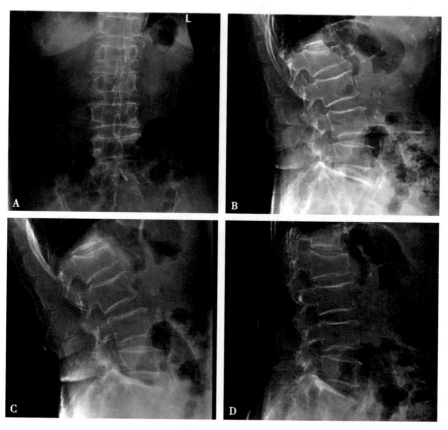

图 8-1-1　术前 X 线片示腰椎明显退行性变化,腰椎无明显节段性不稳定
A. 正位片;B. 中立位侧位片.C. 过伸位侧位片;D. 过屈位侧位片

（2）MRI（图 8-1-2A、C）

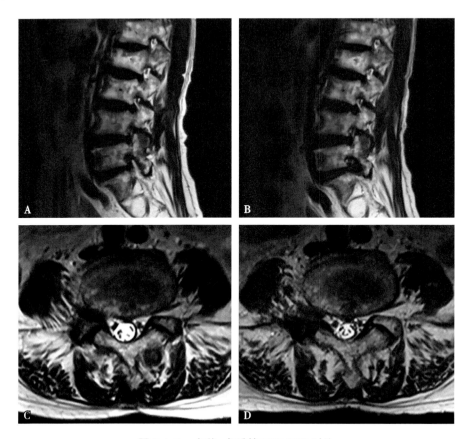

图 8-1-2　术前、术后第二天 MRI 对比

A.术前右侧椎间孔矢状位 MRI 显示 $L_5$~$S_1$ 右侧椎间孔明显狭窄，压迫右侧 $L_5$ 神经根；
B.术后第二天复查右侧椎间孔矢状位 MRI 显示右侧椎间孔有效扩大，右侧 $L_5$ 神经根减压充分；C.术前 $L_5$ 椎体中分水平轴位 MRI 显示 $L_5$~$S_1$ 椎间孔狭窄，压迫右侧 $L_5$ 神经根；D.术后第二天复查 $L_5$ 椎体中分水平轴位 MRI 显示 $L_5$~$S_1$ 右侧椎间孔扩大，右侧 $L_5$ 神经根减压充分

（3）CT（图 8-1-3A、C、E）

4. 诊断　腰椎椎间孔狭窄症，$L_5$~$S_1$ 节段，右侧。

## 二、术前计划

1. 手术入路　选择经椎间孔入路（通用穿刺技术）。
2. 手术技术　选择 X 线透视下 LiESS 椎间孔成形技术。

## 三、手术过程

1. 手术室布局　同图 3-3-1。
2. 体位　俯卧位于脊柱手术架上，尽量减少腰椎前凸，避免腹部受压。

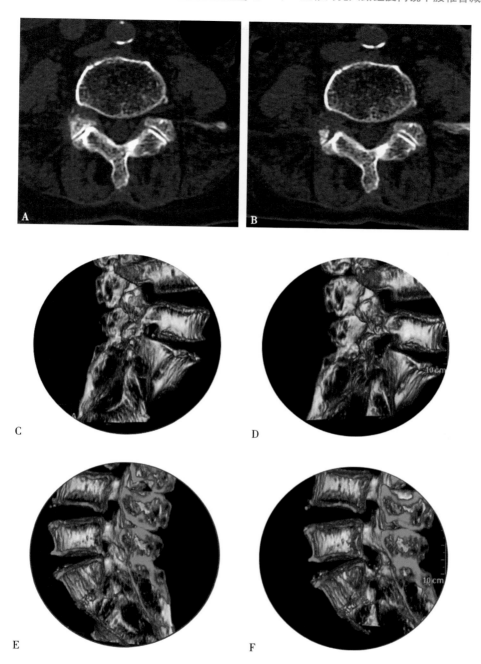

**图 8-1-3 术前、术后第二天 CT 对比**

A. 术前 L₅ 椎体中分水平轴位 CT 显示 L₅~S₁ 椎间孔狭窄，压迫右侧 L₅ 神经根；B. 术后第二天复查 L₅ 椎体中分水平轴位 CT 显示 L₅~S₁ 右侧椎间孔扩大，右侧 L₅ 神经根减压充分；C. 术前右侧椎间孔三维重建外面观显示 L₅~S₁ 右侧椎间孔明显狭窄；D. 术后第二天复查右侧椎间孔三维重建外面观显示右侧椎间孔有效扩大；E. 术前右侧椎间孔三维重建椎管内面观显示 L₅~S₁ 右侧椎间孔明显狭窄；F. 术后第二天复查右侧椎间孔三维重建椎管内面观显示右侧椎间孔有效扩大

3. 麻醉 局麻(0.5% 利多卡因溶液)+ 经静脉强化(咪达唑仑 1mg+ 芬太尼 100μg)。

4. 穿刺及工作套管置入(图 8-1-4)。

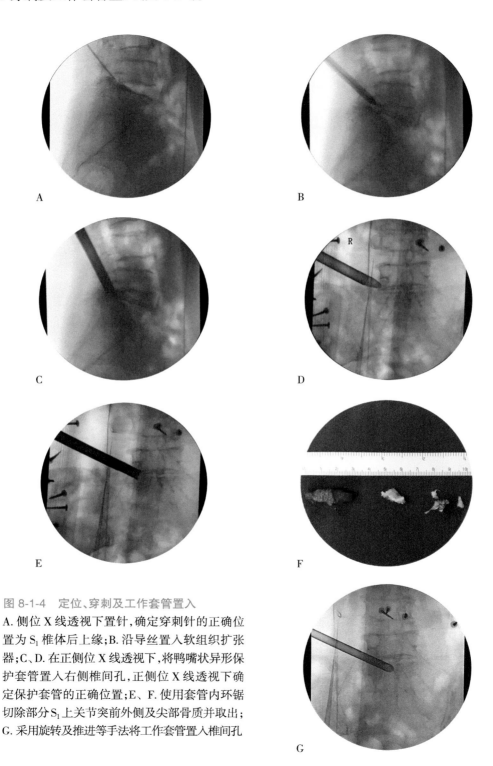

图 8-1-4 定位、穿刺及工作套管置入
A. 侧位 X 线透视下置针,确定穿刺针的正确位
置为 S₁ 椎体后上缘;B. 沿导丝置入软组织扩张
器;C、D. 在正侧位 X 线透视下,将鸭嘴状异形保
护套管置入右侧椎间孔,正侧位 X 线透视下确
定保护套管的正确位置;E、F. 使用套管内环锯
切除部分 S₁ 上关节突前外侧及尖部骨质并取出;
G. 采用旋转及推进等手法将工作套管置入椎间孔

5. 内镜下肥厚黄韧带切除术(图 8-1-5)
6. 探查、结束手术(图 8-1-5D、E)

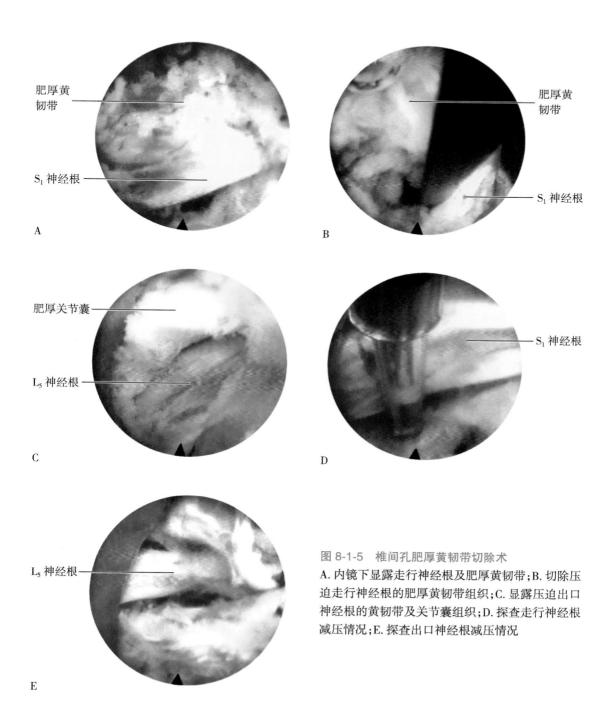

图 8-1-5 椎间孔肥厚黄韧带切除术

A. 内镜下显露走行神经根及肥厚黄韧带;B. 切除压迫走行神经根的肥厚黄韧带组织;C. 显露压迫出口神经根的黄韧带及关节囊组织;D. 探查走行神经根减压情况;E. 探查出口神经根减压情况

### 四、手术疗效

1. 临床症状变化　术后即刻症状缓解。

2. 影像学结果　术后第二天复查腰椎 MRI 及 CT 显示右侧 $L_5 \sim S_1$ 椎间孔减压充分，神经根减压充分（图 8-1-2B、D，图 8-1-3B、D、F）。

（李振宙）

## 第二节　经椎间孔入路经皮内镜下腰椎侧隐窝减压术

### 一、典型病例简介

ID021，女，61 岁。既往高血压病史 10 余年。

1. 症状　左臀部及左下肢疼痛麻木 1 年半。

2. 体征　跛行步态；腰椎活动稍受限；$L_4 \sim S_1$ 棘突上压痛、叩击痛（+），无下肢放射，左足背第一趾蹼背侧皮肤针刺觉及浅表感觉较健侧减弱，左侧踇长伸肌肌力Ⅳ级；左下肢直腿抬高试验 50°（+）。

3. 影像学检查

（1）DR（图 8-2-1）

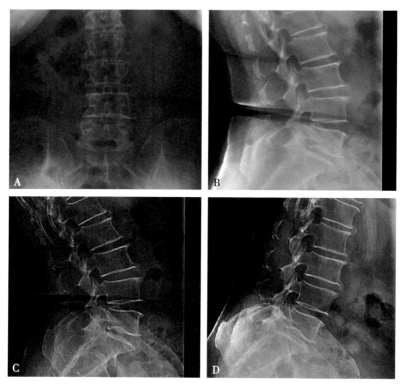

图 8-2-1　术前 X 线片示腰椎明显退行性变化，腰椎无明显节段性不稳定
A. 正位片；B. 中立位侧位片；C. 过伸位侧位片；D. 过屈位侧位片

（2）MRI（图 8-2-2A、C）

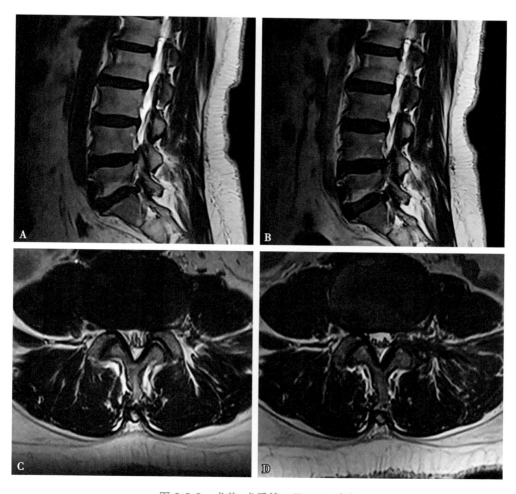

图 8-2-2　术前、术后第二天 MRI 对比

A. 术前左侧侧隐窝矢状位 MRI 显示 $L_{4\sim5}$ 侧隐窝明显狭窄，压迫左侧 $L_5$ 神经根；B. 术后第二天复查左侧侧隐窝矢状位 MRI 显示左侧侧隐窝有效扩大，左侧 $L_5$ 神经根减压充分；C. 术前 $L_5$ 椎体上终板水平轴位 MRI 显示 $L_{4\sim5}$ 侧隐窝狭窄，压迫左侧 $L_5$ 神经根；D. 术后第二天复查 $L_5$ 椎体上终板水平轴位 MRI 显示 $L_{4\sim5}$ 左侧侧隐窝扩大，左侧 $L_5$ 神经根减压充分

（3）CT（图 8-2-3A、C）

4. 诊断　腰椎侧隐窝狭窄症，$L_{4\sim5}$ 节段，左侧。

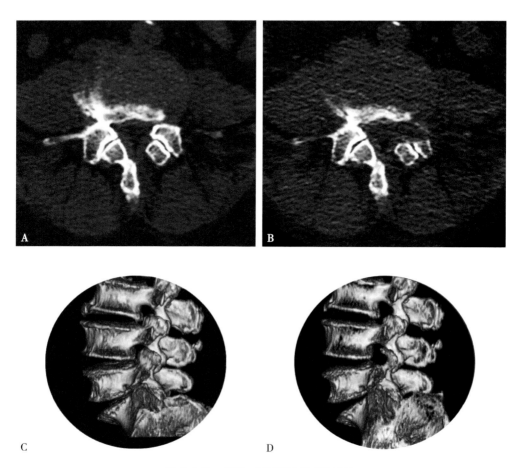

图 8-2-3　术前、术后第二天 CT 对比

A. 术前 $L_5$ 椎体上终板水平轴位 CT 显示 $L_{4\sim5}$ 左侧侧隐窝狭窄，压迫左侧 $L_5$ 神经根；B. 术后第二天复查 $L_5$ 椎体上终板水平轴位 CT 显示 $L_{4\sim5}$ 左侧侧隐窝扩大，左侧 $L_5$ 神经根减压充分；C. 术前左侧椎间孔三维重建外面观显示 $L_{4\sim5}$ 左侧椎间孔明显狭窄；D. 术后第二天复查左侧椎间孔三维重建外面观显示左侧椎间孔及侧隐窝有效扩大

## 二、术前计划

1. 手术入路　选择经椎间孔入路（通用穿刺技术）。
2. 手术技术　选择 X 线透视下 LiESS 椎间孔成形技术。

### 三、手术过程

1. 手术室布局 同图 3-3-1。
2. 体位 俯卧位于脊柱手术架上,尽量减少腰椎前凸,避免腹部受压。
3. 麻醉 局麻(0.5% 利多卡因溶液)+ 经静脉强化(咪达唑仑 1mg+ 芬太尼 100μg)。
4. 穿刺及工作套管置入(图 8-2-4)。

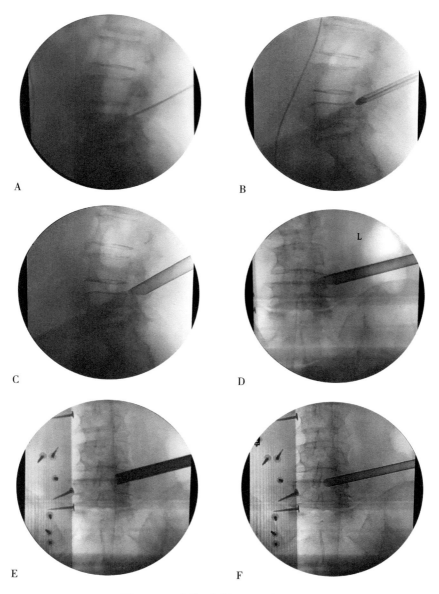

图 8-2-4 定位、穿刺及工作套管置入

A. 侧位 X 线透视下置针,确定穿刺针的正确位置为 L₅ 椎体后上缘;B. 沿导丝置入软组织扩张器;C、D. 在正侧位 X 线透视下将鸭嘴状异形保护套管置入左侧椎间孔,正侧位 X 线透视下确定保护套管的正确位置;E. 使用套管内环锯切除部分 L₅ 上关节突前外侧骨质并取出;F. 采用旋转及推进等手法将工作套管置入侧隐窝

5. 内镜下肥厚黄韧带切除、侧隐窝减压术（图 8-2-5）

6. 探查、结束手术（图 8-2-5I、J）

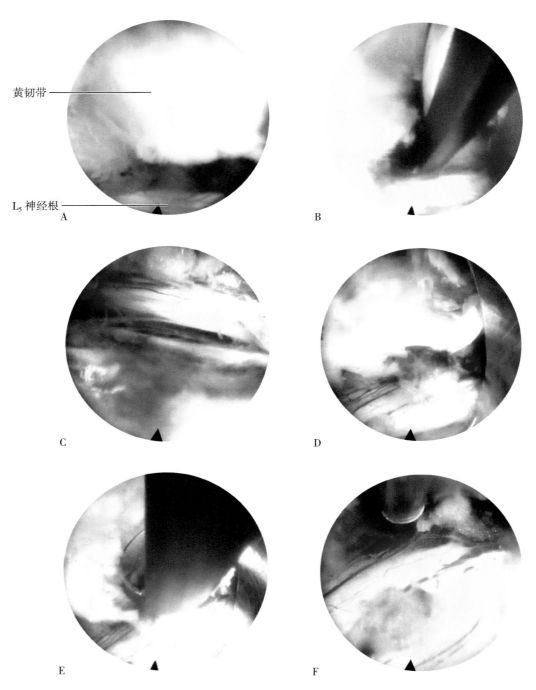

黄韧带

L₅神经根

图 8-2-5 椎间孔及侧隐窝肥厚黄韧带切除术

A. 内镜下显露走行神经根及肥厚黄韧带；B、C. 切除压迫走行神经根的外侧肥厚黄韧带组织；D~F. 显露压迫出口神经根的黄韧带组织，切除神经根背侧肥厚黄韧带

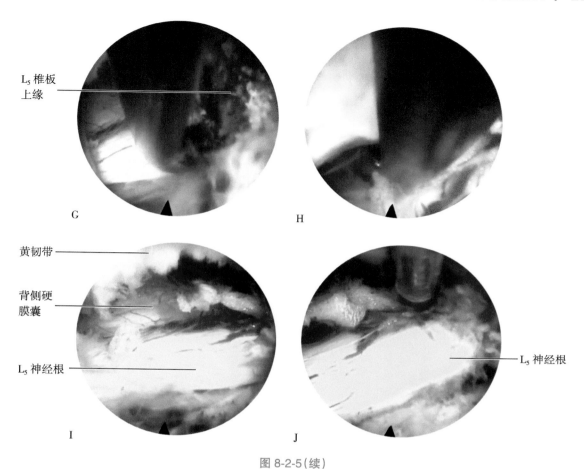

L₅ 椎板
上缘

G

H

黄韧带

背侧硬
膜囊

L₅ 神经根

L₅ 神经根

I

J

图 8-2-5(续)

G、H. 对骨性侧隐窝进行减压;I、J. 探查走行神经根减压情况、彻底止血

### 四、手术疗效

1. 临床症状变化　术后症状明显缓解。

2. 影像学结果　术后第二天复查腰椎 MRI 及 CT 显示左侧 L₄₋₅ 侧隐
窝减压充分,神经根减压充分(图 8-2-2B、D,图 8-2-3B、D)。

视频9

(李振宙)

## 第三节　经椎间孔入路经皮内镜下双侧腰椎管减压术

### 一、典型病例简介

ID022,女,83 岁。

1. 症状　腰痛伴左下肢疼痛 3 年,加重并右下肢疼痛麻木 1 个月。

2. 体征 跛行步态;腰椎侧弯,活动受限;$L_4$~$S_1$棘突上压痛、叩击痛(+),向右下肢放射,双侧内踝、双侧足背第一趾蹼背侧皮肤针刺觉及浅表感觉减退,右下肢直腿抬高试验40°(+),腰后伸试验(+)。

3. 影像学检查

(1) DR(图 8-3-1)

(2) MRI(图 8-3-2A、C、E、G)

(3) CT(图 8-3-3A、C、E、G)

4. 诊断 腰椎管狭窄症,$L_{4~5}$节段。

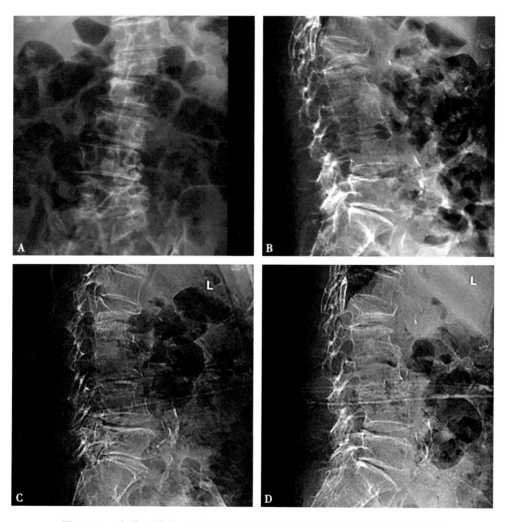

图 8-3-1 术前 X 线片示腰椎明显退行性变化,腰椎侧凸,腰椎无明显滑脱

A. 正位片;B. 中立位侧位片;C. 过伸位侧位片;D. 过屈位侧位片

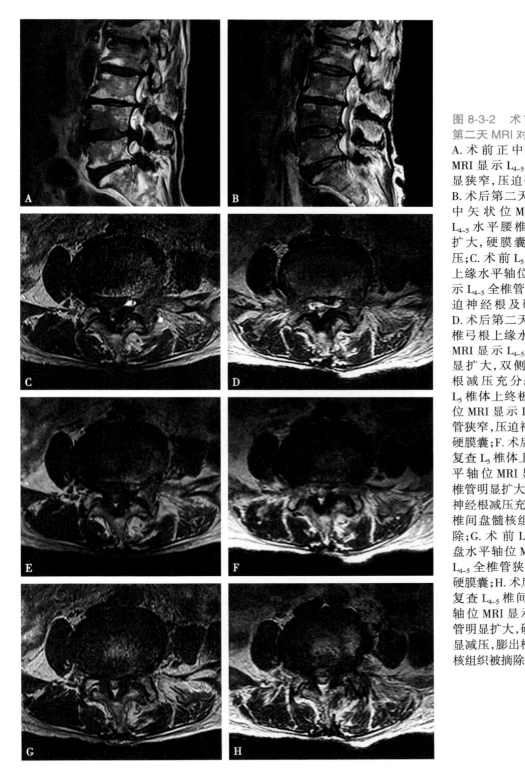

图 8-3-2　术前、术后第二天 MRI 对比

A. 术前正中矢状位 MRI 显示 L$_{4-5}$ 椎管明显狭窄,压迫硬膜囊;B. 术后第二天复查正中矢状位 MRI 显示 L$_{4-5}$ 水平腰椎管有效扩大,硬膜囊明显减压;C. 术前 L$_5$ 椎弓根上缘水平轴位 MRI 显示 L$_{4-5}$ 全椎管狭窄,压迫神经根及硬膜囊;D. 术后第二天复查 L$_5$ 椎弓根上缘水平轴位 MRI 显示 L$_{4-5}$ 椎管明显扩大,双侧 L$_5$ 神经根减压充分;E. 术前 L$_5$ 椎体上终板水平轴位 MRI 显示 L$_{4-5}$ 全椎管狭窄,压迫神经根及硬膜囊;F. 术后第二天复查 L$_5$ 椎体上终板水平轴位 MRI 显示 L$_{4-5}$ 椎管明显扩大,双侧 L$_5$ 神经根减压充分,膨出椎间盘髓核组织被摘除;G. 术前 L$_{4-5}$ 椎间盘水平轴位 MRI 显示 L$_{4-5}$ 全椎管狭窄,压迫硬膜囊;H. 术后第二天复查 L$_{4-5}$ 椎间盘水平轴位 MRI 显示 L$_{4-5}$ 椎管明显扩大,硬膜囊明显减压,膨出椎间盘髓核组织被摘除

图 8-3-3　术前、术后第二天 CT 对比，术后双侧骨性侧隐窝获得明显减压，但是关节突关节的对合关系没有明显破坏

A. 术前 $L_5$ 椎弓根上缘水平轴位 CT 显示 $L_{4-5}$ 双侧侧隐窝狭窄，压迫双侧 $L_5$ 神经根；B. 术后第二天复查 $L_5$ 椎弓根上缘水平轴位 CT 显示 $L_{4-5}$ 双侧侧隐窝扩大，双侧 $L_5$ 神经根减压充分；C. 术前 $L_5$ 椎体上终板水平轴位 CT 显示 $L_{4-5}$ 全椎管狭窄，压迫神经根及硬膜囊；D. 术后第二天复查 $L_5$ 椎体上终板水平轴位 CT 显示 $L_{4-5}$ 双侧骨性侧隐窝明显扩大，双侧 $L_5$ 神经根减压充分；E. 术前 $L_4$ 椎体下终板水平轴位 CT 显示 $L_{4-5}$ 全椎管狭窄，压迫硬膜囊；F. 术后第二天复查 $L_4$ 椎体下终板水平轴位 CT 显示 $L_{4-5}$ 椎管明显扩大，硬膜囊明显减压；G. 术前右侧椎间孔三维重建外面观显示 $L_{4-5}$ 右侧椎间孔明显狭窄；H. 术后第二天复查右侧椎间孔三维重建外面观显示双侧椎间孔及侧隐窝有效扩大

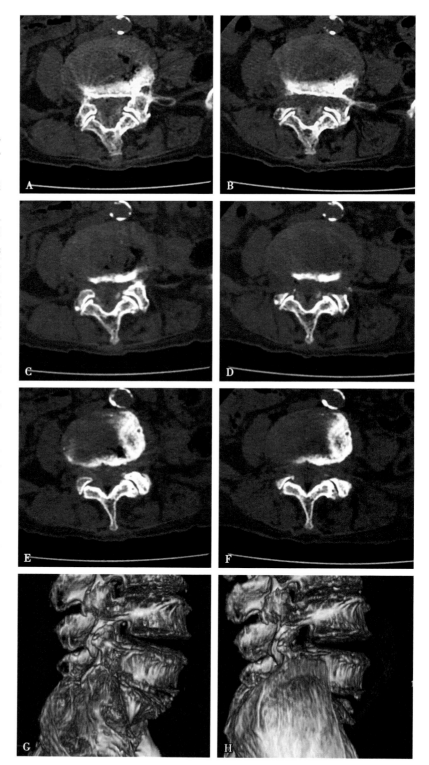

## 二、术前计划

1. 手术入路　选择双侧经椎间孔入路(通用穿刺技术)。
2. 手术技术　选择 X 线透视下 LiESS 椎间孔成形技术。

## 三、手术过程

1. 手术室布局　同图 3-3-1。
2. 体位　俯卧位于脊柱手术架上,尽量减少腰椎前凸,避免腹部受压。
3. 麻醉　局麻(0.5% 利多卡因溶液)+ 经静脉强化(咪达唑仑 1mg+ 芬太尼 100μg)。
4. 穿刺及工作套管置入(图 8-3-4、图 8-3-5、图 8-3-6)

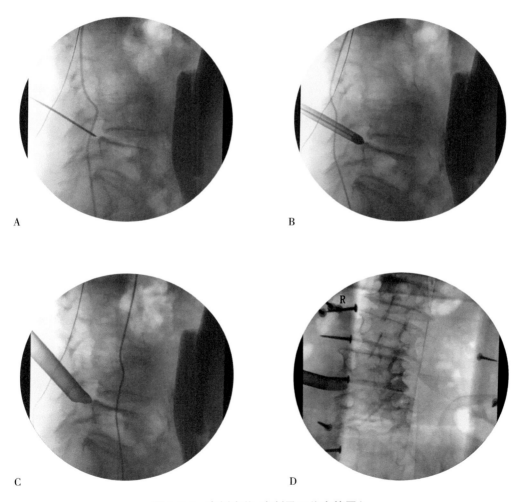

A

B

C

D

图 8-3-4　右侧定位、穿刺及工作套管置入

A. 侧位 X 线透视下置针,确定穿刺针的正确位置为 L₅ 椎体后上缘;B. 沿导丝置入软组织扩张器;
C、D. 在正侧位 X 线透视下将鸭嘴状异形保护套管置入右侧椎间孔,正侧位 X 线透视下确定保护
套管的正确位置

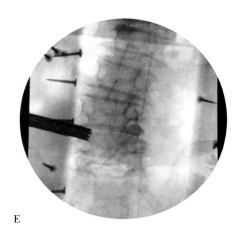

E

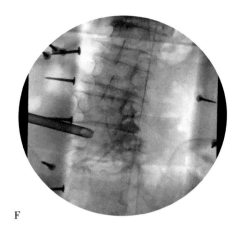

F

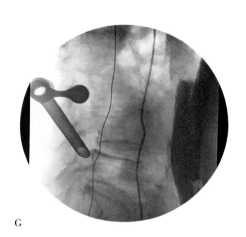

G

图 8-3-4（续）

E. 使用套管内环锯切除部分 L$_5$ 上关节突前外侧骨质并取出；F、G. 采用旋转及推进等手法将工作套管置入右侧椎间孔，正侧位 X 线透视证实

L$_5$ 上关节突中部腹侧骨质

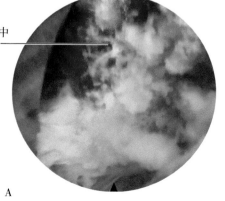

A

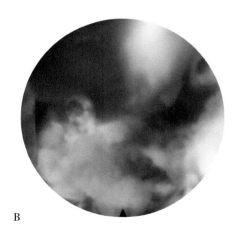

B

图 8-3-5 右侧椎间孔及侧隐窝减压术

A~C. 内镜下显露上关节突腹侧致压骨质，以镜下环锯切除，显露其内侧的肥厚黄韧带组织

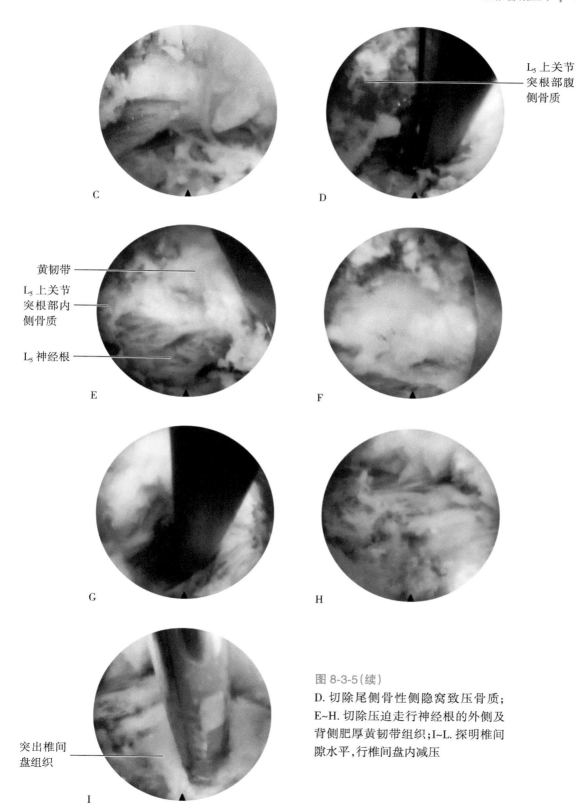

C

D

L<sub>5</sub> 上关节突根部腹侧骨质

黄韧带

L<sub>5</sub> 上关节突根部内侧骨质

L<sub>5</sub> 神经根

E

F

G

H

突出椎间盘组织

I

图 8-3-5(续)
D. 切除尾侧骨性侧隐窝致压骨质;
E~H. 切除压迫走行神经根的外侧及背侧肥厚黄韧带组织;I~L. 探明椎间隙水平,行椎间盘内减压

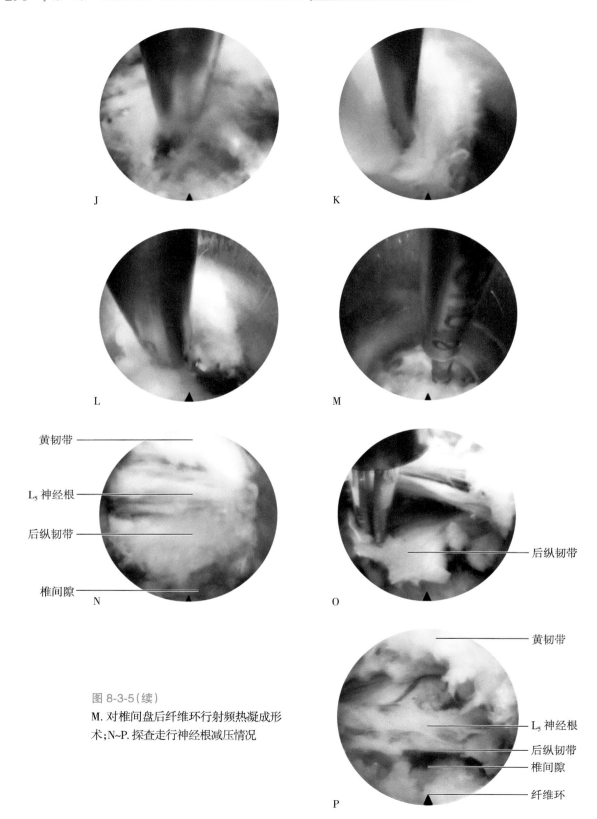

J

K

L

M

黄韧带 ————————

L₅ 神经根 ————

后纵韧带 ————

椎间隙 ————
N

O
———— 后纵韧带

———— 黄韧带

———— L₅ 神经根

———— 后纵韧带
———— 椎间隙

———— 纤维环
P

图 8-3-5(续)
M. 对椎间盘后纤维环行射频热凝成形
术;N~P. 探查走行神经根减压情况

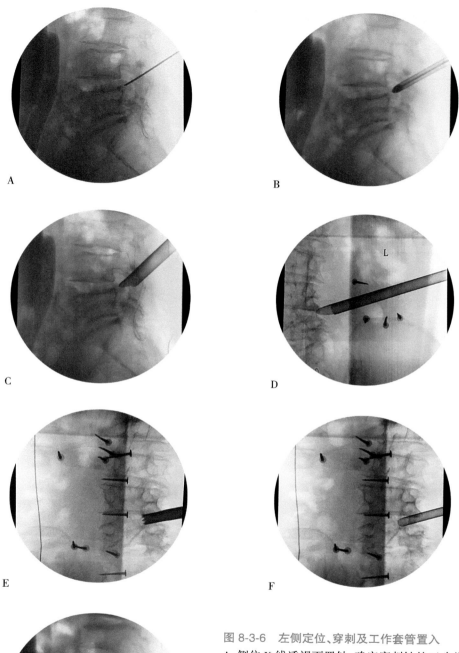

图 8-3-6　左侧定位、穿刺及工作套管置入

A. 侧位 X 线透视下置针,确定穿刺针的正确位置为 L$_5$ 椎体后上缘;B. 沿导丝置入软组织扩张器;C、D. 在正侧位 X 线透视下将鸭嘴状异形保护套管置入左侧椎间孔,正侧位 X 线透视下确定保护套管的正确位置;E. 使用套管内环锯切除部分 L$_5$ 上关节突前外侧骨质并取出;F、G. 采用旋转及推进等手法将工作套管置入左侧椎间孔,正侧位 X 线透视证实

5. 内镜下侧隐窝减压、突出髓核摘除(图 8-3-5、图 8-3-6、图 8-3-7)。

L₅ 上关节
突根部内
侧骨质

黄韧带

L₅ 上关节
突中部腹
侧骨质

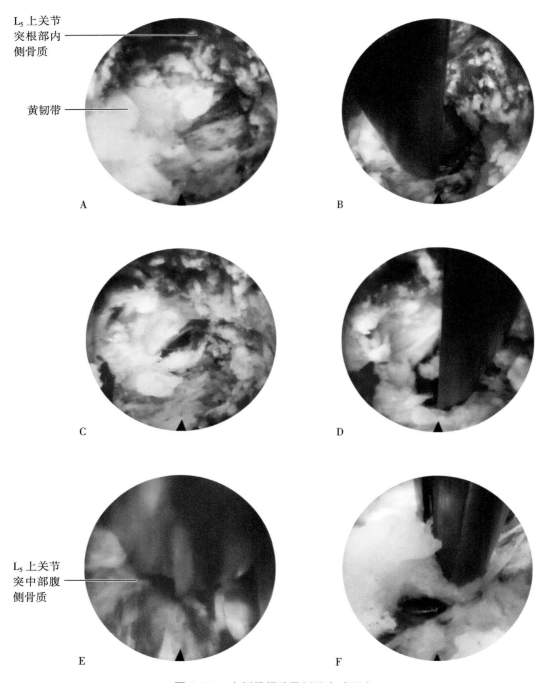

图 8-3-7 左侧椎间孔及侧隐窝减压术

A、B. 切除尾侧骨性侧隐窝致压骨质;C、D. 切除压迫走行神经根的外侧及背侧肥厚黄韧带组织;E、F. 内镜下显露上关节突腹侧致压骨质,以镜下环锯切除,显露其内侧的肥厚黄韧带组织

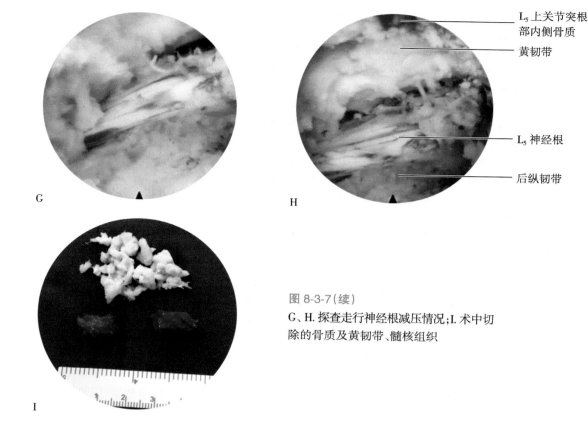

L<sub>5</sub>上关节突根部内侧骨质

黄韧带

L<sub>5</sub>神经根

后纵韧带

G　　H　　I

图 8-3-7（续）

G、H. 探查走行神经根减压情况；I. 术中切除的骨质及黄韧带、髓核组织

6. 探查、结束手术（图 8-3-5O、P，图 8-3-7G、H）

## 四、手术疗效

1. 临床症状变化　术后症状明显缓解。

2. 影像学结果　术后第二天复查腰椎 MRI 及 CT 显示 $L_{4-5}$ 椎管减压充分，神经根减压充分（图 8-3-2B、D、F、H，图 8-3-3B、D、F、H）。

（李振宙）

# 参 考 文 献

[ 1 ] Li ZZ，Hou SX，Shang WL，et al. Percutaneous lumbar foraminoplasty and percutaneous endoscopic lumbar decompression for lateral recess stenosis through transforaminal approach：Technique notes and 2 years follow-up. Clin Neurol Neurosurg，2016，143：90-44.

[ 2 ] Wagner R，Iprenburg M，and Telfeian AE.Transforaminal endoscopic decompression of a postoperative dislocated bone fragment after a 2-level lumbar total disc replacement：case report. Neurosurg Focus，2016，40（2）：E8.

[ 3 ] Evins AI，Banu MA，Njoku I，Jr.，et al. Endoscopic lumbar foraminotomy. J Clin Neurosci，2015，22（4）：730-734.

［4］ Yeung A, Gore S. Endoscopic foraminal decompression for failed back surgery syndrome under local anesthesia. Int J Spine Surg, 2014, 8.

［5］ Lewandrowski KU. "Outside-in" technique, clinical results, and indications with transforaminal lumbar endoscopic surgery: a retrospective study on 220 patients on applied radiographic classification of foraminal spinal stenosis. Int J Spine Surg, 2014, 8.

［6］ Knight MT, Jago I, Norris C, et al. Transforaminal endoscopic lumbar decompression &foraminoplasty: a 10 year prospective survivability outcome study of the treatment of foraminal stenosis and failed back surgery. Int J Spine Surg, 2014, 8.

［7］ Jasper GP, Francisco GM, and Telfeian AE.Transforaminal endoscopic discectomy with foraminoplasty for the treatment of spondylolisthesis. Pain Physician, 2014, 17(6): E703-708.

［8］ Ahn Y. Percutaneous endoscopic decompression for lumbar spinal stenosis. Expert Rev Med Devices, 2014, 11(6): 605-616.

［9］ Kitahama Y, Sairyo K, Dezawa A. Percutaneous endoscopic transforaminal approach to decompress the lateral recess in an elderly patient with spinal canal stenosis, herniated nucleus pulposus and pulmonary comorbidities. Asian J EndoscSurg, 2013, 6(2): 130-133.

［10］ Osman SG. Endoscopic transforaminal decompression, interbody fusion, and percutaneous pedicle screw implantation of the lumbar spine: A case series report. Int J Spine Surg, 2012, 6: 157-166.

［11］ Ruetten S. Full-endoscopic operations of the spine in disk herniations and spinal stenosis. Surg Technol Int, 2011, 21: 284-298.

［12］ Yeung AT. The evolution and advancement of endoscopic foraminal surgery: one surgeon's experience incorporating adjunctive techologies. SAS J, 2007, 1(3): 108-117.

［13］ Schubert M, Hoogland T. Endoscopic transforaminalnucleotomy with foraminoplasty for lumbar disk herniation. OperOrthopTraumatol, 2005, 17(6): 641-661.

［14］ Chiu JC. Evolving transforaminal endoscopic microdecompression for herniated lumbar discs and spinal stenosis. Surg Technol Int, 2004, 13: 276-286.

［15］ Osman SG, Nibu K, Panjabi MM, et al. Transforaminal and posterior decompressions of the lumbar spine. A comparative study of stability and intervertebral foramen area. Spine, 1997, 22(15): 1690-1695.

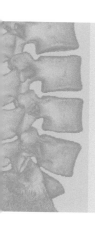

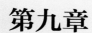

# 第九章

# 经椎板间隙入路经皮内镜下
# 腰椎管减压术

经椎板间隙入路经皮内镜下腰椎管减压术是传统开放腰椎管减压术的微创化和内镜化,具有创伤小、出血少、恢复快等优点;对关节突关节的破坏小,对腰椎运动节段稳定性破坏小;内镜下视野清晰,易于止血,神经结构易于辨认,可减少神经组织医源性损伤的几率。经椎板间隙入路经皮内镜下腰椎管减压术的适应证及禁忌证与传统开放手术相同。手术指征包括:①严重的腰背部疼痛,非手术治疗无法缓解;②中、重度的跛行症状;③进行性的神经功能损害;④生活质量受到严重影响;⑤马尾综合征;⑥无明显腰椎节段性不稳定。

对于单侧腰椎侧隐窝狭窄症,可以选择单侧经椎板间隙经皮内镜下侧隐窝减压术(图9-0-1);对于双侧腰椎侧隐窝狭窄症或全椎管狭窄症,可以选择单切口经双侧椎板间隙入路双侧椎管减压术(图9-0-2),也可以选择经单侧椎板间隙入路双侧椎管减压术(图9-0-3)。

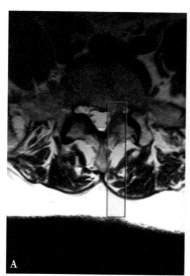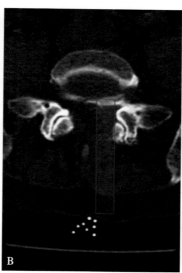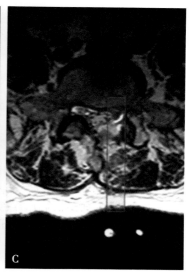

图 9-0-1　单侧侧隐窝狭窄,选择同侧经椎板间隙经皮内镜下侧隐窝减压术

A. 术前轴位 MRI 显示 $L_5 \sim S_1$ 左侧关节突关节增生及黄韧带肥厚导致侧隐窝狭窄,左侧 $S_1$ 神经根受压,红色矩形框为拟定减压区域;B. 术后轴位 CT 显示左侧侧隐窝减压,但关节突关节对合关系无明显破坏,绿色矩形框为实际减压区域;C. 术后轴位 MRI 显示左侧 $S_1$ 神经根减压充分,绿色矩形框为实际减压区域

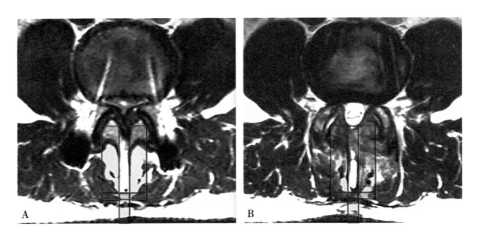

图 9-0-2 双侧侧隐窝狭窄合并中央椎管狭窄,选择经单切口双侧椎板间隙入路全椎
管减压术

A. 术前轴位 MRI 显示 $L_{3-4}$ 双侧关节突关节增生及黄韧带肥厚导致双侧侧隐窝狭窄及
中央椎管狭窄,双侧 $L_4$ 神经根及马尾神经受压,红色矩形框为拟定手术路径及减压区
域;B. 术后轴位 MRI 显示双侧侧隐窝及中央椎管减压,绿色矩形框为实际手术路径及
减压区域

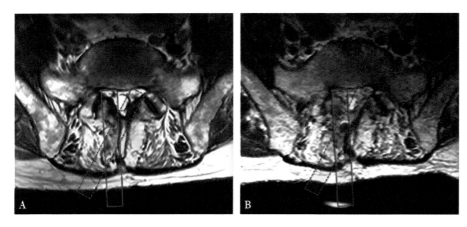

图 9-0-3 双侧侧隐窝狭窄,选择经单侧椎板间隙入路全椎管减压术

A. 术前轴位 MRI 显示 $L_5\sim S_1$ 双侧关节突关节增生及黄韧带肥厚导致双侧侧隐窝狭窄,
双侧 $S_1$ 神经根受压,红色矩形框为拟定手术路径及减压区域;B. 术后轴位 MRI 显示双
侧侧隐窝及中央椎管减压,绿色矩形框为实际手术路径及减压区域

(李振宙)

## 第一节　经椎板间隙入路腰椎侧隐窝减压术

### 一、典型病例简介

ID023,女,39 岁。

1. 症状　双下肢疼痛 3 年,加重 4 个月。

2. 体征　双侧足背第一趾蹼背侧及双侧外踝皮肤针刺觉减弱伴麻木,左侧重,双侧蹬长屈肌肌力Ⅳ级,腰椎过伸试验(+);双下肢跟腱反射减弱。

3. 影像学检查

(1) DR(图 9-1-1)

(2) MRI(图 9-1-2A、C)

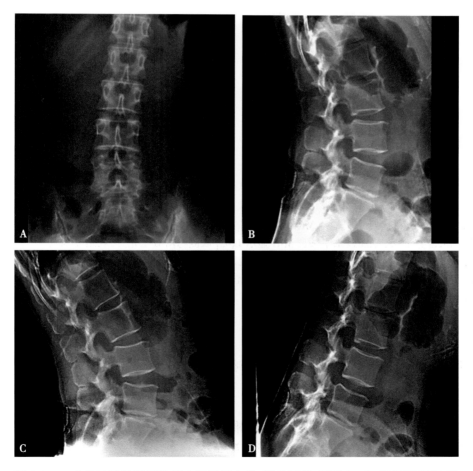

图 9-1-1　术前 X 线片示腰椎轻度退行性变化,腰椎侧凸,腰椎 $L_5$~$S_1$ 椎间隙变窄,无明显节段性不稳定

A. 正位片;B. 中立位侧位片;C. 过伸位侧位片;D. 过屈位侧位片

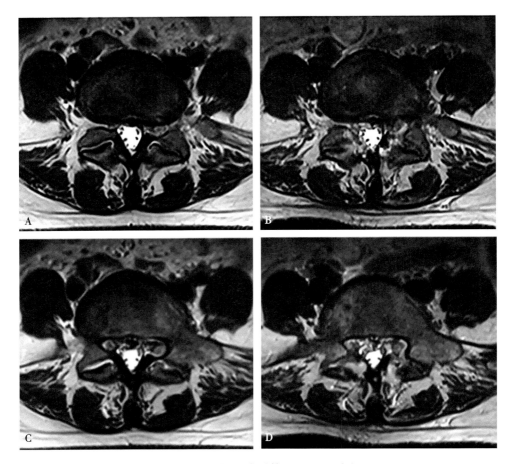

图 9-1-2 术前、术后第二天 MRI 对比

A. 术前 $L_5$~$S_1$ 椎间盘水平轴位 MRI 显示 $L_5$~$S_1$ 双侧侧隐窝狭窄，双侧 $S_1$ 神经根受压；B. 术后第二天复查 $L_5$~$S_1$ 椎间盘水平轴位 MRI 显示 $L_5$~$S_1$ 双侧隐窝减压充分，双侧 $S_1$ 神经根减压充分；C. 术前 $S_1$ 椎弓根上缘水平轴位 MRI 显示 $L_5$~$S_1$ 双侧侧隐窝骨性狭窄，双侧 $S_1$ 神经根受压；D. 术后第二天复查 $S_1$ 椎弓根上缘水平轴位 MRI 显示 $L_5$~$S_1$ 双侧隐窝减压充分，双侧 $S_1$ 神经根减压充分

（3）CT（图 9-1-3A、C）

4. 诊断 腰椎管狭窄症，$L_5$~$S_1$ 节段，双侧侧隐窝狭窄症。

二、术前计划

1. 手术入路 选择经单切口双侧 $L_5$~$S_1$ 椎板间隙入路。
2. 手术技术 选择经皮内镜下椎板开窗减压术。

三、手术过程

1. 手术室布局 同图 3-3-1。
2. 体位 俯卧位于脊柱手术架上，尽量减少腰椎前凸，避免腹部受压。

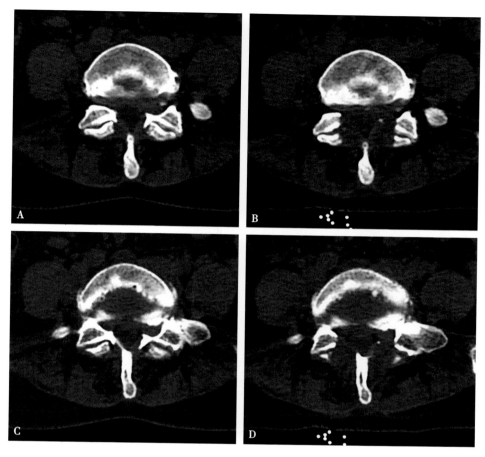

图 9-1-3 术前、术后第二天 CT 对比

A. 术前 $S_1$ 椎体上终板水平轴位 CT 显示 $L_5$~$S_1$ 双侧侧隐窝狭窄,双侧 $S_1$ 神经根受压;B. 术后第二天复查 $S_1$ 椎体上终板水平轴位 CT 显示 $L_5$~$S_1$ 双侧隐窝减压充分,双侧 $S_1$ 神经根减压充分;C. 术前 $S_1$ 椎弓根上缘水平轴位 CT 显示 $L_5$~$S_1$ 双侧侧隐窝骨性狭窄,双侧 $S_1$ 神经根受压;D. 术后第二天复查 $S_1$ 椎弓根上缘水平轴位 CT 显示 $L_5$~$S_1$ 双侧隐窝减压充分,双侧 $S_1$ 神经根减压充分

3. 麻醉 气管插管全麻。

4. 穿刺及工作套管置入(图 9-1-4)。

5. 关节突关节内侧部分切除及肥厚黄韧带切除术(图 9-1-5、图 9-1-6)。

6. 探查、结束手术(图 9-1-7)。

## 四、手术疗效

1. 临床症状变化 术后即刻双下肢疼痛症状明显缓解,麻木明显减轻。

2. 影像学结果 术后第二天复查腰椎 MRI 及 CT 显示双侧 $L_5$~$S_1$ 侧隐窝减压充分,神经根减压充分(图 9-1-2B、D,图 9-1-3B、D)。

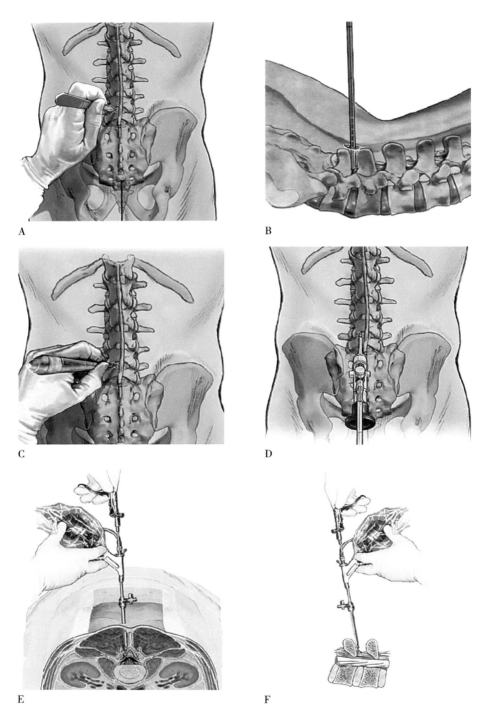

图 9-1-4　穿刺及工作套管置入

A. 后正中旁切口,长约 8mm;B. 将软组织扩张器置入到下位椎板上缘;C. 以扩张器头端在椎板上缘剥离软组织;D. 沿软组织扩张器置入工作套管、连接内镜系统;E. 轴位示意图显示工作套管位置;F. 矢状位示意图显示工作套管位置(经 Ruetten 惠允)

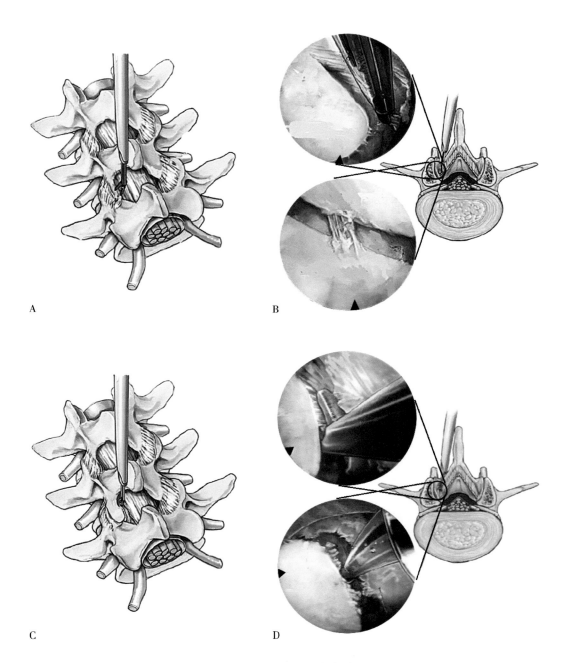

图 9-1-5　扩大骨性椎板窗

A、B. 清除下关节突内侧缘软组织,辨明下关节突内侧缘与黄韧带交界区;C、D. 将黄韧带垂直部分与下方的后外侧关节囊剥离开来,内镜监视下使用篮钳及髓核钳将其完全去除

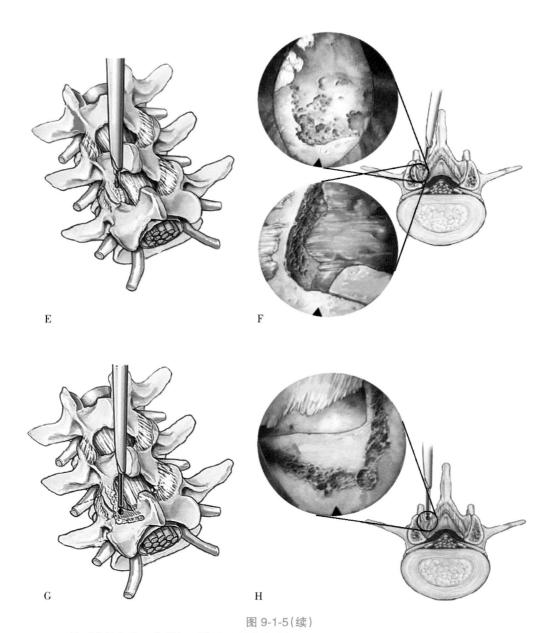

E

F

G

H

图 9-1-5(续)

E、F. 以镜下磨钻切除上位椎板下缘及下关节突内侧骨质；G、H. 以镜下磨钻切除下位椎板上缘背侧骨质，注意保留椎板腹侧骨质（经 Ruetten 惠允）

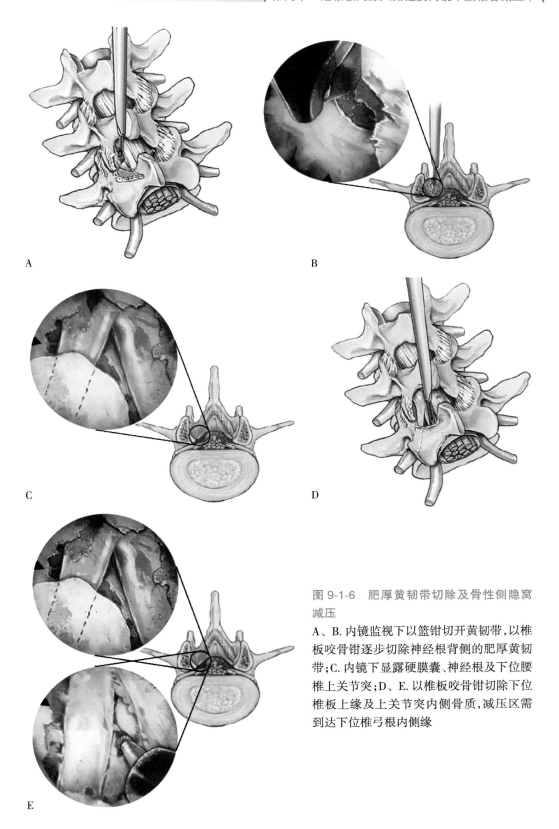

**图 9-1-6 肥厚黄韧带切除及骨性侧隐窝减压**

A、B. 内镜监视下以篮钳切开黄韧带,以椎板咬骨钳逐步切除神经根背侧的肥厚黄韧带;C. 内镜下显露硬膜囊、神经根及下位腰椎上关节突;D、E. 以椎板咬骨钳切除下位椎板上缘及上关节突内侧骨质,减压区需到达下位椎弓根内侧缘

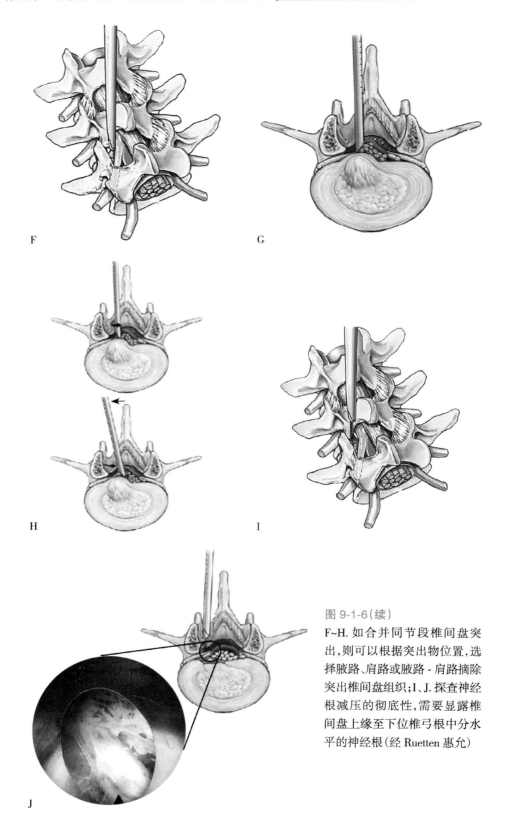

F

G

H

I

图 9-1-6(续)

F~H. 如合并同节段椎间盘突出,则可以根据突出物位置,选择腋路、肩路或腋路-肩路摘除突出椎间盘组织;I、J. 探查神经根减压的彻底性,需要显露椎间盘上缘至下位椎弓根中分水平的神经根(经 Ruetten 惠允)

J

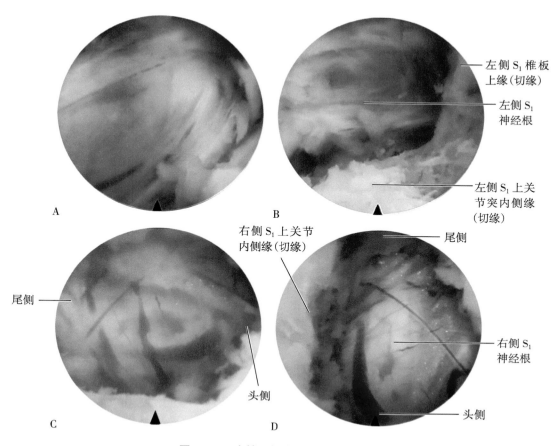

图 9-1-7　内镜下探查双侧神经根减压

A. 左侧椎间盘水平的减压神经根；B. 左侧椎间盘下缘至椎弓根中分水平的减压神经根；C. 右侧椎间盘水平的减压神经根；D. 右侧椎间盘下缘至椎弓根中分水平的减压神经根

（李振宙）

## 第二节　经单侧椎板间隙入路双侧腰椎管减压术

### 一、典型病例简介

ID024，男，58 岁。

1. 症状　双下肢间歇性跛行 2 年余，腰痛伴左下肢放射痛 6 年余，加重 3 个月。

2. 体征　跛行步态；$L_4$~$S_1$ 棘突上压痛、叩击痛（+），向左下肢放射；双侧内踝、双侧足背第一趾蹼背侧皮肤针刺觉及浅表感觉较健侧减弱，双下肢肌力正常，双下肢直腿抬高试验阴性，腰后伸试验（+），双侧跟腱反射正常。

3. 影像学检查

（1）DR（图 9-2-1）

（2）CT（图 9-2-2A、C、E）

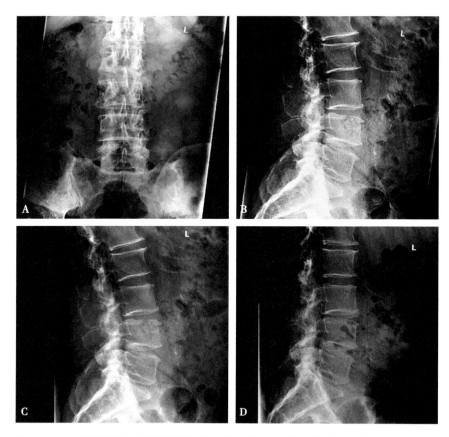

图 9-2-1 术前 X 线片示腰椎明显退行性变化，$L_{3~5}$ 椎间隙狭窄、骨赘增生，腰椎 $L_{3~5}$ 无明显节段性不稳定

A. 正位片；B. 中立位侧位片；C. 过伸位侧位片；D. 过屈位侧位片

（3）MRI（图 9-2-3A）

4. 诊断　腰椎管狭窄症，$L_{4~5}$ 节段。

## 二、术前计划

1. 手术入路　选择经单侧椎板间隙入路腰椎管双侧减压术。
2. 手术技术　选择经皮内镜下腰椎管减压术。

## 三、手术过程

1. 手术室布局　同图 3-3-1。
2. 体位　俯卧位于脊柱手术架上，尽量减少腰椎前凸，避免腹部受压。
3. 麻醉　气管插管全麻。
4. 穿刺及工作套管置入（图 9-2-4）
5. 同侧关节突关节内侧切除、肥厚黄韧带切除术（图 9-2-5、图 9-2-6）。
6. 中央椎管减压术（图 9-2-7）。

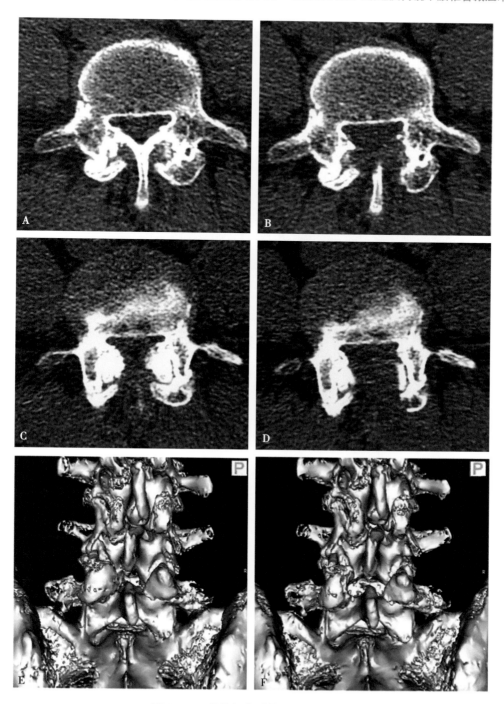

图 9-2-2　术前与术后第二天 CT 对比

A. 术前 $L_5$ 椎弓根中分水平轴位 CT 显示 $L_5$ 双侧骨性侧隐窝狭窄,双侧 $L_5$ 神经根受压;B. 术后第二天复查 $L_5$ 椎弓根中分水平轴位 CT 显示 $L_{4-5}$ 双侧隐窝减压充分,双侧 $L_5$ 神经根减压充分;C. 术前 $L_5$ 椎弓根上缘水平轴位 CT 显示 $L_5$ 双侧侧隐窝骨性狭窄,双侧 $L_5$ 神经根受压;D. 术后第二天复查 $L_5$ 椎弓根上缘水平轴位 CT 显示 $L_5$ 双侧隐窝减压充分,双侧 $L_5$ 神经根减压充分;E、F. 术前、术后 CT 三维重建对比,术后 CT 三维重建显示 $L_{4-5}$ 双侧关节突关节的对合关系没有明显的破坏

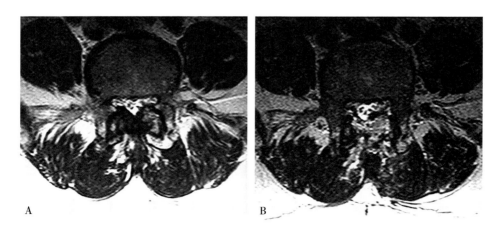

图 9-2-3 术前与术后第二天 MRI 对比

A. 术前 $L_5$ 椎弓根上缘水平轴位 MRI 显示 $L_{4-5}$ 双侧侧隐窝狭窄,增生的关节突关节及肥厚黄韧带压迫双侧 $L_5$ 神经根;B. 术后第二天复查 $L_5$ 椎弓根上缘水平轴位 MRI 显示 $L_{4-5}$ 双侧隐窝减压充分,双侧 $L_5$ 神经根减压充分

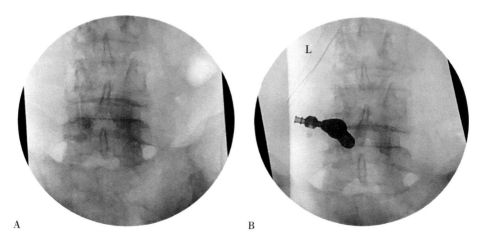

图 9-2-4 术前定位及工作套管置入

A. 正位 X 线透视确定手术节段及工作套管目标位置为左侧 $L_{4-5}$ 关节突关节内侧缘;B. 工作套管抵达左侧 $L_5$ 椎板上缘及上关节突交界区

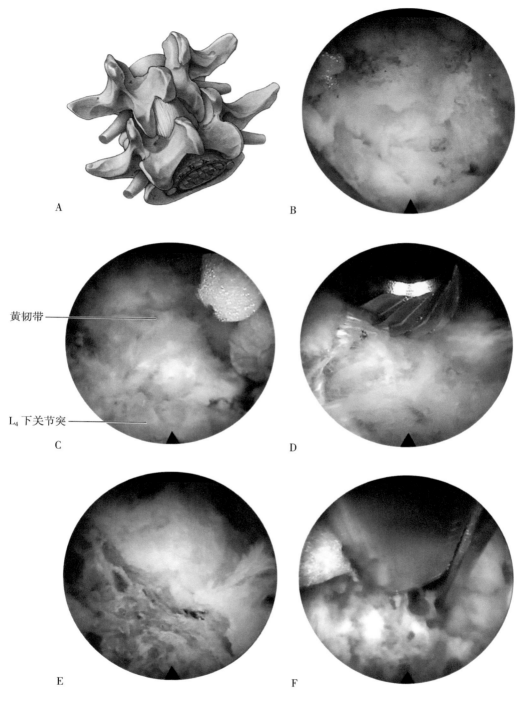

黄韧带

L₄下关节突

图 9-2-5 骨性椎板窗扩大

A. 示意图示工作目标区域的解剖毗邻；B. 显露左侧 L₄₋₅ 椎板间隙黄韧带窗；C. 显露左侧 L₄ 椎板下缘和黄韧带交界区；D~F. 以高速磨钻、椎板咬骨钳等镜下工具切除左侧 L₄ 椎板下缘及下关节突内侧部分骨质

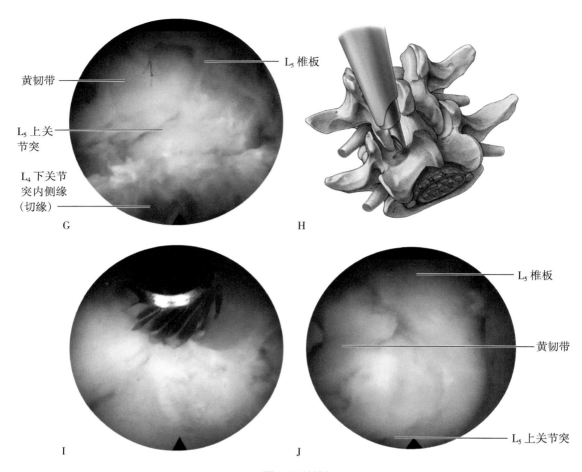

图 9-2-5（续）

G. 内镜下显露左侧 $L_5$ 椎板上缘、上关节突内侧缘及黄韧带交界区。H~J. 以镜下磨钻切除左侧 $L_5$ 椎板上缘及上关节突内侧骨性结构的背侧部分，保留腹侧骨质以防损伤其下方神经根

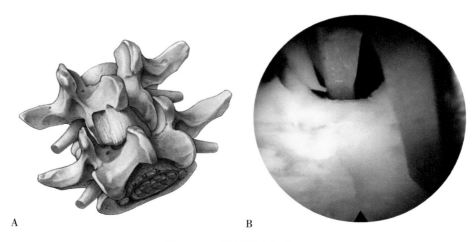

图 9-2-6 同侧侧隐窝减压术

A~C. 内镜监视下以篮钳、椎板钳等工具切除肥厚黄韧带直至关节突关节内侧缘

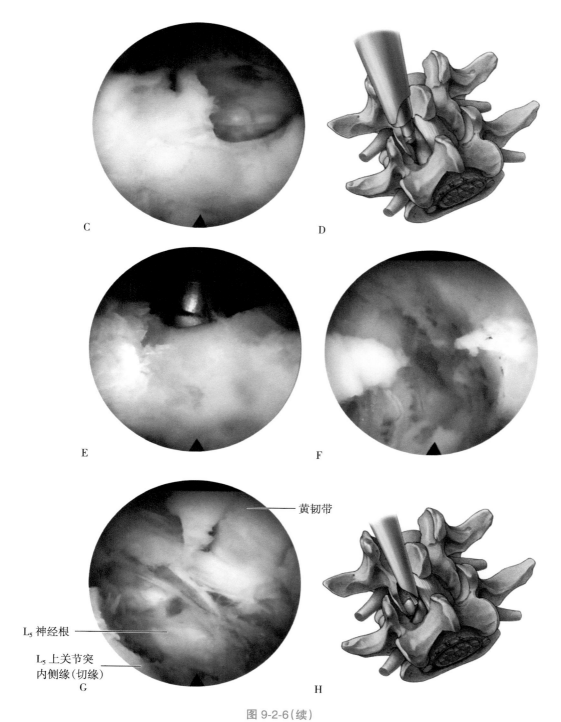

C

D

E

F

黄韧带

L₅ 神经根

L₅ 上关节突
内侧缘(切缘)

G

H

图 9-2-6(续)

D~G. 以椎板咬骨钳及镜下磨钻切除神经根背侧的骨性结构,行侧隐窝减压;H. 如果合并存在椎间盘突出,可以根据突出物位置选择不同椎管内入路摘除突出椎间盘

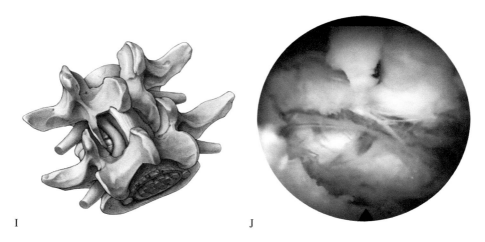

I　　　　　　　　　　　　　　J

图 9-2-6（续）

I、J. 探查同侧走行神经根减压的彻底性

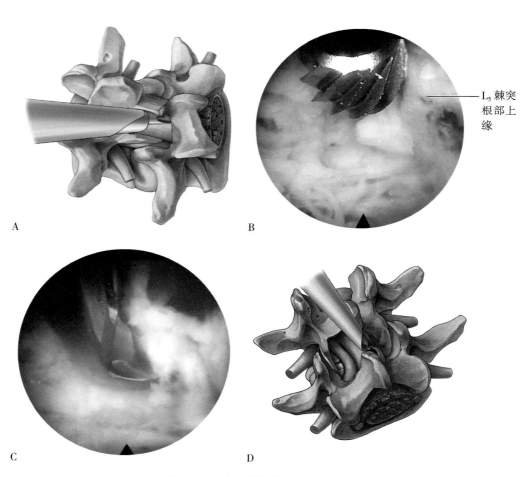

L₅棘突
根部上
缘

A　　　　　　　　　　　　　　B

C　　　　　　　　　　　　　　D

图 9-2-7　中央椎管减压

A~C.以镜下磨钻及椎板咬骨钳切除下位椎板上缘中央部分

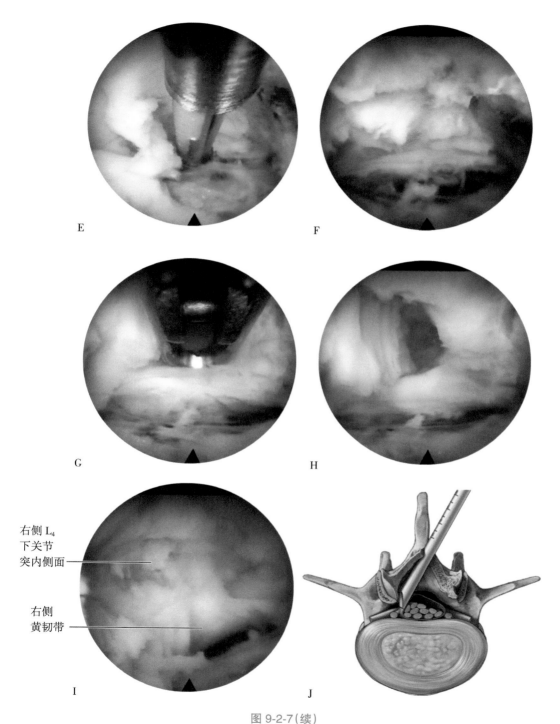

右侧 L₄
下关节
突内侧面——

右侧
黄韧带——

图 9-2-7(续)

D~F. 分离硬膜囊及黄韧带间隙,切除中央椎管背侧黄韧带组织;G、H. 切除对侧椎管黄韧带背侧浅层部分;I、J. 经对侧黄韧带背侧暴露对侧关节突关节的下关节突

7. 对侧椎管减压术（图 9-2-8、图 9-2-9）。

8. 探查、结束手术（图 9-2-10、图 9-2-11）

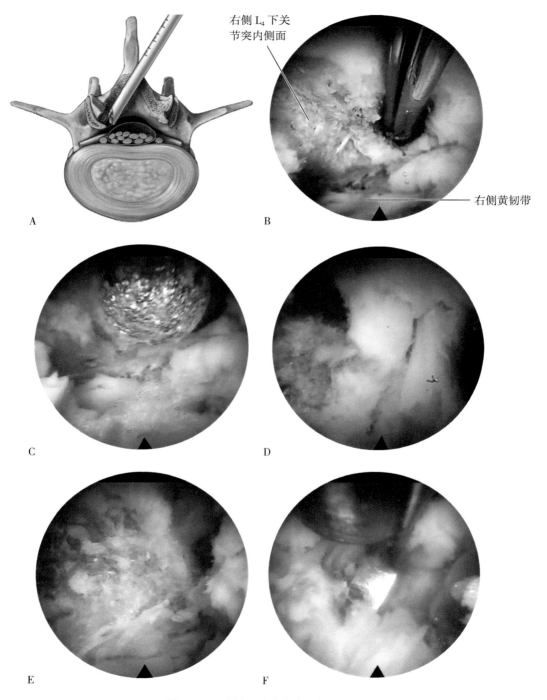

右侧 L₄ 下关节突内侧面

右侧黄韧带

A

B

C

D

E

F

图 9-2-8　对侧下关节突内侧部分切除

A、B. 暴露下关节突内侧及下缘；C~F. 以镜下磨钻及椎板咬骨钳切除下关节突内侧部分骨质

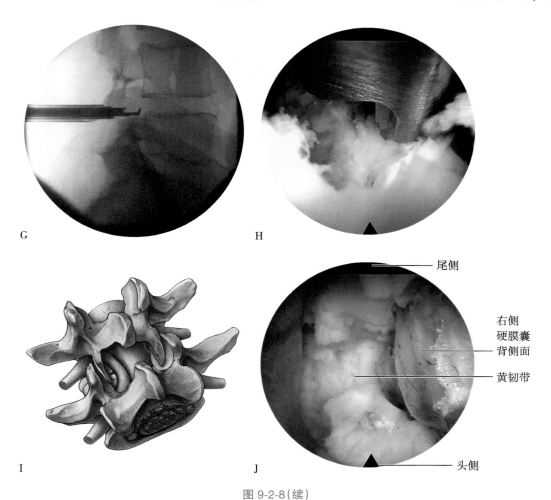

图 9-2-8（续）

G、H. 术中需要实时透视，证实切除部位及范围；I、J. 暴露对侧上关节突边缘及附着的黄韧带

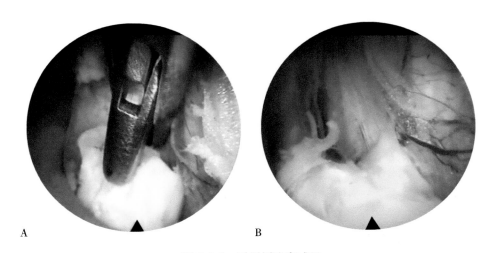

图 9-2-9　对侧侧隐窝减压

A~D. 切除对侧侧隐窝的肥厚黄韧带组织直至暴露对侧上关节突内侧缘

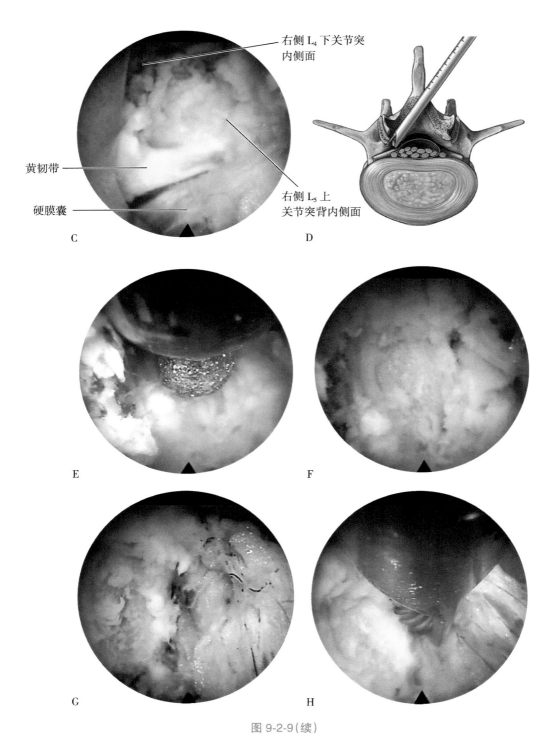

图 9-2-9(续)

E~G. 以镜下磨钻切除对侧上关节突背侧骨质;H. 以侧方带保护的镜下磨钻切除对侧上关节突剩余骨质

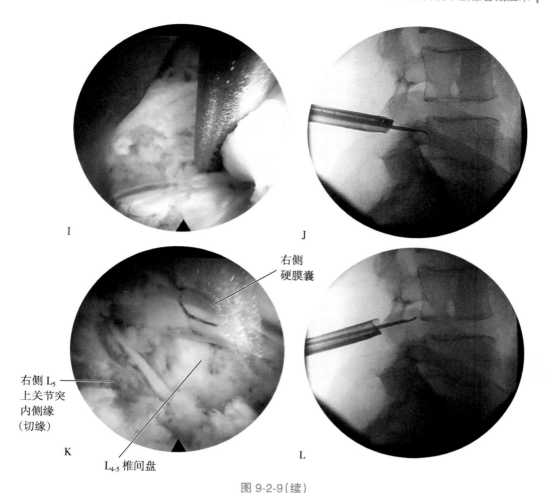

I、J. 对侧侧隐窝减压范围尾侧需要达到下位椎弓根中分水平；K、L. 对侧侧隐窝减压范围头侧需要达到椎间盘上缘水平

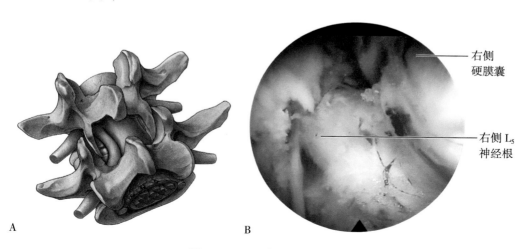

图 9-2-10 手术结束前探查

A~C. 探查对侧神经根减压的彻底性

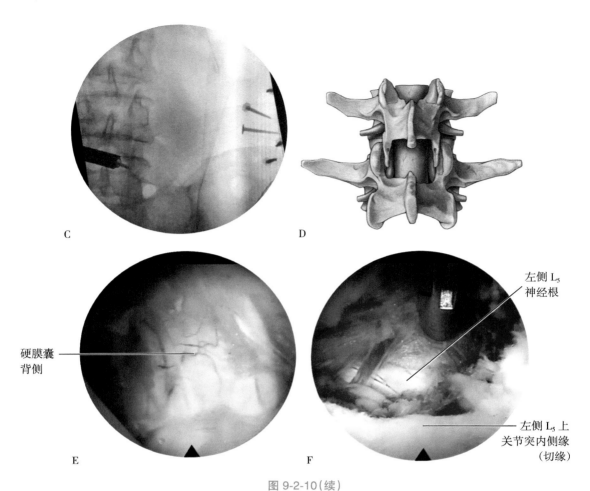

C  D

E  F

硬膜囊
背侧

左侧 L₅
神经根

左侧 L₅ 上
关节突内侧缘
（切缘）

图 9-2-10（续）

D、E. 探查中央椎管背侧减压情况；F. 探查同侧神经根减压的彻底性

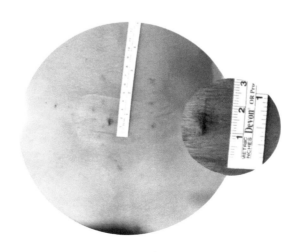

图 9-2-11  微型手术切口长 1cm 左右

## 四、手术疗效

1. 临床症状变化 术后即刻左下肢疼痛症状明显缓解,双下肢麻木明显减轻。

2. 影像学结果 术后第二天复查腰椎 MRI 及 CT 显示双侧 $L_{4-5}$ 侧隐窝减压充分,神经根减压充分(图 9-2-2B、D、F,图 9-2-3B)。

(李振宙)

## 参 考 文 献

［1］ 李振宙,侯树勋,宋科冉,等.经皮经椎板间隙入路完全内镜下腰椎侧隐窝减压术的近期随访报告.中国骨与关节杂志,2014,3(8):585-589.

［2］ Markovic M,Zivkovic N,Spaic M,et al. Full-endoscopic interlaminar operations in lumbar compressive lesions surgery:prospective study of 350 patients. "Endos" study. J Neurosurg Sci,2016.

［3］ Li ZZ,Hou SX,Shang WL,et al. The strategy and early clinical outcome of full-endoscopic L5/S1 discectomy through interlaminar approach. Clin Neurol Neurosurg,2015,133:40-45.

［4］ Komp M,Hahn P,Oezdemir S,et al. Bilateral spinal decompression of lumbar central stenosis with the full-endoscopic interlaminar versus microsurgical laminotomy technique:a prospective,randomized,controlled study. Pain Physician,2015,18(1):61-70.

［5］ Ahn Y. Percutaneous endoscopic decompression for lumbar spinal stenosis. Expert Rev Med Devices,2014,11(6):605-616.

［6］ Ruetten S,Komp M,Hahn P,et al. Decompression of lumbar lateral spinal stenosis:full-endoscopic,interlaminar technique. OperOrthopTraumatol,2013,25(1):31-46.

［7］ Komp M,Hahn P,Merk H,et al. Bilateral operation of lumbar degenerative central spinal stenosis in full-endoscopic interlaminar technique with unilateral approach:prospective 2-year results of 74 patients. J Spinal Disord Tech,2011,24(5):281-287.

［8］ Ruetten S,Komp M,Merk H,et al. Surgical treatment for lumbar lateral recess stenosis with the full-endoscopic interlaminar approach versus conventional microsurgical technique:a prospective,randomized,controlled study. J Neurosurg Spine,2009,10(5):476-485.

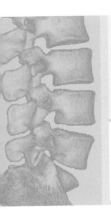

## 第十章

# 经皮内镜辅助下腰椎椎体间 B-Twin 融合术

经皮内镜辅助下腰椎椎体间 B-Twin 融合术是指在经皮内镜下完成神经结构减压、椎间隙及终板清理、椎体间植骨并植入 B-Twin 椎间融合器完成腰椎椎体间融合的微创手术技术。主要适应证有腰椎椎间盘源性腰痛、腰椎终板炎、腰椎不稳症或腰椎 I 度退行性滑脱症等。尽管 B-Twin 融合器因为商业收购而退出市场，但其独特的产品设计及优异的临床安全性仍然会成为适合经皮内镜下植入的可膨胀融合器设计的借鉴。

B-Twin 膨胀式脊柱融合器是 DISC-O-TECH 公司推出的脊柱微创外科产品，主要用于 $L_2 \sim S_1$ 间的腰椎融合术。B-Twin 融合器原始形态为 5mm 柱状结构，由钛合金制成，具有高度的生物兼容性和坚固性，能轻易植入病变椎间隙，不需要过多的破坏腰椎结构，当融合器处于椎间隙的适当位置后，通过旋转融合器安装手柄的把手膨胀融合器，其膨胀直径最大可达 15mm（图 10-0-1，表 10-0-1）。配合植入自体或异体骨，有效恢复并保持椎间隙高度，提高椎体间融合率。

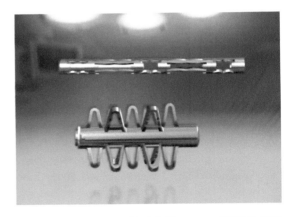

图 10-0-1 可膨胀腰椎融合器 B-Twin 膨胀前后形态学的变化

B-Twin 融合器可通过侧后路经皮经椎间孔入路内镜下手术植入，亦可经后路经椎板间隙入路经皮内镜下手术植入（图 10-0-2）。B-Twin 以小直径柱状植入，以高膨胀率撑开。不需要过多破坏椎体骨结构及软组织，维持脊柱的稳定性。不需要辅助后路椎弓根螺钉系统或其他方式的辅助固定，术后负重后 B-Twin 融合器嵌入邻近椎体终板内获得术后即刻稳定性。术中对神经和血管的损伤以及术后感染的风险明显减少；明显缩短手术时间及患者住院时间；此外，B-Twin 融合器可根据需要取出。

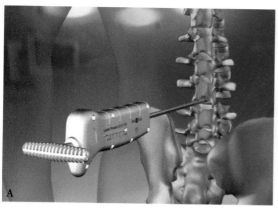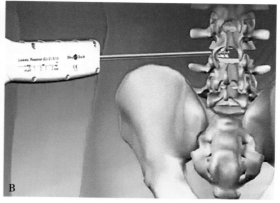

图 10-0-2　B-Twin 融合器植入路径

A. 经椎板间隙入路；B. 经椎间孔入路

表 10-0-1　B-Twin 产品规格

| 膨胀后高度（mm）<br>后高／前高 | 膨胀后长度<br>（mm） | 原始柱状直径<br>（mm） | 建议椎间隙高度<br>（mm） |
| --- | --- | --- | --- |
| 7.5/9 | 22 | 5 | 8-9 |
| 9.5/11 | 25 | | 10-11 |
| 11.5/13 | | | 12-13 |
| 13.5/15 | | | >13 |

（李振宙）

# 第一节　经椎间孔入路经皮内镜辅助下 L₅~S₁ 腰椎体间 B-Twin 融合术

## 一、典型病例简介

ID025，女，49 岁。

1. 症状　腰部疼痛 10 年，加重 5 年。

2. 体征　L₅~S₁ 棘突有压痛，叩击痛，无放射痛；双下肢感觉、肌力、肌张力正常，双侧直腿抬高试验阴性；股神经牵拉试验阴性；双膝腱反射正常、双侧跟腱未引出。

3. 术前腰椎 MRI 影像学检查（图 10-1-1）。

4. 诊断　腰椎终板炎，L₅~S₁ 节段。

## 二、术前计划

1. 手术入路　选择经椎间孔入路。

2. 手术技术　选择经皮内镜辅助下 B-Twin 腰椎体间融合术。

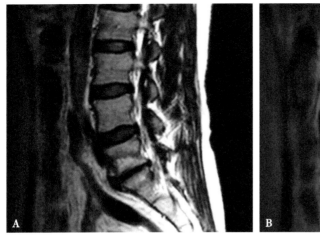
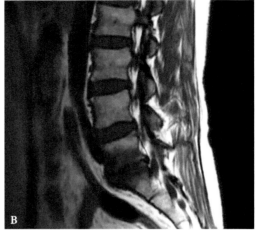

图 10-1-1 术前腰椎 MRI 提示 $L_5$~$S_1$ 椎间盘终板炎（Mordic I 型改变）

A. $T_2$ 加权相；B. $T_1$ 加权相

3. 穿刺点及穿刺路径（图 10-1-2）。

4. 融合器尺寸的选择 融合器的尺寸应在术前通过 CT、MRI 或其他的 X 线片初步确定，最佳的融合器直径应比通过图像测得的椎间隙大 10%~20%，融合器的长度也能通过椎体图像的前后位边界得以初步确定，椎体的前后位距离应比融合器膨胀后的长度长至少 3mm。

### 三、手术过程

1. 手术室布局 同图 3-3-1。

2. 体位 俯卧位于脊柱手术架上，尽量减少腰椎前凸，避免腹部受压。

3. 麻醉 局麻（0.5% 利多卡因溶液）+经静脉强化（咪达唑仑 1mg+ 芬太尼 100μg）。

4. 穿刺及工作套管置入（图 10-1-3）。

5. 内镜下椎间盘髓核摘除（图 10-1-4）。

6. 植骨床准备及植骨、融合器植入（图 10-1-5、图 10-1-6）。

7. 探查、结束手术（图 10-1-7）。

### 四、手术疗效

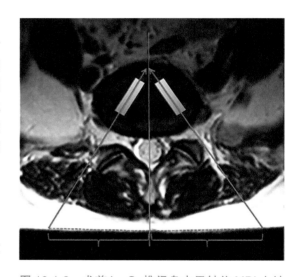

图 10-1-2 术前 $L_5$~$S_1$ 椎间盘水平轴位 MRI 上计划穿刺路径（穿刺点旁开正中线距离、穿刺角度等）、预测融合器长度

绿色箭头线为穿刺路径，蓝色矩形线为融合器位置；红色虚线为穿刺点距离后正中线距离

1. 临床症状变化 术后第二天下床负重行走，腰痛明显缓解，VAS 评分从术前 6 分降至术后 1 分。

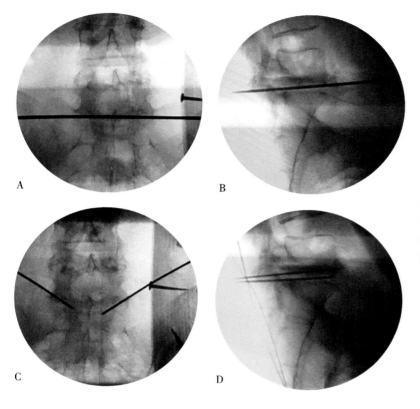

图 10-1-3　X 线透视引导
下定位及穿刺
A. 正位透视确定 $L_5 \sim S_1$ 椎
间隙；B. 侧位透视 $L_5 \sim S_1$ 椎
间隙；C. 侧位透视监视双侧
穿刺针的置入；D. 正位证实
双侧穿刺针位置合适

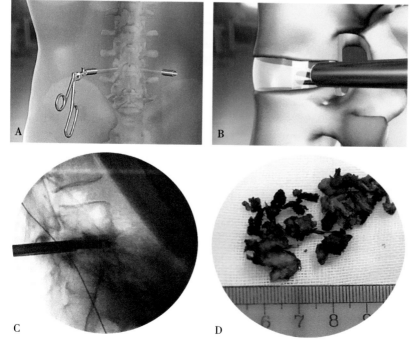

图 10-1-4　内镜及 X 线透
视下椎间盘髓核摘除
A、B. 经内镜工作通道行椎
间盘内髓核摘除；C. 透视
下以髓核钳行髓核摘除；
D. 摘除的髓核组织

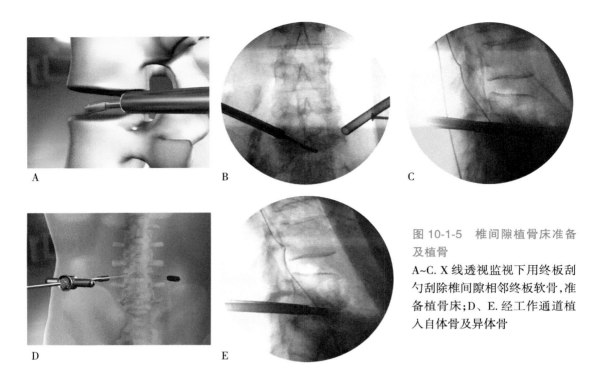

图 10-1-5 椎间隙植骨床准备及植骨

A~C. X 线透视监视下用终板刮勺刮除椎间隙相邻终板软骨,准备植骨床;D、E. 经工作通道植入自体骨及异体骨

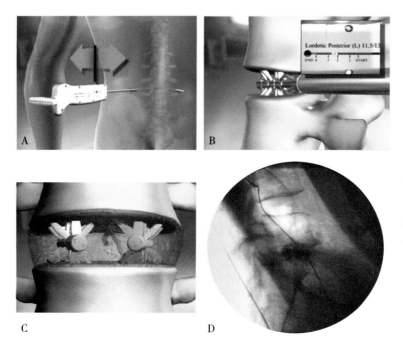

图 10-1-6 B-Twin 融合器植入及撑开

A. 选择合适尺寸的 B-Twin 可膨胀融合器植入椎间隙;B. 按操作手册逐步膨胀融合器、撑开椎间隙;C. 同法植入对侧融合器;D. X 线透视证实融合器位置合适

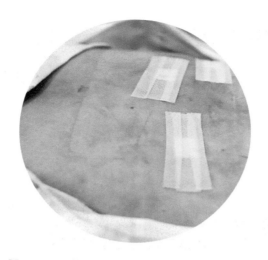

图 10-1-7　整个手术是在局部麻醉下,经过 3 个长约 7mm 的手术切口下完成。其中 1 个切口为取自体髂骨,其余 2 个切口为椎间隙手术切口

2. 影像学结果

(1) DR(图 10-1-8)

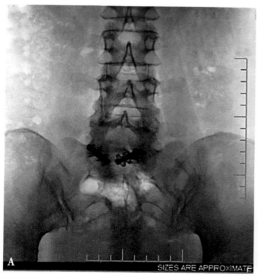
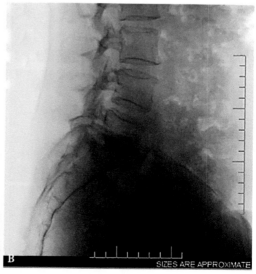

图 10-1-8　术后 DR 显示双侧 B-Twin 融合器位置合适

A. 正位片;B. 侧位片

（2）CT（图 10-1-9）

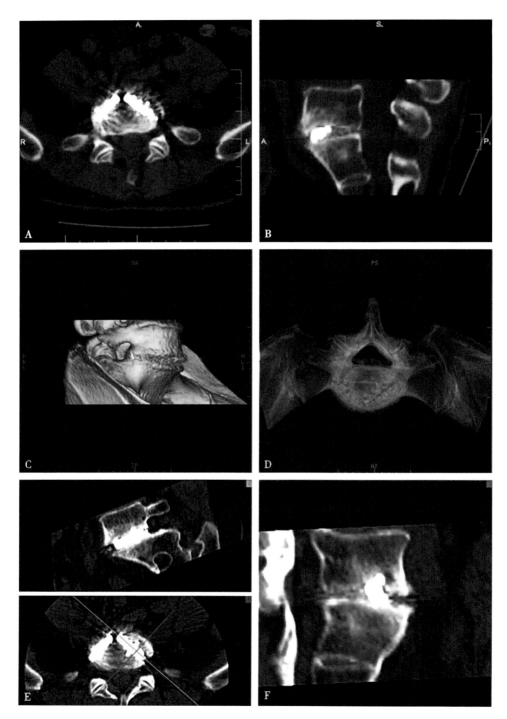

图 10-1-9　术后 1 年 CT 随访

A. L₅~S₁ 椎间隙水平轴位 CT 显示融合器位置正常、无碎裂及移位；B、C. CT 二、三维重建显示 L₅~S₁ 椎间骨性融合；D~F. CT 二、三维重建显示 B-Twin 融合器嵌入邻近椎体终板内，维持腰椎体间三维稳定性

（3）MRI（图 10-1-10）

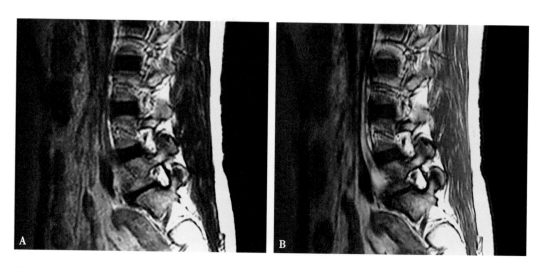

图 10-1-10　术前、术后 1 年椎间孔水平矢状位 $T_2$ 加权 MRI 对比，尽管椎间隙明显狭窄，但是椎间孔仍保留足够空间，未出现出口神经根（$L_5$ 神经根）的受压征象

A. 术前 MRI；B. 术后 1 年 MRI

（李振宙）

# 第二节　经椎间孔入路经皮内镜下 $L_{4\sim5}$ 椎间盘摘除、腰椎体间 B-Twin 融合术

## 一、典型病例简介

ID026，女，57 岁。

1. 症状　腰痛 10 年，加重伴右下肢放射痛 4 个月余。

2. 体征　$L_4\sim S_1$ 棘突及右侧臀部压痛明显，无放射痛，腰椎叩击痛（－）；右侧足背第一趾蹼背侧皮肤针刺觉减弱伴麻木，左侧姆长伸肌肌力Ⅳ级，双侧跟腱反射未引出；腰过伸试验（＋）。

3. 影像学检查

（1）DR（图 10-2-1）

（2）MRI（图 10-2-2A、C、E）

4. 诊断　腰椎间盘突出症，$L_{4\sim5}$ 节段；腰椎不稳症。

## 二、术前计划

1. 手术入路　选择经椎间孔入路。

2. 手术技术　选择经皮 $L_{4\sim5}$ 右侧椎间孔成形，经皮内镜下腰椎间盘摘除、B-Twin 腰椎体间融合术。

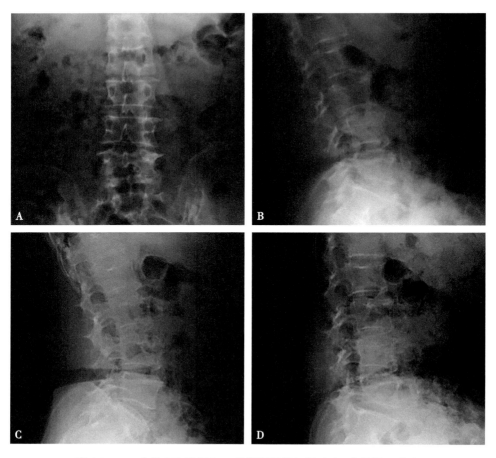

图 10-2-1　术前 DR 显示 $L_{4\sim5}$ 节段明显退行性改变,节段性不稳定
A. 正位片;B. 中立位侧位片;C. 过伸位侧位片;D. 过屈位侧位片

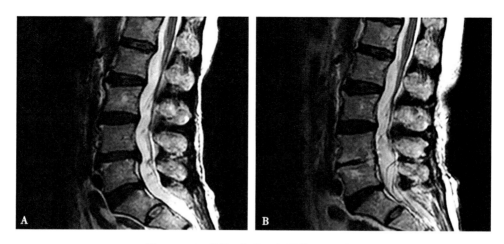

图 10-2-2　术前、术后 8 年腰椎 MRI 对比
A. 术前 $T_2$ 加权相矢状位 MRI 显示 $L_{4\sim5}$ 椎间盘突出并向下方移位;B. 术后 $T_2$ 加权相矢状位
MRI 显示突出椎间盘组织被摘除、椎体间骨性融合、椎间隙高度明显下降

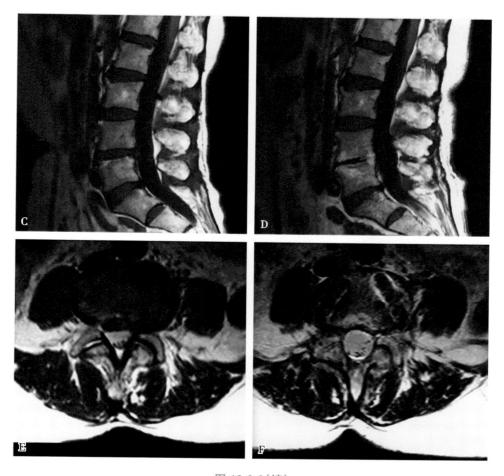

图 10-2-2(续)

C~D. 术前、术后 $T_1$ 加权矢状位 MRI 对比,未出现明显相邻终板炎性改变;E. 术前 $L_{4~5}$ 椎间盘水平轴位 $T_2$ 加权 MRI 显示 $L_{4~5}$ 节段椎间盘突出、右侧侧隐窝狭窄;F. 术后 8 年随访 $L_{4~5}$ 椎间盘水平轴位 $T_2$ 加权 MRI 显示 $L_{4~5}$ 节段椎间盘突出被摘除、神经减压充分、融合器位置合适,右侧关节突关节亦获得骨性融合

### 三、手术过程

1. 手术室布局 同图 3-3-1。
2. 体位 俯卧位于脊柱手术架上,尽量减少腰椎前凸,避免腹部受压。
3. 麻醉 局麻(0.5% 利多卡因溶液)+ 经静脉强化(咪达唑仑 1mg+ 芬太尼 100μg)。
4. 穿刺及工作套管置入。(图 10-2-3A,B)
5. 内镜下突出髓核摘除。(图 10-2-3C)
6. 植骨床准备及植骨、融合器植入。(图 10-2-4)
7. 探查、结束手术。

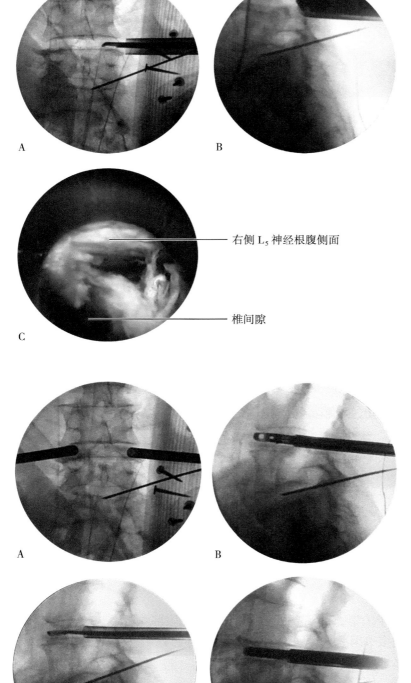

A

B

C

——— 右侧 L₅ 神经根腹侧面

——— 椎间隙

图 10-2-3 经右侧椎间孔扩大成形，内镜下突出椎间盘摘除，神经减压

A、B. 正侧位 X 线透视下用椎板咬骨钳行右侧椎间孔扩大成形术；C. 内镜下突出髓核摘除、神经减压

A

B

C

D

图 10-2-4 植骨床准备、椎体间植骨、融合器植入

A. 正位 X 线透视证实双侧工作通道位置合适；B. 侧位 X 线透视下行椎间盘内清理，髓核摘除；C. 侧位 X 线透视下使用终板刮匙刮除邻近终板软骨、准备植骨床，自体骨植骨；D. 置入试模，选择合适尺寸融合器

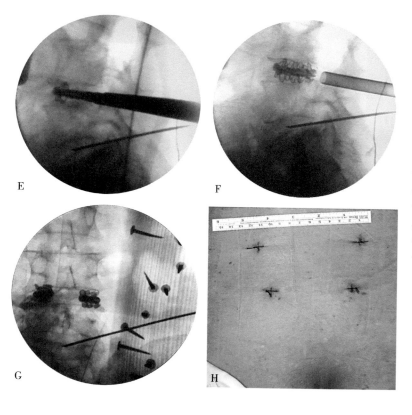

图 10-2-4（续）

E、F. 侧位 X 线透视下逐步膨胀融合器；G. 最终 B-Twin 融合器位置；H. 术毕切口情况，尾侧 2 个 7mm 切口是取自体髂骨切口，头侧 2 个 7mm 切口是融合器植入通道切口

## 四、手术疗效

1. 临床症状变化　术后即刻右下肢疼痛缓解，第二天下床负重行走，腰痛明显缓解，VAS 评分从术前 7 分降至术后 1 分。

2. 影像学结果

（1）DR（图 10-2-5）

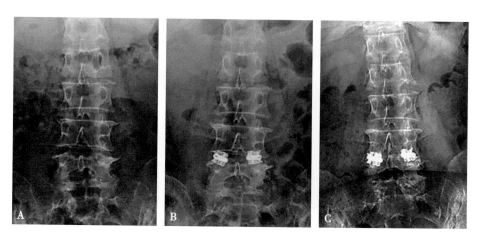

图 10-2-5　术前、术后第二天、术后 8 年 DR 对比

A~C. 不同时间点正位 X 线片对比，融合器无明显移位

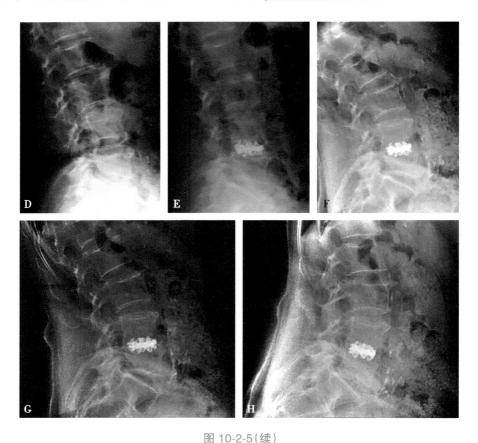

图 10-2-5(续)

D~F. 不同时间点侧位 X 线片对比,融合器无明显移位;G、H. 术后 8 年复查过伸 - 过屈位侧位相显示 L$_{4~5}$ 节段无活动度

(2) CT(图 10-2-6)

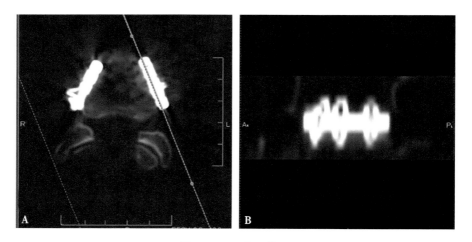

图 10-2-6　术后第二天复查 CT

A、B. 术后 CT 轴位相显示融合器位置合适,矢状位二维重建显示融合器的齿状凸起嵌入邻近椎体终板内,获得三维椎间稳定性

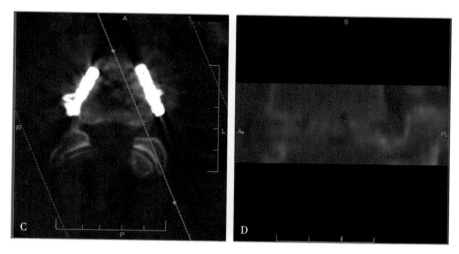

图 10-2-6(续)
C、D. 轴位、矢状位二维重建显示椎体间植骨位置及分布

（3）MRI（图 10-2-2B、D、F，图 10-2-7）

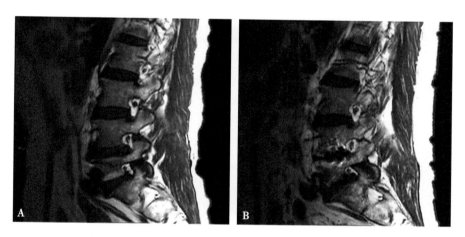

图 10-2-7　术前、术后 8 年腰椎 MRI 椎间孔大小对比
A. 术前右侧椎间孔矢状位 $T_2$ 加权相；B. 术后 8 年右侧椎间孔矢状位 $T_2$ 加权相显示椎间孔高度较术前降低，但出口神经根有充足的容纳空间，无神经根受压征象

（李振宙）

## 第三节　经椎板间隙入路经皮内镜下 $L_5 \sim S_1$ 椎间盘摘除、腰椎体间 B-Twin 融合术

一、典型病例简介

ID027，男，45 岁。

1. 症状 腰痛并左下肢痛 2 年加重 2 个月。

2. 体征 卧床被动体位;$L_4\sim S_1$ 棘突压痛,椎旁左侧叩击痛,放射痛,腰椎活动受限;左小腿及足部外侧感觉减退,左足蹋长屈肌肌力 IV 级,左下肢直腿抬高试验 60°(+),股神经牵拉试验(−),左侧跟腱反射弱。

3. 影像学检查

(1) DR(图 10-3-1)

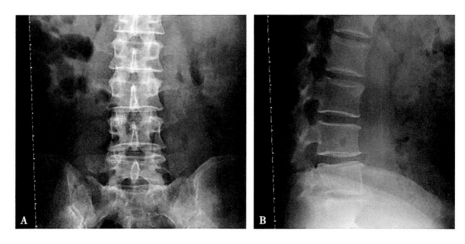

图 10-3-1 术前腰椎 DR 示腰椎前凸消失,$L_5\sim S_1$ 椎间隙狭窄,退行性变化
A. 正位片;B. 侧位片

(2) MRI(图 10-3-2A、D、G)

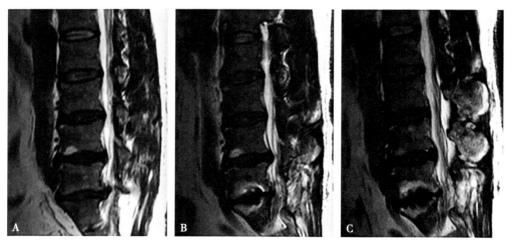

图 10-3-2 术前、术后 1 年及术后 4 年腰椎 MRI 对比
A~C. 不同时间点矢状位 $T_2$ 加权相 MRI 对比显示术后椎管减压充分、突出物被摘除

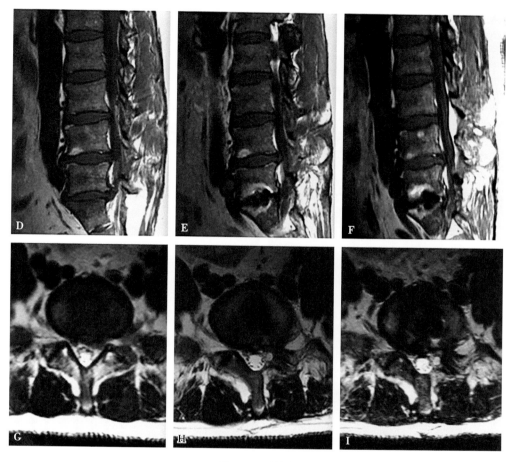

图 10-3-2(续)

D~F. 不同时间点矢状位 $T_1$ 加权相 MRI 对比显示术后 $L_5$~$S_1$ 椎间盘相邻终板出现 Mordic Ⅱ型改变；
G~I. 不同时间点 $L_5$~$S_1$ 椎间盘水平轴位 $T_2$ 加权相 MRI 对比显示术后神经根减压充分、突出物被摘除

4. 诊断　腰椎间盘突出症,$L_5$~$S_1$ 节段。

## 二、术前计划

1. 手术入路　选择经左侧 $L_5$~$S_1$ 椎板间隙入路。
2. 手术技术　选择经皮内镜下 $L_5$~$S_1$ 腰椎间盘摘除、B-Twin 腰椎椎体间融合术。

## 三、手术过程

1. 手术室布局　同图 3-3-1。
2. 体位　俯卧位于脊柱手术架上,尽量减少腰椎前凸,避免腹部受压。
3. 麻醉　气管插管全麻。
4. 穿刺及工作套管置入。
5. 内镜下突出髓核摘除。
6. 植骨床准备及植骨、融合器植入(图 10-3-3)。

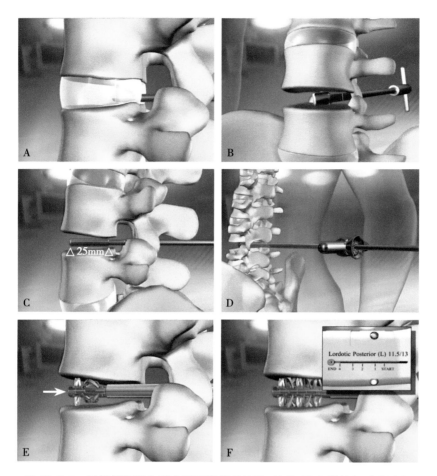

图 10-3-3 经椎板间隙入路内镜下椎间盘摘除、植骨、融合器植入手术过程

A. 椎间盘摘除；B. 软骨终板刮除，植骨床准备；C. 置入融合器试模，选择合适尺寸融合器；D. 椎体间植入自体髂骨；E. 植入 B-Twin 融合器并膨胀撑开；F. 融合器最终状态及位置

7. 探查、结束手术。

四、手术疗效

1. 临床症状变化 术后即刻左下肢疼痛缓解，第二天下床负重行走，腰痛明显缓解，VAS 评分从术前 7 分降至术后 2 分。

2. 影像学结果

(1) DR（图 10-3-4）

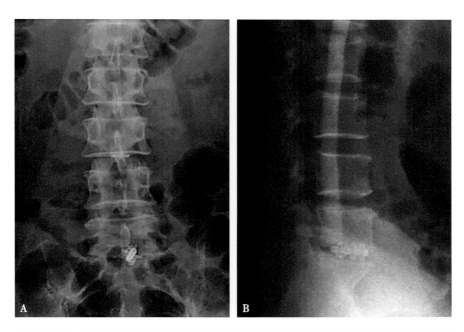

图 10-3-4　术后 4 年腰椎 DR 显示单枚 B-Twin 融合器居中放置，未出现移位及碎裂
A. 正位片；B. 侧位片

(2) CT（图 10-3-5）

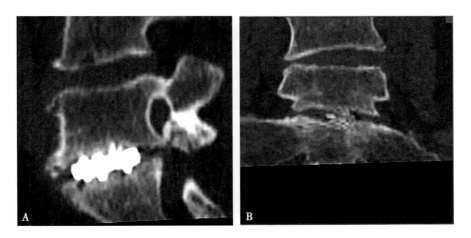

图 10-3-5　术后 4 年复查 CT 及二维重建，椎体间获得骨性融合
A. 矢状位二维重建显示融合器齿状凸起嵌入邻近椎体终板；B. 冠状位二维重建显示
$L_5 \sim S_1$ 椎体间骨性融合

（3）MRI（图 10-3-2B、C、E、F、H、I，图 10-3-6）

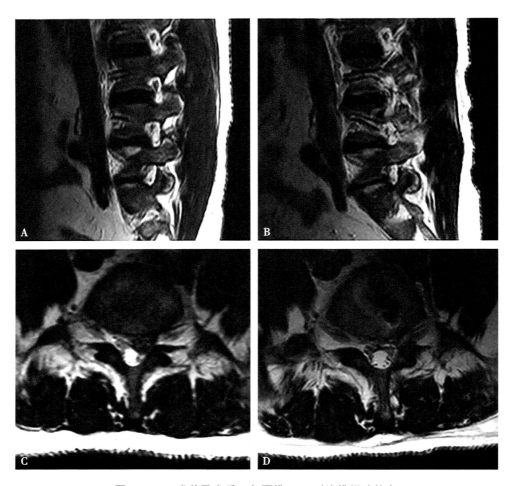

图 10-3-6　术前及术后 4 年腰椎 MRI 对比椎间孔状态

A、B. 术前及术后腰椎经左侧椎间孔平面矢状位 $T_2$ 加权相 MRI 对比，尽管术后 $L_5 \sim S_1$ 椎间隙高度进一步降低，但椎间孔内出口神经根（$L_5$ 神经根）未出现受压征象；C、D. 术前及术后腰椎经 $L_5$ 椎弓根下方 $L_5$ 神经节水平轴位 $T_2$ 加权相 MRI 对比，椎间孔内出口神经根未出现受压征象

（李振宙）

# 参 考 文 献

［1］ Cincu R，LorenteFde A，Gomez J，et al.A 10-year follow-up of transpedicular screw fixation and intervertebral autogenous posterior iliac crest bone graft or intervertebral B-Twin system in failed back surgery syndrome. Asian J Neurosurg，2015，10（2）：75-82.

［2］ Zhang X，Wang Y，Xiao S，et al.Preliminary clinical results of endoscopic discectomy followed by interbody fusion using B-Twin expandable spinal spacer. Zhongguo Xiu Fu Chong Jian Wai Ke Za Zhi，2011，25（10）：1153-1157.

［3］ Yao N, Wang W, Liu Y. Percutaneous endoscopic lumbar discectomy and interbody fusion with B-Twin expandable spinal spacer. Arch Orthop Trauma Surg, 2011, 131 (6): 791-796.

［4］ Morgenstern R, Morgenstern C, Jane R, et al. Usefulness of an expandable interbody spacer for the treatment of foraminal stenosis in extremely collapsed disks: preliminary clinical experience with endoscopic posterolateral transforaminal approach. J Spinal Disord Tech, 2011, 24 (8): 485-491.

［5］ Zhang DQ, Yang Q, Jiang CM, et al. Comparison of treatment with micro endoscopic discectomy and posterior lumbar interbody fusion using single and double B-Twin expandable spinal spacer. Zhonghua Wai Ke Za Zhi, 2010, 48 (21): 1637-1641.

［6］ Xiao L, Xiong D, Zhang Q, et al. Percutaneous posterior-lateral lumbar interbody fusion for degenerative disc disease using a B-Twin expandable spinal spacer. Eur Spine J, 2010, 19 (2): p. 325-330.

［7］ Rubin G, Raichel M, Tanzman M, et al. Posterior lumbar interbody fusion (PLIF stand-alone) for chronic low back pain. Harefuah, 2009, 148 (6): 367-369, 413, 412.

［8］ Sapkas GS, Mavrogenis AF, Themistocleous GS, et al. Posterior lumbar interbody fusion versus circumferential fusion using the B-Twin expandable spinal system. J Long Term Eff Med Implants, 2007, 17 (3): 217-227.

［9］ Folman Y, Shabat S, Gepstein R. B-twin expandable spinal spacer for posterior lumbar interbody stabilization: mechanical testing. J SurgOrthop Adv, 2006, 15 (4): 203-208.

［10］ Gepstein R, Werner D, Shabat S, et al. Percutaneous posterior lumbar interbody fusion using the B-twin expandable spinal spacer. Minim Invasive Neurosurg, 2005, 48 (6): 330-333.

［11］ Folman Y, Lee SH, Silvera JR, et al. Posterior lumbar interbody fusion for degenerative disc disease using a minimally invasive B-twin expandable spinal spacer: a multicenter study. J Spinal Disord Tech, 2003, 16 (5): 455-460.

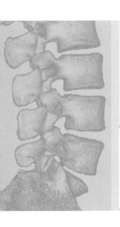

# 第十一章

# 经皮内镜下射频热凝、纤维环成形术

    1970年,Crock首次提出椎间盘内破裂(internal disc disruption,IDD)的概念并进行了描述。1979年,"椎间盘源性腰痛(discogenic low back pain,DLBP)"的概念被正式提出。纤维环放射性破裂被认为是椎间盘源性疼痛的起源。纤维环放射性破裂是椎间盘退变的早期征象,其引起椎间盘源性腰痛的机制尚不明确。可能与以下因素有关:①机械性刺激因素:窦椎神经起源于灰交通支与脊神经结合处的交通支,分布在此神经起源之上和之下2~3个椎间隙的范围。窦椎神经分布于腹侧硬膜、后纵韧带、纤维环背外侧,而椎间盘前外侧与前纵韧带为灰交通支所支配。后纵韧带及纤维环的外层由窦椎神经的分支支配,外1/3的纤维环组织中,有大量能传递疼痛信号的神经末梢,并可以释放与产生疼痛相关的神经肽,退变的椎间盘组织在纤维环内层甚至髓核内也有窦椎神经分布。机械刺激疼痛神经末梢可以引起疼痛反应。②神经血管长入纤维环裂隙:随着老化椎间盘纤维环出现撕裂,而这些损伤的椎间盘在损伤的过程中,纤维环周边撕裂可由超载扭转造成。在此原发撕裂的基础上可出现内部的撕裂,并最终形成完全的放散状撕裂,而神经血管结构沿裂隙向椎间盘内长入,这种新组织的长入使得椎间盘对疼痛的刺激更为敏感。③炎性因素:椎间盘退变或损伤过程中可产生大量炎症介质或退变产物,这些化学物质对敏感神经纤维的刺激可能起着重要的作用。对这些物质具有免疫活性的末梢神经纤维分布于椎间盘内特定的位置,当这些致痛物质与相应的神经末梢接触后可以引起神经支配范围的疼痛,也可以使神经组织处于超敏状态,在外来轻微机械压力下即引起疼痛。

    椎间盘源性腰痛的确诊需要腰椎间盘造影术证实。椎间盘造影后CT扫描可确定椎间盘纤维环破裂的部位及程度,改良Dallas分级系统(图11-0-1)中3级以上破裂可引起椎间盘源性腰痛(图11-0-2、图11-0-3)。3级以上纤维环放射状破裂在$T_2$加权MRI上常表现为椎间盘后缘的高信号区(high intensity zone,HIZ)(图11-0-4),5级破裂时,增强MRI上还会出现椎管内的明显强化,提示椎管内的弥漫性炎症反应(图11-0-5)。鉴于纤维环放射状破裂病灶局限、易于定位,尤其适用于经皮内镜下手术精准治疗,对病变椎间盘行选择性髓核摘除、对纤维环放射状破裂处行射频热凝成形术。其治疗机制包括椎间盘内减压、纤维环破裂处增生肉芽组织切除、破裂裂隙内疼痛神经末梢消融灭活、硬膜前间隙窦椎神经消融灭活以及生理盐水冲洗炎性介质等。

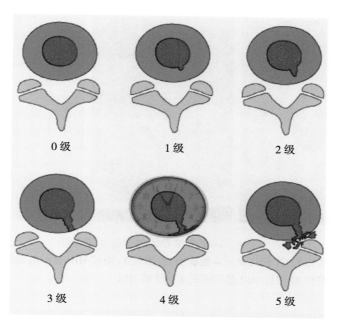

图 11-0-1　纤维环放射状破裂的改良 Dallas 分级

0 级:正常椎间盘;1 级:内层 1/3 纤维环破裂;2 级:造影剂到达外层 2/3 纤维环;
3 级:纤维环全层破裂;4 级:纤维环全层破裂,外层纤维环合并环形破裂,范围超
过椎间盘周径的 1/12;5 级:纤维环全层及后纵韧带破裂,造影剂泄漏入椎管内

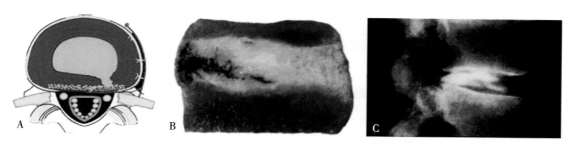

图 11-0-2　改良 Dallas 分级 3 级破裂

A. 病灶及炎性反应局限;B. 造影剂不会突破后纵韧带;C. 椎间盘造影显示造影剂到达椎间盘后缘

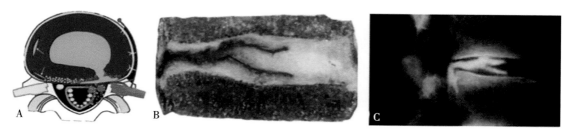

图 11-0-3　改良 Dallas 分级 5 级破裂

A. 病灶局限,炎性反应弥漫于椎管内;B. 造影剂突破后纵韧带;C. 椎间盘造影显示造影剂突破后纵韧带,渗漏到达椎管内

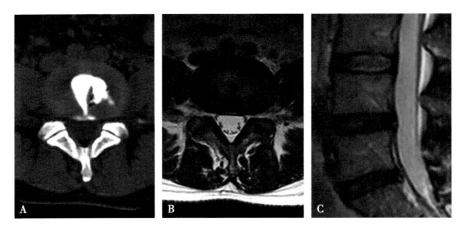

图 11-0-4  改良 Dallas 分级 4 级破裂

A. 椎间盘造影后 CT 扫描显示 4 级破裂；B. 轴位 $T_2$ 加权 MRI 显示与造影部位一致的 HIZ；C. 矢状位 $T_2$ 加权 MRI 显示椎间盘后缘的 HIZ

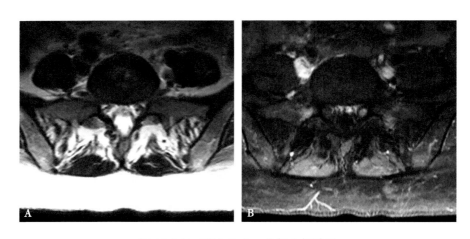

图 11-0-5  改良 Dallas 分级 5 级破裂

A. 轴位 $T_2$ 加权 MRI 显示椎间盘后缘 HIZ（中央偏左）；B. 矢状位 $T_1$ 加权增强 MRI 显示硬膜前间隙及左侧神经根周围明显强化

（李振宙）

# 第一节　经后外侧入路内镜下髓核选择性摘除、射频热凝、纤维环成形术

## 一、典型病例简介

ID028，男，22 岁。

1. 症状　腰痛 1 年余，不能耐受久坐。

2. 体征　$L_5$~$S_1$ 棘突压痛明显,感觉、肌力及肌张力正常;双下肢直腿抬高试验及加强试验阴性。

3. 腰椎 MRI 影像学检查(图 11-1-1A、C)

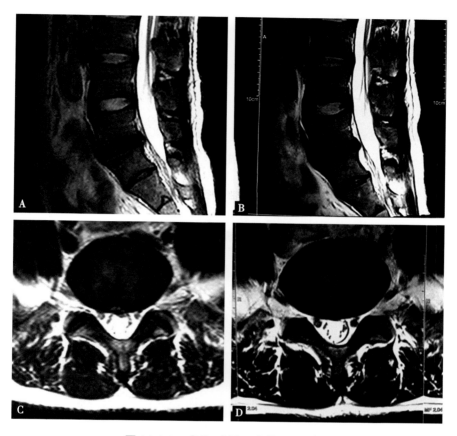

图 11-1-1　术前、术后 3 个月 MRI 对比

A. 术前正中矢状位 $T_2$ 加权 MRI 显示 $L_5$~$S_1$ 椎间盘后缘有 HIZ;B. 术后 3 个月复查正中矢状位 $T_2$ 加权 MRI 显示 $L_5$~$S_1$ 后缘 HIZ 消失;C. 术前 $L_5$~$S_1$ 椎间盘水平轴位 $T_2$ 加权 MRI 显示 $L_5$~$S_1$ 椎间盘后缘正中 HIZ;D. 术后 $L_5$~$S_1$ 椎间盘水平轴位 $T_2$ 加权 MRI 显示 $L_5$~$S_1$ 椎间盘后缘 HIZ 消失

4. 腰椎间盘造影术　$L_{3~4}$,$L_{4~5}$ 椎间盘疼痛复制阴性、椎间盘无破裂,$L_5$~$S_1$ 椎间盘破裂、椎间盘疼痛复制阳性(图 11-1-2)。

5. 诊断　椎间盘源性腰痛,$L_5$~$S_1$ 节段。

二、术前计划

1. 手术入路　选择经椎间孔入路。

2. 手术技术　选择椎间盘内操作技术。

3. 穿刺点及穿刺路径(图 11-1-3)。

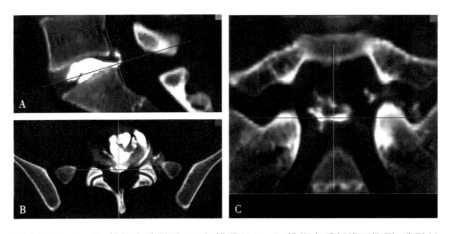

图 11-1-2 L$_5$~S$_1$ 椎间盘造影后 CT 扫描显示 L$_5$~S$_1$ 椎间盘后纤维环撕裂,造影剂漏出局限于后纵韧带前方、椎间盘层面

A. 矢状位相;B. 轴位相;C. 冠状位相

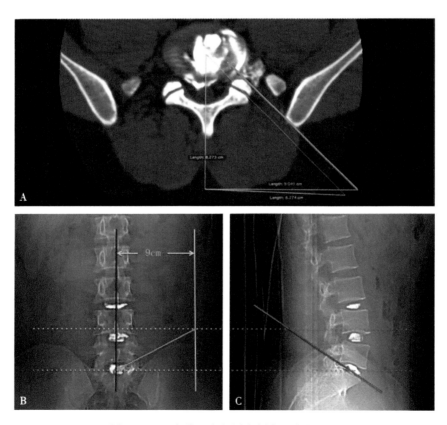

图 11-1-3 术前手术规划穿刺点及穿刺路径

A. 按 Yeung 穿刺定位方法确定穿刺进针点(绿线)会使工作通道远离纤维环撕裂部位,实际穿刺路径为髂骨内侧缘与 S$_1$ 左侧上关节突外侧缘连线(蓝线),该线在皮肤上的投射点为进针点,进针点至腰部后正中线在皮肤上的距离(9cm);B、C. 在正侧位 DR 上规划穿刺路径(绿色尖头线),指导术中手术实施

## 三、手术过程

1. 手术室布局　同图 3-3-1。
2. 体位　俯卧位于脊柱手术架上，尽量减少腰椎前凸，避免腹部受压。
3. 麻醉　局麻（0.5% 利多卡因溶液）。
4. 穿刺及工作套管置入（图 11-1-4）。

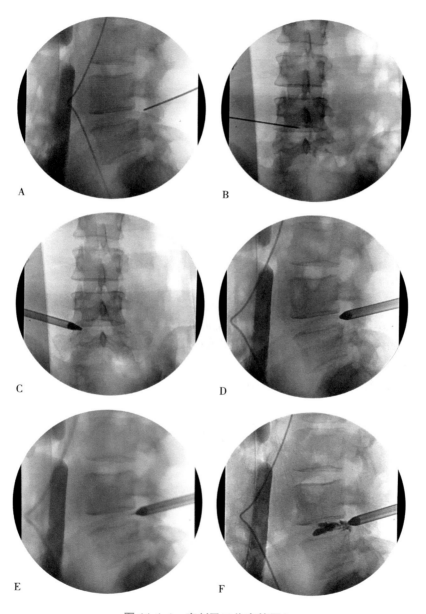

图 11-1-4　穿刺及工作套管置入

A. 侧位 X 线透视下将穿刺针沿 $L_5$ 椎体后下缘穿刺入 $L_5$~$S_1$ 椎间盘后纤维环；
B、C. 沿导丝置入软组织扩张器；D~F. 沿软组织扩张器置入工作套管

5. 内镜下选择性髓核摘除（图 11-1-5）。

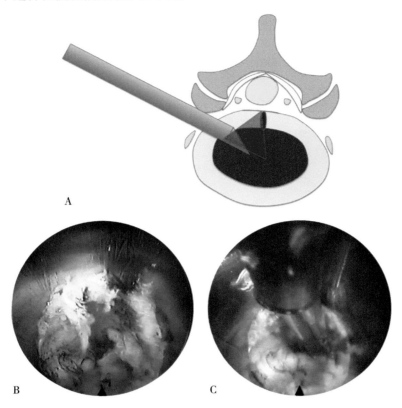

图 11-1-5 选择性髓核摘除术

A. 模式图显示工作套管初始位置；B. 内镜下显示纤维环撕裂部位及嵌夹的髓核组织；C. 摘除纤维环撕裂部位嵌夹的髓核组织并行射频消融

6. 射频热凝、纤维环成形（图 11-1-6）。

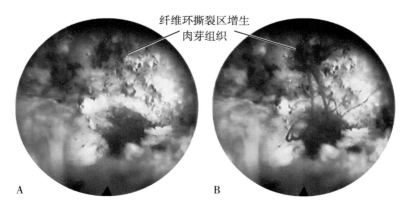

图 11-1-6 纤维环撕裂部位射频热凝成形术

A~D. 停止盐水灌注、纤维环撕裂部位肉芽组织会出现出血，帮助术者确定纤维环撕裂部位及增生肉芽组织

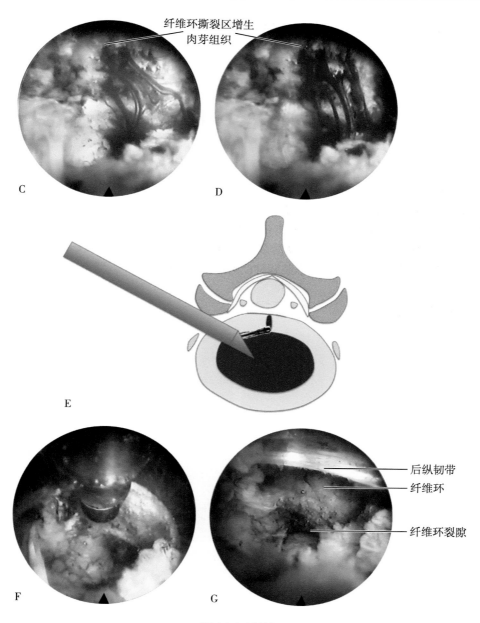

图 11-1-6(续)

E、F. 内镜监视下对出血的肉芽组织进行射频热凝成形；G. 停止盐水灌注,观察纤维环撕裂部位无活动性出血,说明纤维环撕裂部位肉芽组织消融彻底

7. 探查、结束手术(图 11-1-6G)。

四、手术疗效

1. 临床症状变化　术后腰痛症状明显缓解,腰痛 VAS 评分由术前 6 分降至 2 分,术后3 个月随访腰痛 VAS 评分 1 分。

2. 影像学结果　术后3个月随访腰椎MRI显示$L_5 \sim S_1$椎间盘后缘HIZ消失(图11-1-1B、D)。

(李振宙)

## 第二节　经远外侧入路内镜下髓核摘除、射频热凝、纤维环成形术

### 一、典型病例简介

ID029,男,32岁。

1. 症状　腰痛8个月余,不能耐受久坐。

2. 体征　$L_4 \sim S_1$棘突上压痛、叩击痛(+),椎旁轻微压痛,无下肢放射,四肢皮肤针刺觉及浅表感觉正常,双下肢各关节主动被动活动度正常,四肢肌力V级;双下肢直腿抬高试验(-),腰椎过伸试验(-);腹壁反射正常;双下肢膝腱反射正常,跟腱反射正常,双下肢巴宾斯基征(-)。

3. 影像学检查

(1) DR(图11-2-1)

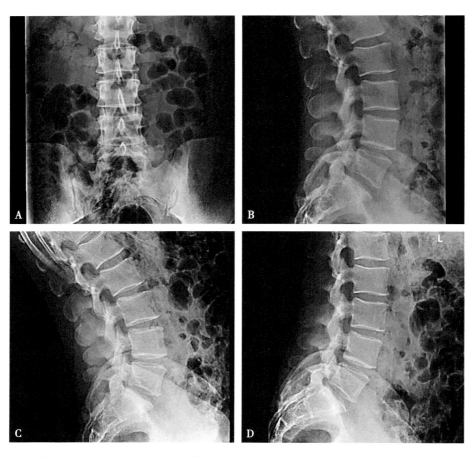

图11-2-1　术前X线片示腰椎无明显退行性变化,腰椎无明显节段性不稳定
A. 正位片;B. 中立位侧位片;C. 过伸位侧位片;D. 过屈位侧位片

（2）MRI（图 11-2-2A、B、D、E）

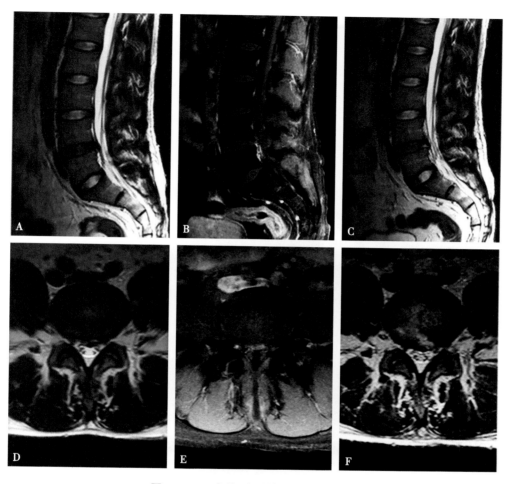

图 11-2-2　术前、术后第二天 MRI 对比

A. 术前正中矢状位 $T_2$ 加权 MRI 显示 $L_{4\sim5}$ 椎间盘后缘有 HIZ；B. 术前增强 MRI 显示 $L_{4\sim5}$ 椎间盘后缘 HIZ 并延伸至 $L_5$ 椎体后缘；C. 术后第二天复查正中矢状位 $T_2$ 加权 MRI 显示 $L_{4\sim5}$ 后缘原 HIZ 区域为手术操作区域；D. 术前 $L_{4\sim5}$ 椎间盘水平轴位 $T_2$ 加权 MRI 显示 $L_{4\sim5}$ 椎间盘后缘正中 HIZ；E. 术前增强 MRI 显示 $L_{4\sim5}$ 椎间盘后缘 HIZ 并延伸至硬膜前间隙；F. 术后第二天 $L_{4\sim5}$ 椎间盘水平轴位 $T_2$ 加权 MRI 显示 $L_{4\sim5}$ 椎间盘后缘原 HIZ 区域为手术操作区域

4. 腰椎间盘造影术　$L_5\sim S_1$ 椎间盘疼痛复制阴性、椎间盘无破裂，$L_{4\sim5}$ 椎间盘破裂、椎间盘疼痛复制阳性。$L_{4\sim5}$ 椎间盘内注射 0.5% 丁哌卡因 2ml 后腰痛明显缓解。

5. 诊断　腰椎间盘源性腰痛，$L_{4\sim5}$ 节段。（图 11-2-3）

## 二、术前计划

1. 手术入路　选择经椎间孔入路（通用穿刺技术）。

2. 手术技术　选择椎间盘内 - 盘外操作技术。

3. 穿刺点及穿刺路径(图 11-2-4)。

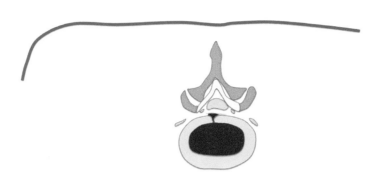

图 11-2-3 术前诊断模型:$L_{4\sim5}$椎间盘后纤维环撕裂

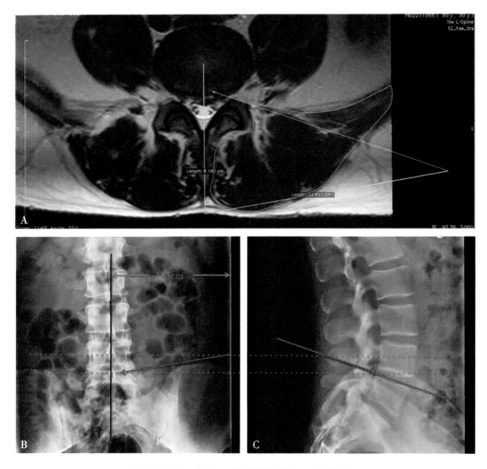

图 11-2-4 术前手术规划穿刺点及穿刺路径

A. 从棘突后缘向侧方皮肤上的投射点为穿刺进针点,测量进针点至腰部后正中线在皮肤上的距离(13cm),绿色尖头线即为通用穿刺技术的穿刺路径;B、C. 在正侧位 DR 上规划穿刺路径(绿色尖头线),指导术中手术实施

## 三、手术过程

1. 手术室布局 同图 3-3-1。
2. 体位 俯卧位于脊柱手术架上,尽量减少腰椎前凸,避免腹部受压。
3. 麻醉 局麻(0.5% 利多卡因溶液)。
4. 穿刺及工作套管置入(图 11-2-5)。

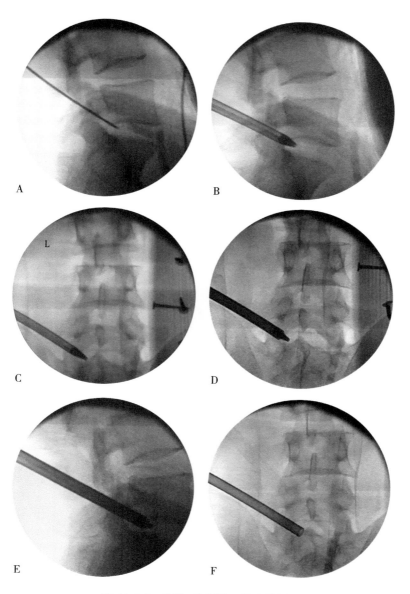

A        B

C        D

E        F

图 11-2-5 定位、穿刺及工作套管置入

A、B. 正侧位 X 线透视下置入穿刺针;C、D. 正侧位 X 线透视下置入软组织扩张器;E、F. 沿软组织扩张器中央通道置入长穿刺针入椎间盘,行椎间盘造影,明确纤维环撕裂部位及造影剂渗漏方向及范围

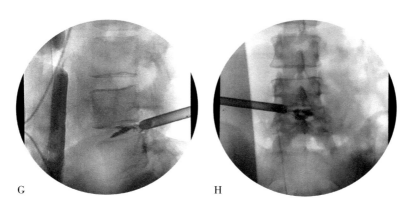

图 11-2-5（续）

G、H. 沿软组织扩张器将工作通道置入椎间孔

5. 内镜下行选择性髓核摘除（图 11-2-6）。

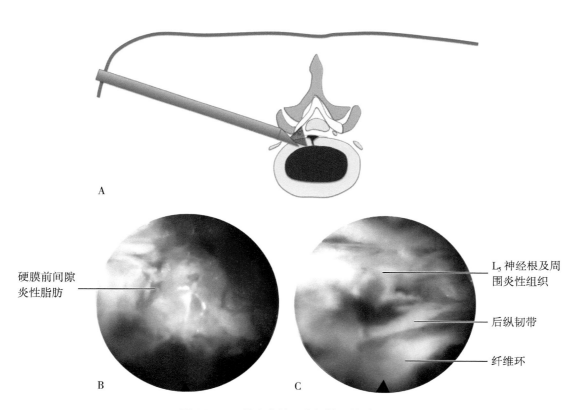

硬膜前间隙
炎性脂肪

L₅ 神经根及周围炎性组织

后纵韧带

纤维环

图 11-2-6　经皮内镜下选择性髓核摘除术

A. 模式图显示工作套管初始位置；B. 内镜下显示椎管内充血的炎性组织；C. 消融炎性组织及增生血管，显露走行神经根

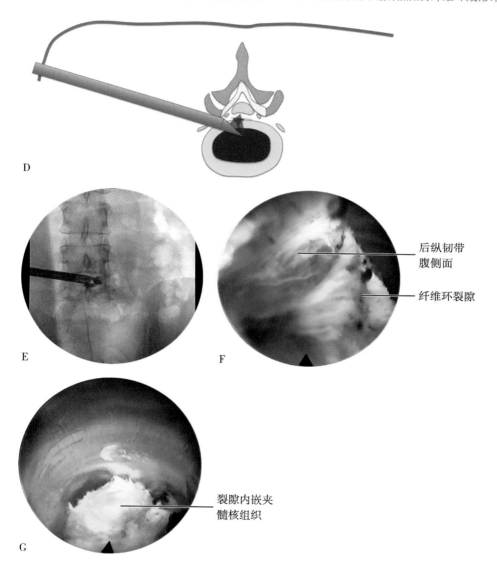

图 11-2-6（续）

D、E. 推进工作套管进入纤维环后缘撕裂区并经正位 X 线透视证实位置；F、G. 内镜下显露纤维环撕裂区域嵌夹的髓核组织，并摘除

6. 射频热凝、纤维环成形（图 11-2-7）。

7. 探查、结束手术（图 11-2-7M）。

四、手术疗效

1. 临床症状变化　术后腰痛症状明显缓解，腰痛 VAS 评分由术前 6 分降至 3 分，术后3 个月随访腰痛 VAS 评分 1 分。

2. 影像学结果　术后第二天随访腰椎 MRI 显示 L4-5 椎间盘后缘 HIZ 消失，说明手术操作区域即为术前 HIZ 部位（图 11-2-2C、F）。

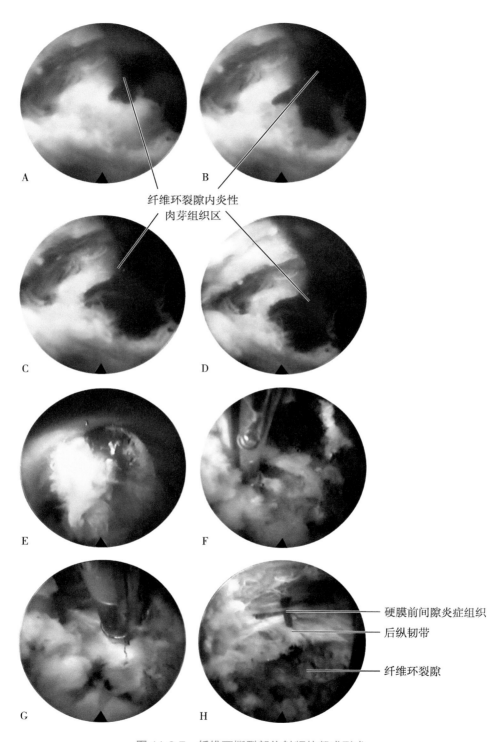

纤维环裂隙内炎性
肉芽组织区

硬膜前间隙炎症组织

后纵韧带

纤维环裂隙

**图 11-2-7 纤维环撕裂部位射频热凝成形术**

A~D.停止盐水灌注、纤维环撕裂部位肉芽组织会出现出血,帮助术者确定纤维环撕裂部位及增生肉芽组织;E、F.恢复盐水灌注,内镜监视下对出血的肉芽组织进行射频热凝成形;G.内镜下对后纵韧带腹侧面进行射频热凝成形;H~J.显露硬膜前间隙炎性组织及增生血管组织,行热凝消融

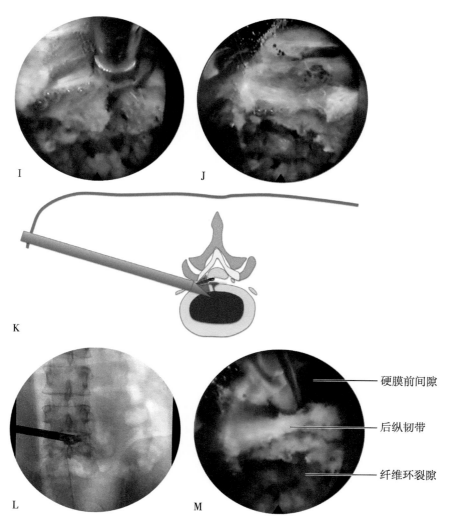

图 11-2-7（续）

K~M.将射频头置入硬膜前间隙、后纵韧带背侧进行射频热凝成形,术毕停止盐水灌注,观察纤维环撕裂部位及硬膜前间隙无活动性出血,说明纤维环撕裂部位肉芽组织及硬膜前间隙炎性组织消融彻底

（李振宙）

## 第三节　经皮腰椎间孔成形、经椎间孔入路内镜下髓核摘除、射频热凝、纤维环成形术

### 一、典型病例简介

ID030,女,33 岁。

1. 症状　腰痛 8 个月,双下肢胀痛麻木 6 个月,不能耐受久坐。

2. 体征 腰椎活动受限;L₄~S₁棘突上压痛、叩击痛(+),无下肢放射痛,感觉及肌力正常,肌张力不高,直腿抬高试验(-),腰椎过伸试验(+);左侧跟腱反射减弱。

3. 影像学检查

(1) DR(图 11-3-1)

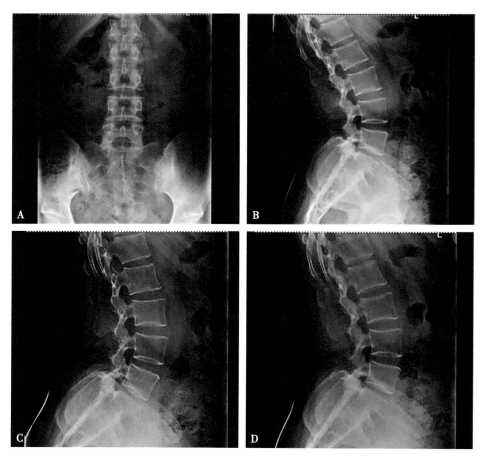

图 11-3-1 术前 X 线片示腰椎无明显退行性变化,腰椎无明显节段性不稳定
A.正位片;B.中立位侧位片;C.过伸位侧位片;D.过屈位侧位片

(2) MRI(图 11-3-2A、C)

4. 腰椎间盘造影术 L₄₋₅椎间盘疼痛复制阴性、椎间盘无破裂,L₅~S₁椎间盘破裂、椎间盘疼痛复制阳性。L₅~S₁椎间盘内注射 0.5% 丁哌卡因 2ml 后腰痛明显缓解。

5. 诊断 腰椎间盘源性腰痛,L₅~S₁节段。(图 11-3-3)

二、术前计划

1. 手术入路 选择经椎间孔成形入路。

2. 手术技术 选择椎间盘内 - 盘外操作技术。

3. 穿刺点及穿刺路径(图 11-3-4)。

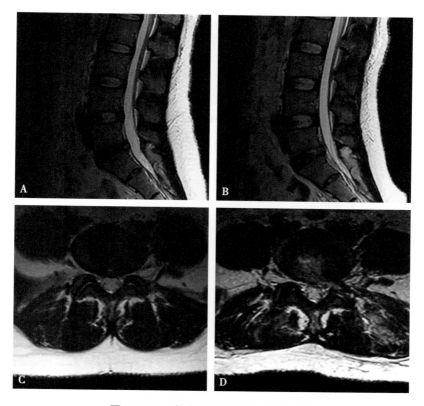

图 11-3-2　术前、术后第二天 MRI 对比

A. 术前正中矢状位 T$_2$ 加权 MRI 显示 L$_5$~S$_1$ 椎间盘后缘有 HIZ；B. 术后第二天复查正中矢状位 T$_2$ 加权 MRI 显示 L$_5$~S$_1$ 后缘原 HIZ 区域为手术操作区域；C. 术前 L$_5$~S$_1$ 椎间盘水平轴位 T$_2$ 加权 MRI 显示 L$_5$~S$_1$ 椎间盘后缘正中 HIZ；D. 术后第二天 L$_5$~S$_1$ 椎间盘水平轴位 T$_2$ 加权 MRI 显示 L$_5$~S$_1$ 椎间盘后缘原 HIZ 区域为手术操作区域

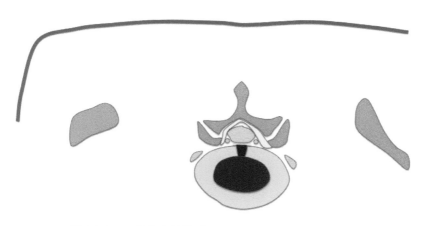

图 11-3-3　术前诊断模型：L$_5$~S$_1$ 椎间盘后纤维环撕裂

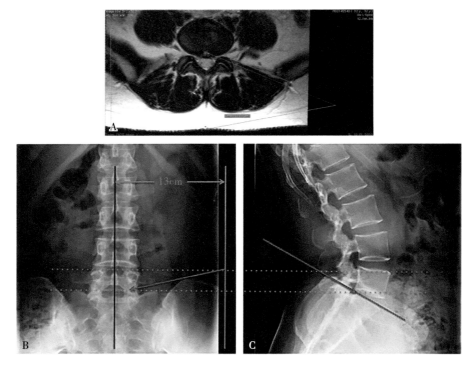

图 11-3-4　术前手术规划穿刺点及穿刺路径

A. 从棘突后缘向侧方皮肤上的投射点为穿刺进针点,测量进针点至腰部后正中线在皮肤上的距离(13cm),绿色尖头线即为通用穿刺技术的穿刺路径;B、C. 在正侧位 DR 上规划穿刺路径(绿色尖头线),指导术中手术实施

## 三、手术过程

1. 手术室布局　同图 3-3-1。
2. 体位　俯卧位于脊柱手术架上,尽量减少腰椎前凸,避免腹部受压。
3. 麻醉　局麻(0.5% 利多卡因溶液)。
4. 穿刺及工作套管置入(图 11-3-5)。

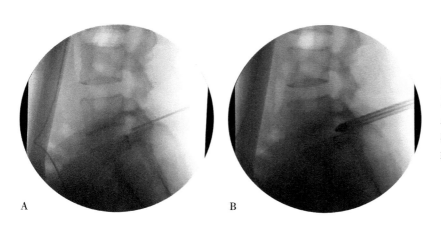

图 11-3-5　定 位、穿 刺及工作套管置入

A、B. 侧位 X 线透视下依次置入穿刺针、导丝及软组织扩张器

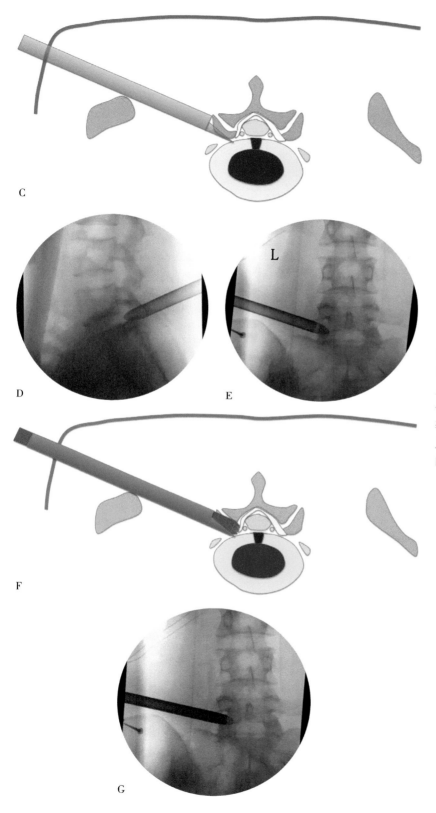

C

D

E　L

F

G

图 11-3-5(续)
C~E. 沿软组织扩张器置
入鸭嘴状保护套管,正
侧位 X 线透视证实保护
套管位置合适;F、G. 使
用 LiESS 技术对左侧椎
间孔进行扩大成形

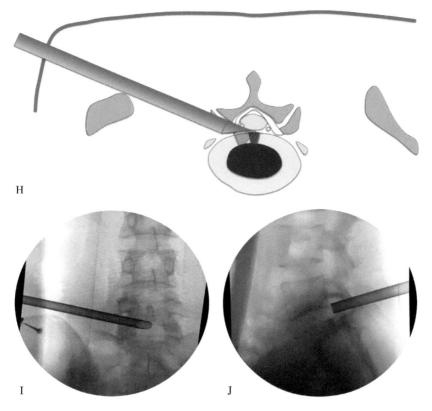

H

I  J

图 11-3-5（续）

H~J. 经过扩大的椎间孔，将工作套管置入硬膜前间隙、HIZ 背侧

5. 内镜下行选择性髓核摘除（图 11-3-6A~E）。

6. 射频热凝、纤维环成形（图 11-3-6F~I）。

7. 探查、结束手术（图 11-3-6J~L）。

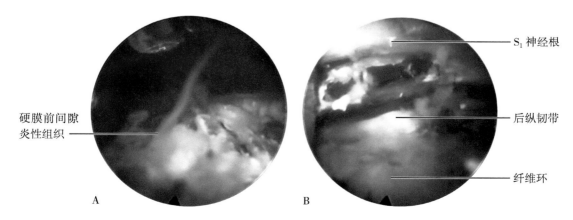

硬膜前间隙炎性组织

S₁ 神经根

后纵韧带

纤维环

A  B

图 11-3-6　经皮内镜下选择性髓核摘除、纤维环射频热凝成形术

A. 内镜下显示硬膜前间隙、后纵韧带扩张部背侧表面明显炎性反应；B. 消融炎性组织后、显露左侧 S₁ 神经根及后纵韧带扩张部

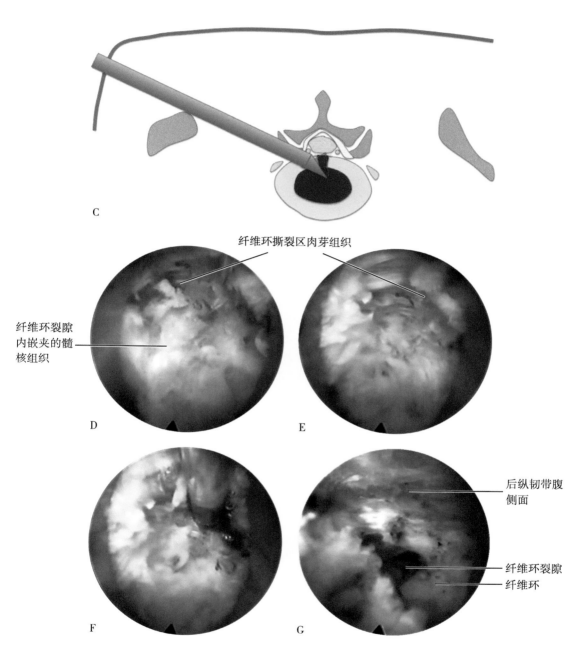

图 11-3-6（续）

C. 将工作套管推进入纤维环撕裂处；D. 内镜下显露嵌夹在纤维环裂隙内的髓核组织；E. 内镜下选择性摘除髓核组织后显露纤维环裂隙内增生的肉芽组织；F. 消融纤维环裂隙内的肉芽组织；G. 内镜下射频热凝后纵韧带腹侧面

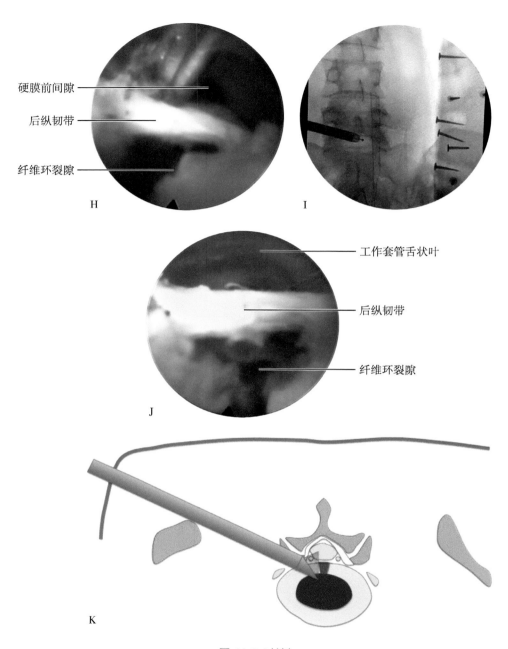

硬膜前间隙

后纵韧带

纤维环裂隙

H

I

工作套管舌状叶

后纵韧带

纤维环裂隙

J

K

图 11-3-6(续)

H、I. 将射频刀头置入后纵韧带背侧面进行消融,并经正位 X 线透视证实射频消融范围到达对侧后纵韧带表面;J. 停止灌注盐水,后纵韧带腹侧及背侧无活动性出血,说明炎性肉芽组织消融彻底;K、L. 术毕探查硬膜前间隙及神经根周围无活动性出血,消融彻底

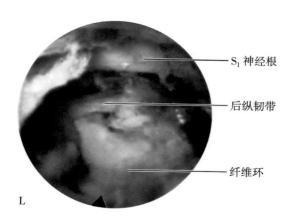

　　　　　　　　　　　　　　　　　　　　S₁ 神经根

　　　　　　　　　　　　　　　　　　　　后纵韧带

　　　　　　　　　　　　　　　　　　　　纤维环

L

图 11-3-6（续）

### 四、手术疗效

　　1. 临床症状变化　术后腰痛症状明显缓解,腰痛 VAS 评分由术前 5 分降至 2 分,术后 3 个月随访腰痛 VAS 评分 0 分。

　　2. 影像学结果　术后第二天随访腰椎 MRI 显示 $L_5 \sim S_1$ 椎间盘后缘 HIZ 消失,说明手术操作区域即为术前 HIZ 部位(图 11-3-2B、D)。

（李振宙）

## 第四节　经椎板间隙入路内镜下髓核摘除、射频热凝、纤维环成形术

### 一、典型病例简介

ID031,女,40 岁。

　　1. 症状　腰痛 1 年余,加重 1 个月,不能耐受久坐。

　　2. 体征　$L_4 \sim S_1$ 棘突压痛,无放射痛,椎旁无压痛叩击痛,腰椎活动受限,双下肢肌力、感觉正常,肌张力正常,双直腿抬高试验(–),腰后伸试验(–)。

　　3. 影像学检查

　　(1) DR(图 11-4-1)

　　(2) MRI(图 11-4-2A、C、E、F)

　　4. 腰椎间盘造影术　$L_{4\sim5}$ 椎间盘疼痛复制阴性、椎间盘无破裂,$L_5 \sim S_1$ 椎间盘破裂、椎间盘疼痛复制阳性。$L_5 \sim S_1$ 椎间盘内注射 0.5% 丁哌卡因 2ml 后腰痛明显缓解。

　　5. 诊断　腰椎间盘源性腰痛,$L_5 \sim S_1$ 节段。(图 11-4-3)

### 二、术前计划

　　1. 手术入路　选择经椎板间隙入路。

　　2. 手术技术　选择椎间盘外 - 盘内操作技术。

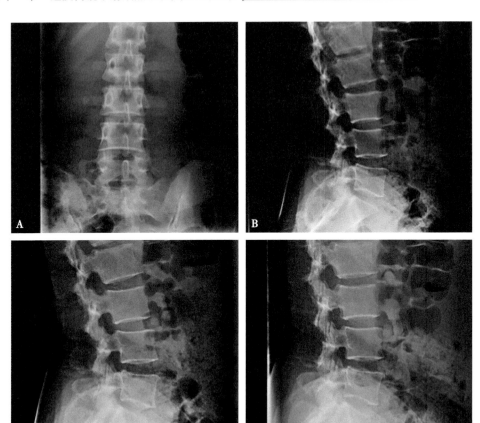

图 11-4-1 术前 X 线片示腰椎无明显退行性变化,腰椎无明显节段性不稳定
A. 正位片;B. 中立位侧位片;C. 过伸位侧位片;D. 过屈位侧位片

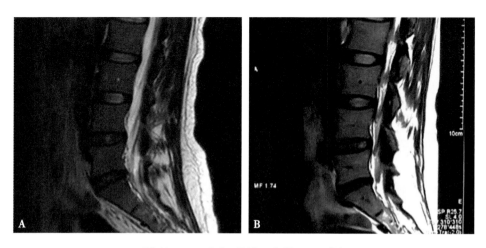

图 11-4-2 术前、术后 3 个月 MRI 对比
A. 术前左旁正中矢状位 $T_2$ 加权 MRI 显示 $L_5$~$S_1$ 椎间盘后缘有 HIZ;B. 术后 3 个月复查左旁正中矢状位 $T_2$ 加权 MRI 显示 $L_5$~$S_1$ 后缘 HIZ 消失

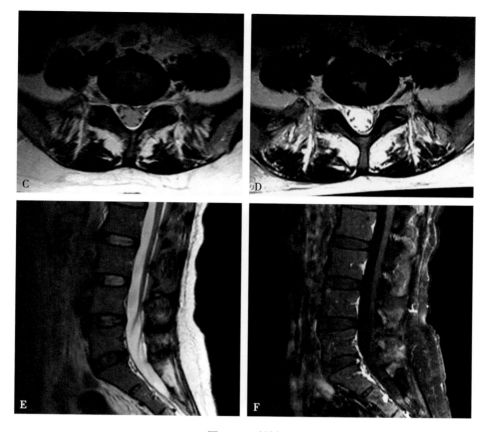

图 11-4-2（续）

C. 术前 $L_5$~$S_1$ 椎间盘水平轴位 $T_2$ 加权 MRI 显示 $L_5$~$S_1$ 椎间盘后缘左旁正中 HIZ；D. 术后 $L_5$~$S_1$ 椎间盘水平轴位 $T_2$ 加权 MRI 显示 $L_5$~$S_1$ 椎间盘后缘 HIZ 消失；E~F. 术前正中矢状位 $T_2$ 加权 MRI 及增强 MRI 对比显示 $L_5$~$S_1$ 椎间盘后缘有 HIZ，炎症反应区域蔓延至 $L_5$ 及 $S_1$ 椎体后方硬膜前间隙

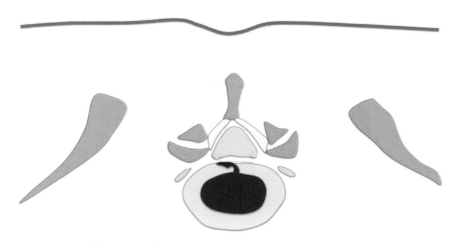

图 11-4-3 术前诊断模型：$L_5$~$S_1$ 椎间盘后纤维环撕裂

### 三、手术过程

1. 手术室布局　同图 3-3-1。
2. 体位　俯卧位于脊柱手术架上,尽量减少腰椎前凸,避免腹部受压。
3. 麻醉　气管插管全麻。
4. 穿刺及工作套管置入(图 11-4-4)。

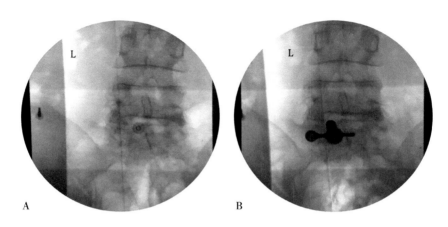

图 11-4-4　术前定位及工作套管置入

A. 以金属标记物在正位 X 线透视下定位 $L_5$~$S_1$ 左侧椎板间隙;B. 将工作套管置入左侧 $L_5$~$S_1$ 椎板间隙黄韧带背侧

5. 内镜下突出髓核摘除(图 11-4-5)。

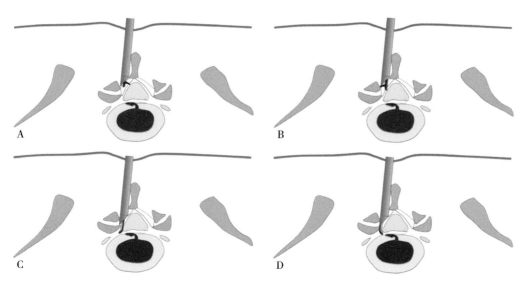

图 11-4-5　经皮内镜下选择性髓核摘除、射频热凝纤维环成形术

A、B. 内镜监视下切开黄韧带;C、D. 内镜监视下在左侧 $S_1$ 神经根肩部剥离、显露神经根

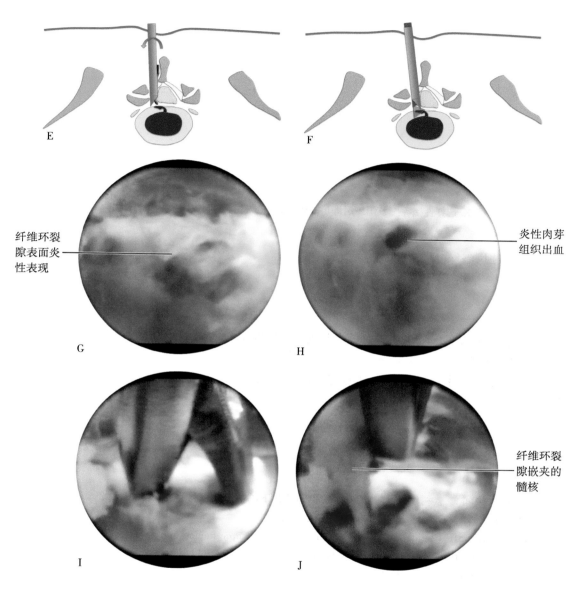

图 11-4-5(续)

E、F. 工作套管旋入椎管内,将神经组织隔离于内镜视野之外加以保护;G. 显露左侧 $L_5$~$S_1$ 椎间盘后纤维环表面及后纵韧带扩张部,其表面有炎症反应;H. 停止盐水灌注,可以发现炎性组织出血;I. 沿出血部位切开后纵韧带扩张部;J. 内镜下显露纤维环撕裂区及其间嵌夹的髓核组织

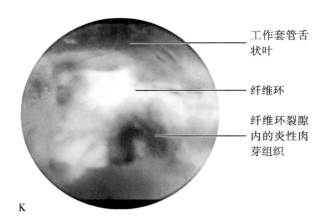

图 11-4-5（续）

K.选择性摘除髓核组织后即可清晰显露纤维环撕裂部位增生的肉芽组织

6. 射频热凝、纤维环成形。

7. 探查、结束手术。

### 四、手术疗效

1. 临床症状变化　术后腰痛症状明显缓解，腰痛 VAS 评分由术前 6 分降至 2 分，术后 3 个月随访腰痛 VAS 评分 1 分。

2. 影像学结果　术后 3 个月随访腰椎 MRI 显示 $L_5$~$S_1$ 椎间盘后缘 HIZ 消失（图 11-4-2B、D）。

（李振宙）

# 参 考 文 献

［1］ 李振宙,吴闻文,侯树勋,等.侧后路经皮椎间孔镜下髓核摘除,射频热凝纤维环成型术治疗椎间盘源性腰痛.中国微创外科杂志,2009,9(4):332-335.

［2］ Lee JH,Lee SH. Clinical efficacy of percutaneous endoscopic lumbar annuloplasty and nucleoplasty for treatment of patients with discogenic low back pain. Pain Med,2016,17(4):650-657.

［3］ Cheng J,Zheng W,Wang H,et al. Posterolateral transforaminal selective endoscopic diskectomy with thermal annuloplasty for discogenic low back pain:a prospective observational study. Spine,2014,39(26 Spec No.):B60-65.

［4］ Choi KC,Kim JS,Kang BU,et al. Changes in back pain after percutaneous endoscopic lumbar discectomy and annuloplasty for lumbar disc herniation:a prospective study. Pain Med,2011,12(11):1615-1621.

［5］ Lee SH,Kang HS.Percutaneous endoscopic laser annuloplasty for discogenic low back pain. World Neurosurg,2010,73(3):198-206;discussion e33.

［6］ Ahn Y,Lee SH. Outcome predictors of percutaneous endoscopic lumbar discectomy and thermal annuloplasty for discogenic low back pain. Acta Neurochir,2010,152(10):1695-1702.

［7］ Tsou PM,Alan Yeung C,Yeung AT. Posterolateral transforaminal selective endoscopic discectomy and thermal annuloplasty for chronic lumbar discogenic pain：a minimal access visualized intradiscal surgical procedure. Spine J，2004，4（5）：564-573.

［8］ Mekhail N，Kapural L.Intradiscal thermal annuloplasty for discogenic pain：an outcome study. Pain Pract，2004，4（2）：84-90.

［9］ Kapural L，Mekhail N，Korunda Z，et al. Intradiscal thermal annuloplasty for the treatment of lumbar discogenic pain in patients with multilevel degenerative disc disease. AnesthAnalg，2004，99（2）：472-476，table of contents.

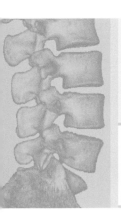

# 第十二章

# 经皮内镜下腰脊神经背内侧支切断术

腰椎关节突关节是由相邻椎体的上、下关节突对合形成的典型的滑膜关节。腰椎关节突关节的神经支配来源于同侧同节段及上一节段脊神经背内侧支(medial branch,MB)的小关节支(如 $L_{4-5}$ 关节突关节的神经支配是 $L_3$、$L_4$ 脊神经背内侧支)。脊神经背内侧支经过横突基底的切迹下行,表面覆盖关节突关节前下方的韧带,该韧带是横突间膜的延续,在该部位发出小的分支到关节突关节,然后这些小分支进入关节突关节的关节囊上。所以富含神经支配的关节突关节必然是潜在的疼痛来源(图 12-0-1)。

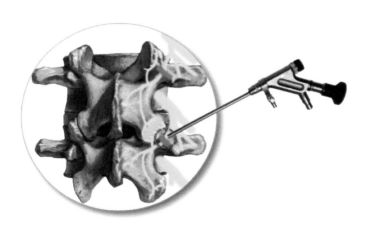

图 12-0-1　$L_{4-5}$ 关节突关节的神经支配及经皮内镜下脊神经背内侧支切断术的工作区域

腰椎关节突关节源性慢性腰痛是指病程 >3 个月的来自于关节突关节损伤、退变、炎症等因素导致的慢性腰痛。在没有创伤史的老年人群中,腰椎关节突关节源性腰痛的发病率约 40%(27%~53%)。主要表现为机械性腰痛,可伴有臀部及下肢牵涉痛。Bogduk 行系统回顾,仅纳入前瞻性、双盲、随机、安慰剂对照研究,发现对照性、诊断性脊神经背内侧支封闭术(medial branch block,MBB)是唯一被证实有效的诊断关节突关节源性腰痛的方法;正确实施经皮脊神经背内侧支切断术是目前唯一被证实有效的治疗方法。该治疗技术的理论基础是损毁支配关节突关节的脊神经背内侧支,从而切断关节突关节源性腰痛的传入通路。但术后 1 年随访研究显示,经皮脊神经背内侧支切断术的有效率仅在 43%~80%。脊神经背内侧支解剖变异(图 12-0-2、图 12-0-3、图 12-0-4)、电极位置不佳、消融不彻底、神经再生等因素可能是影响其有效率及疗效维持时间的重要原因。笔者使用内镜下探查正常及变异走行的脊神经背内侧支、切断该神经的手术方法治疗慢性关节突关节源性腰痛,获得优良的效果。

**(一) 适应证和禁忌证**

①慢性腰痛,病程 >3 个月;②症状主要表现为机械性腰痛,尤其以翻身、扭转、后伸腰部及变换姿势及体位时诱发明显腰痛,可伴有臀部及下肢牵涉痛;③无神经根及马尾神经受损症状及体征;影像学上可表现为退行性变化、腰椎不稳定、腰椎退行性滑脱、腰椎退行性侧凸、腰椎小关节炎等表现,但需排除感染、肿瘤、骨折等特异性腰痛;④间隔 1 周分 2 次分别使用利多卡因和布比卡因行对照性诊断性腰椎 MBB 缓解腰痛均达 80% 以上。

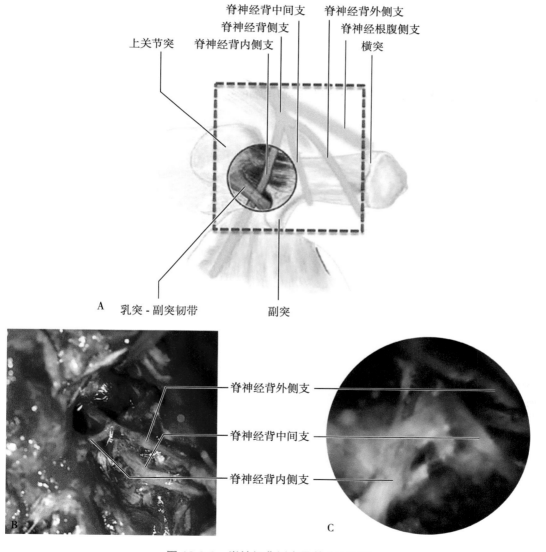

图 12-0-2 脊神经背侧支及其分支解剖
A. 模式图;B. 尸体解剖图;C. 内镜下观

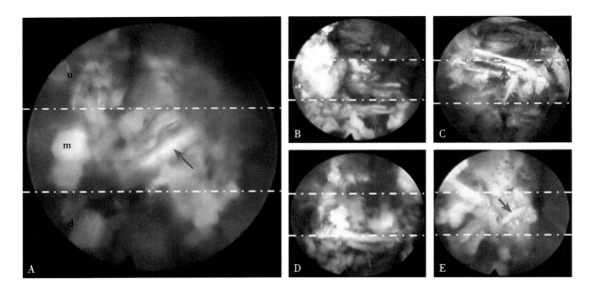

图 12-0-3 内镜下 MB(红色箭头)变异解剖

A. 正常位置,骨膜包裹 MB;B. 单根、靠外侧走行 MB;C. MB 多分支变异;D. MB 双分支变异;E. 纤细型 MB

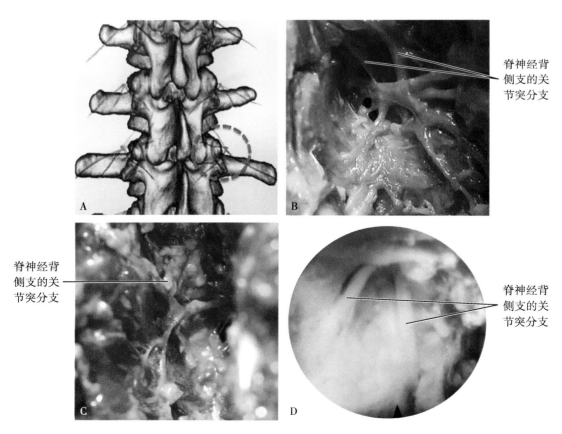

图 12-0-4 脊神经背侧支关节突关节支解剖变异

A. 模式图;B~C. 尸体解剖图;D. 内镜下观

（二）手术步骤

1. **主要设备及器械**　脊柱内镜系统；头部可屈曲射频刀头及高频射频机。

2. **体位及定位**　俯卧位于脊柱手术床上，保持腰部后凸，腹部不受压。根据 MBB 范围确定手术节段及范围，C 形臂机正位透视下确定各手术目标靶点（正确的靶点位于上关节突乳突和横突基底的副突之间，脊神经背内侧支经该部位乳突 - 副突韧带深面进入脊柱后柱）在体表的投射点。

3. **麻醉**　0.5% 利多卡因局麻，必要时可静脉使用芬太尼及咪达唑仑，达到清醒镇静的效果。

4. **手术过程**　以 18G 带芯穿刺针经皮穿刺达相应手术靶点（图 12-0-5），C 形臂机正位透视证实位置合适，侧位透视确定针尖位于横突背侧。每个手术靶点注射 2ml 碘海醇 + 亚甲蓝混合造影剂（容积比 8：2），透视观察造影剂碘海醇弥散范围，确定内镜下手术的安全工作区域（亚甲蓝染色区）。拔除针芯，插入导丝，拔除穿刺针，沿导丝取 7mm 纵行手术切口，切开皮肤及腰背筋膜，沿导丝依次插入软组织扩张器及工作套管，取出导丝及软组织扩张器，置入内镜，以头部可屈曲射频刀头分离、探查脊神经背内侧支并切断，对切断神经断端进行射频热凝回缩以避免神经再生，消融工作套管内的软组织直至完全暴露横突基底背侧及上关节突外侧骨性结构（图 12-0-6）。撤出内镜及工作套管，用可吸收缝线皮内缝合手术切口。按同法行其他靶点手术。

（三）注意事项

1. **术前明确诊断**　慢性腰痛很难诊断，因为病史、体格检查及各种影像学资料的敏感性及特异性都很低，很难成为慢性腰痛的诊断依据。一般认为，关节突关节源性慢性腰痛定位不像根性放射痛那样准确，常为深在的钝痛；由于腰椎关节突关节的方向为偏矢状位排列，腰椎关节突关节在后伸及旋转时负载增加，所以疼痛在变换体位，尤其在腰椎扭转或后伸时加重，在坐位及前屈时改善；疼痛在咳嗽等 Valsalva 动作时不加重，可以牵涉至臀部或同侧大腿，较根性放射痛分布更靠近近端，但也有牵涉至膝关节以下甚至到足的情况。关节突关节源性腰痛常伴随牵涉痛，尽管不具特征性，牵涉痛的分布方式和病变节段相对应，高

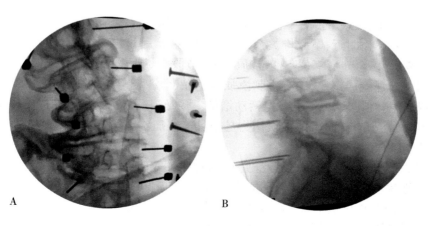

图 12-0-5　手术靶点的定位

A. 正位 X 线透视下脊神经背内侧支靶点位置（横突基底上缘与上关节突外侧缘交界处）；B. 侧位 X 线透视确认穿刺针位于横突背侧

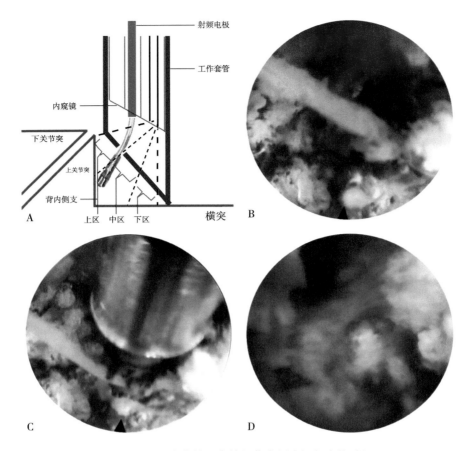

图 12-0-6　经皮内镜下脊神经背内侧支切断术的过程

A. 工作套管、内镜及脊神经背内侧支的位置关系模式图；B. 内镜下显露典型的脊神经背内侧支位置；C. 使用双极射频电凝切断脊神经背内侧支；D. 内镜下显露切断的脊神经背内侧支断端及乳突 - 副突韧带

位关节突关节牵涉痛靠近近端，下位关节突关节牵涉痛靠远端，即上腰椎关节突关节牵涉痛分布于腰部或髂后嵴附近，下腰椎关节突关节牵涉痛常跨过髂嵴进入臀部。不同节段牵涉痛范围有重叠，所以牵涉痛部位不能推断出病变节段。尽管没有定量研究，有研究发现牵涉痛的距离和刺激强度成正比，即有害刺激强度越强、牵涉痛距离越远。有研究还发现，实验性诱发的牵涉痛会引起腘绳肌的肌电活动增加。腰脊神经背侧支支配结构的疼痛会伴随下肢肌肉的不自主活动，有时可能被误认为是坐骨神经痛。通过腰椎关节突关节封闭可以成功缓解膝关节以下的牵涉痛。

关节突关节源性腰痛的诊断标准是运用对照性 MBB 来确定或排除。单次无对照的 MBB 的假阳性率在 25%~41%，所以不能作为诊断标准，必须采用对照性 MBB 来减少假阳性的发生率。对照性 MBB 是在不同时间用不同的局麻药物做 MBB。药物通常选择利多卡因和布比卡因，真阳性是指使用长效局麻药物获得比短效局麻药物更长的疼痛缓解时间，一般利多卡因的有效期在 1 小时以上，而布比卡因的疗效超过 2 小时。对照性 MBB 尚不是最佳方法，其敏感度达 100%，但特异度仅 65%。对 MBB 的节段水平及数量多少尚存在争议。节段选择往往需要根据牵涉痛部位及局部压痛部位等因素推断。Manchukonda 等人采用对照性封闭研究发现,腰椎通常有 2 个节段关节突关节会产生症状,最有效率并且费用最低的做法是封闭 $L_{2-5}$ 脊神经背内侧支,即封闭 $L_3$~$S_1$ 关节突关节。

2. 术中精确定位手术靶点位置　术中需要 X 线透视精确定位,术中避免操作区域越过横突上缘进入椎间孔,避免损伤神经根。

**(四)疗效评价**

药物、理疗等保守治疗对慢性关节突关节源性腰痛治疗效果不佳。经皮腰脊神经背内侧支切断术是治疗关节突关节源性腰痛的有效方法。其理论基础是损毁支配关节突关节的 MB,从而切断关节突关节源性腰痛的传入通路。术后 1 年随访,疼痛缓解后生活能力明显改善,止痛药需求减少,但成功率仅为 43%~80%。MB 解剖及走行变异、电极放置方式及位置不佳、消融不彻底及神经再生等因素可能是远期疗效不佳的原因。笔者使用内镜探查 MB,发现 MB 存在分支、走行、粗细、骨膜包裹等多种变异,如果使用经皮穿刺技术,可能无法到达变异神经位置,影响疗效;而使用内镜下探查,可以确保切断正常及变异 MB,从而获得明显优于经皮技术的临床疗效。经皮脊神经背内侧支切断术不是永久性治愈,仅可以减少外周疼痛传入达 6 个月甚至更长。因为经射频凝固的神经可以再生,在预期脊神经背内侧支再生所需时间后疼痛往往会复发。在这种情况下需要重复进行经皮脊神经背内侧支切断术,仍然可以获得疼痛缓解,重复手术间期疼痛缓解期约 1 年左右。而使用内镜下探查、切断 MB 的技术,不仅排除 MB 解剖变异的干扰,还直接切断 MB,并造成 MB 缺损,随着瘢痕形成,使 MB 再生很困难,所以疼痛复发率很低,笔者治疗 45 例患者,1 年随访优良率 97.8%,疼痛复发率仅 2.2%。

腰椎手术失败综合征中,关节突关节源性腰痛仅占 3%,手术前没有认识到同节段及相邻节段存在的症状性病理改变,可能会导致术后早期或延期疼痛复发;腰椎融合术后相邻节段关节突关节囊的牵张应力会增加,也会引起相邻节段关节突关节源性腰痛;经皮植入的椎弓根螺钉本身也可能嵌压 MB 导致术后腰痛(图 12-0-7)。经皮脊神经背内侧支切断术对既往行腰椎融合手术的患者成功率仅为 27%,可能与术后瘢痕粘连、脊神经背内侧支异位、消

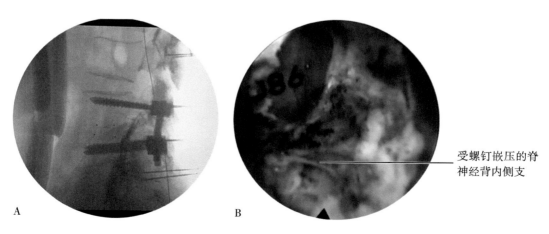

受螺钉嵌压的脊神经背内侧支

A　　　　　　　　　　　B

图 12-0-7　脊神经背内侧支受嵌压或相邻节段关节突关节综合征可能导致腰椎微创融合术后腰痛
A. 侧位 X 线透视显示穿刺靶点的正确位置;B. 内镜下显示被椎弓根螺钉嵌压的脊神经背内侧支

融时热传导不足等因素有关。而经皮内镜下脊神经背内侧支切断术对腰椎手术失败综合征也获得较高的成功率,内镜下可以对横突基底和上关节突交接部位软组织,包括瘢痕组织进行有效消融、切断,即使是异位的神经变异也可以发现并切断。李振宙等对 12 例既往行腰椎手术的患者实施内镜治疗,术后 1 年随访,11 例(91.7%)获得优、良效果。

(李振宙)

## 参 考 文 献

[ 1 ] 李振宙,侯树勋.腰椎关节突关节源性慢性腰痛.中国骨与关节杂志,2013,2(1):44-48.

[ 2 ] 李振宙,侯树勋,商卫林,等.内窥镜下脊神经背内侧支切断术治疗腰椎关节突关节源性慢性腰痛.中国脊柱脊髓杂志,2013,23(3):215-221.

[ 3 ] 李振宙,侯树勋,商卫林,等.内窥镜下腰脊神经背内侧支解剖变异及其临床意义.中国骨与关节杂志,2013,2(4):188-193.

[ 4 ] 李振宙,商卫林,宋科冉,等.内窥镜下脊神经背内侧支切断术治疗慢性关节突关节源性腰痛的临床运用及疗效分析.中国疼痛医学杂志,2013,19(10):580-586.

[ 5 ] Li ZZ,Hou SX,Shang WL,et al. Evaluation of endoscopic dorsal ramus rhizotomy in managing facetogenic chronic low back pain. Clin Neurol Neurosurg,2014,126:11-17.

[ 6 ] Jentzsch T,Sprengel K,Peterer L,et al. 3D navigation of endoscopic rhizotomy at the lumbar spine. J Clin Neurosci,2016,23:101-105.

[ 7 ] Yue JJ,Long W. Full endoscopic spinal surgery techniques:advancements,indications,and outcomes. Int J Spine Surg,2015,9:17.

[ 8 ] Yeung A,Gore S.Endoscopically guided foraminal and dorsal rhizotomy for chronic axial back pain based on cadaver and endoscopically visualized anatomic study. Int J Spine Surg,2014,8.

[ 9 ] Manchikanti L,Datta S,Gupta S,et al. A critical review of the American Pain Society clinical practice guidelines for interventional techniques:part 2. Therapeutic interventions. Pain Physician,2010,13(4):E215-264.

[ 10 ] Karnezis IA. Minimally invasive therapeutic interventional procedures in the spine:an evidence-based review. Surg Technol Int,2008,17:259-268.

[ 11 ] Boswell MV,Trescot AM,Datta S,et al. Interventional techniques:evidence-based practice guidelines in the management of chronic spinal pain. Pain Physician,2007,10(1):7-111.

[ 12 ] Madersbacher H.Denervation techniques.BJU Int,2000,85 Suppl 3:1-6;discussion 8-9.

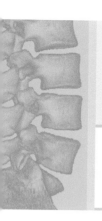

# 第十三章

# 经皮内镜下腰椎关节突
# 关节囊肿切除术

　　腰椎关节突关节囊肿位于腰椎关节突关节附近,可引起邻近神经根或马尾神经受压,引起下肢放射痛及神经根功能障碍。传统手术需要广泛软组织剥离及椎板切除,尽管可以整块切除关节突关节囊肿,但也会导致神经周围广泛粘连及节段性腰椎不稳定(图 13-0-1)。经皮内镜下关节突关节囊肿切除术可以有效切除病灶,保留健康黄韧带组织,减少术后神经周围粘连;同时术中很少破坏关节突关节,所以不会导致术后关节突关节稳定性的破坏。与传统开放手术中整块切除不同,经皮内镜下关节突关节囊肿切除一般不能整块切除,而是先摘除囊肿内容物,然后再切除囊肿囊壁。

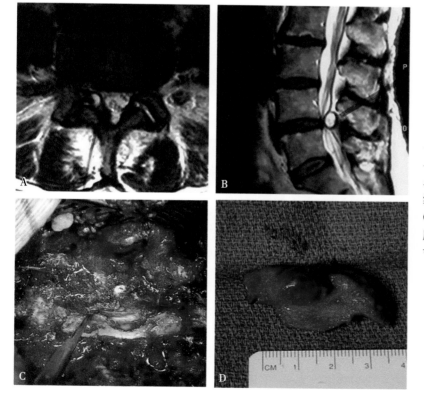

图 13-0-1　关节突关节囊肿开放切除术
A、B. 术前腰椎 $T_2$ 加权 MRI 显示右侧 $L_{4-5}$ 关节突关节囊肿压迫右侧 $L_5$ 神经根;C. 术中分离关节突关节囊肿;D. 整块切除的关节突关节囊肿

（李振宙）

# 第一节 经椎间孔入路经皮内镜下腰椎关节突关节囊肿切除术

## 一、典型病例简介

ID032,女,45 岁。

1. 症状 腰痛 2 年余,加重伴右下肢放射痛、烧灼感 3 个月余。

2. 体征 腰椎无明显畸形,活动无受限;$L_5$~$S_1$ 棘突上压痛、叩击痛(+),向右下肢放射;右足背第一趾蹼背侧皮肤针刺觉及浅表感觉较健侧减弱,右侧踇长伸肌肌力Ⅳ级;右下肢直腿抬高试验 50°(+),双侧跟腱反射正常。

3. 影像学检查

(1) DR(图 13-1-1)

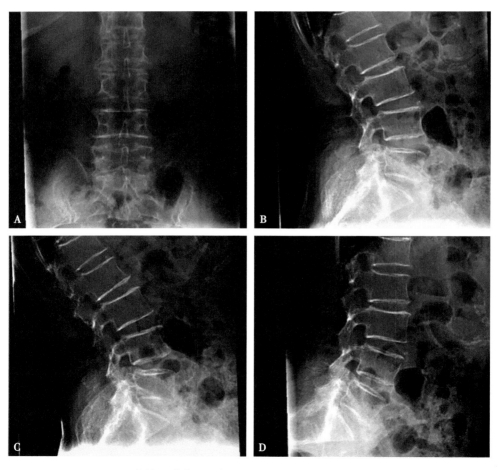

图 13-1-1 术前 X 线片示腰椎退行性变化,腰椎无明显节段性不稳定
A. 正位片;B. 中立位侧位片;C. 过伸位侧位片;D. 过屈位侧位片

（2）MRI（图 13-1-2A、C）

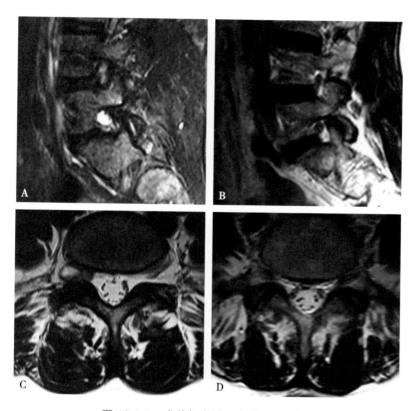

图 13-1-2　术前与术后 3 个月 MRI 对比

A. 术前右侧椎间孔水平矢状位 $T_2$ 加权相 MRI 显示 $L_5 \sim S_1$ 右侧椎间孔囊肿，压迫右侧 $L_5$ 神经根；B. 术后 3 个月复查右侧椎间孔水平矢状位 $T_2$ 加权 MRI 显示 $L_5 \sim S_1$ 右侧椎间孔囊肿被切除，右侧 $L_5$ 神经根显影清晰；C. 术前 $L_5$ 椎弓根下方水平轴位 $T_2$ 加权 MRI 显示 $L_5 \sim S_1$ 右侧椎间孔囊肿，压迫右侧 $L_5$ 神经根；D. 术后 3 个月复查 $L_5$ 椎弓根下方水平轴位 $T_2$ 加权 MRI 显示 $L_5 \sim S_1$ 椎间孔囊肿被切除，右侧 $L_5$ 神经根显影清晰，减压充分

4. 诊断　腰椎关节突关节囊肿，$L_5 \sim S_1$，右侧。

## 二、术前计划

1. 手术入路　选择经椎间孔入路。
2. 手术技术　选择经皮内镜下关节突关节囊肿切除术。

## 三、手术过程

1. 手术室布局　同图 3-3-1。
2. 体位　俯卧位于脊柱手术架上，尽量减少腰椎前凸，避免腹部受压。
3. 麻醉　局麻（0.5% 利多卡因溶液）。

4. 穿刺及工作套管置入（图 13-1-3）。

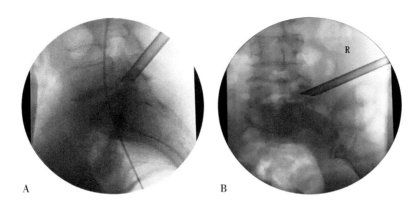

图 13-1-3　经椎间孔入路工作套管置入

A. 侧位 X 线透视引导工作套管置入右侧 $S_1$ 上关节突尖部上方；B. 正位 X 线透视证实工作套管位置

5. 内镜下关节突关节囊肿切除术（图 13-1-4）。

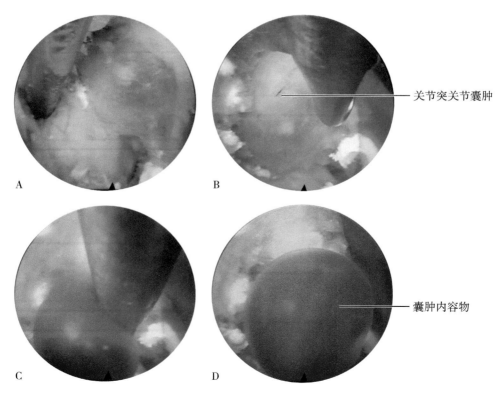

关节突关节囊肿

囊肿内容物

图 13-1-4　经椎间孔入路经皮内镜下关节突关节囊肿切除过程

A. 内镜下显露囊肿与 $L_5$ 神经根的毗邻关系；B. 以篮钳切开囊肿囊壁；C~F. 暴露并摘除囊肿内容物

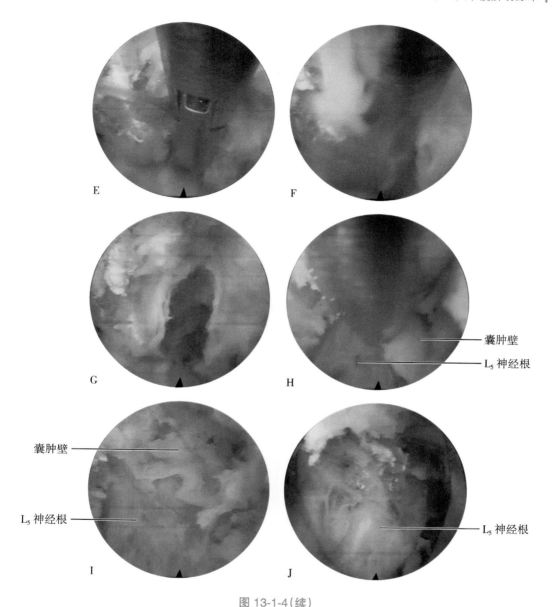

E F

G

H

囊肿壁

L$_5$ 神经根

囊肿壁

L$_5$ 神经根

I

L$_5$ 神经根

J

L$_5$ 神经根

图 13-1-4(续)

G~I. 暴露并切除囊肿囊壁;J. 术毕探查出口神经根减压的充分性及囊肿切除的彻底性

6. 探查、结束手术(图 13-1-4J)。

四、手术疗效

1. 临床症状变化　术后下肢放射痛缓解,烧灼感消失,右侧 L$_5$ 皮节感觉明显恢复。

2. 影像学结果　术后 3 个月随访腰椎 MRI 显示关节突关节囊肿被切除,囊肿无复发、关节囊塑形好,无手术痕迹(图 13-1-2B、D)。

(李振宙)

## 第二节　经椎板间隙入路经皮内镜下 腰椎关节突关节囊肿切除术

### 一、典型病例简介

ID033,男,57 岁。

1. 症状　腰痛 10 年余,加重伴右下肢放射痛 1 年余。

2. 体征　腰椎侧弯,活动受限;$L_{4-5}$ 棘突上压痛、叩击痛(+),向右下肢放射;右足背第一趾蹼背侧皮肤针刺觉及浅表感觉较健侧减弱,右侧蹈长伸肌、腓骨长短肌肌力Ⅳ级;右下肢直腿抬高试验 60°(+),腰椎过伸试验(+)。

3. 影像学检查

(1) DR(图 13-2-1)

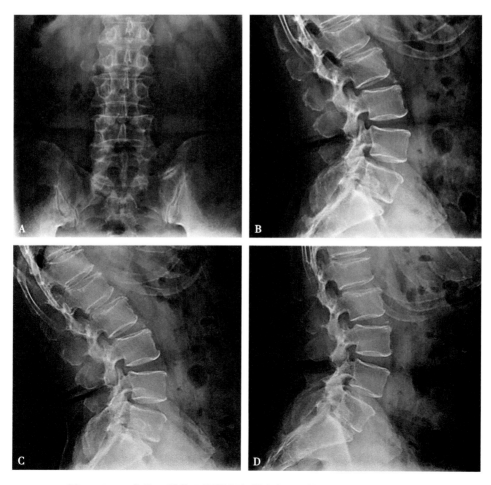

图 13-2-1　术前 X 线片示腰椎退行性变化,腰椎无明显节段性不稳定
A. 正位片;B. 中立位侧位片;C. 过伸位侧位片;D. 过屈位侧位片

（2）MRI（图 13-2-2A、D）

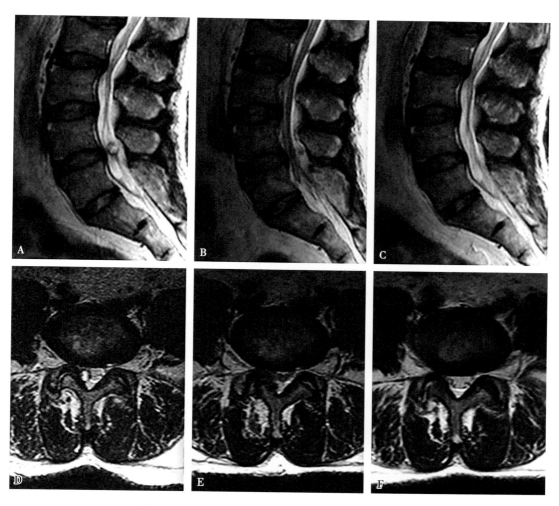

图 13-2-2　术前与术后第二天及术后 3 个月 MRI 对比

A. 术前正中矢状位 $T_2$ 加权 MRI 显示 $L_{4\sim5}$ 椎间盘后方椎管内囊性病变；B. 术后第二天复查正中矢状位 $T_2$ 加权 MRI 显示 $L_{4\sim5}$ 椎间盘水平椎管内囊肿被切除；C. 术后 3 个月复查正中矢状位 $T_2$ 加权 MRI 显示 $L_{4\sim5}$ 椎间盘水平囊肿无复发，神经无压迫；D. 术前 $L_{4\sim5}$ 椎间盘水平轴位 $T_2$ 加权 MRI 显示 $L_{4\sim5}$ 右侧关节突关节囊肿，压迫右侧 $L_5$ 神经根及硬膜囊；E. 术后第二天复查 $L_{4\sim5}$ 椎间盘水平轴位 $T_2$ 加权 MRI 显示 $L_{4\sim5}$ 右侧关节突关节囊肿被切除，右侧 $L_5$ 神经根减压充分；F. 术后 3 个月复查 $L_{4\sim5}$ 椎间盘水平轴位 $T_2$ 加权 MRI 显示 $L_{4\sim5}$ 右侧关节突关节塑形良好，囊肿无复发，右侧 $L_5$ 神经根显影清晰

4. 诊断　腰椎关节突关节囊肿，$L_{4\sim5}$ 节段，右侧。

## 二、术前计划

1. 手术入路　选择经椎板间隙入路。
2. 手术技术　选择经皮内镜下关节突关节囊肿切除术。

## 三、手术过程

1. 手术室布局　同图 3-3-1。
2. 体位　俯卧位于脊柱手术架上,尽量减少腰椎前凸,避免腹部受压。
3. 麻醉　气管插管全麻。
4. 穿刺及工作套管置入(图 13-2-3)。

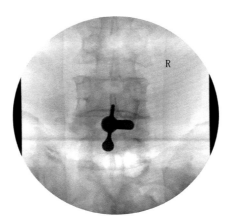

图 13-2-3　工作套管置入,套管末端位于右侧关节突关节内侧缘、黄韧带背侧

5. 内镜下关节突关节囊肿切除术(图 13-2-4)

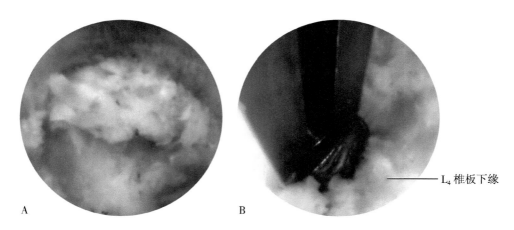

图 13-2-4　经椎板间隙入路经皮内镜下关节突关节囊肿切除过程
A. 显露右侧 $L_{4~5}$ 椎板间隙黄韧带组织;B、C. 切除右侧 $L_4$ 椎板下缘部分骨质

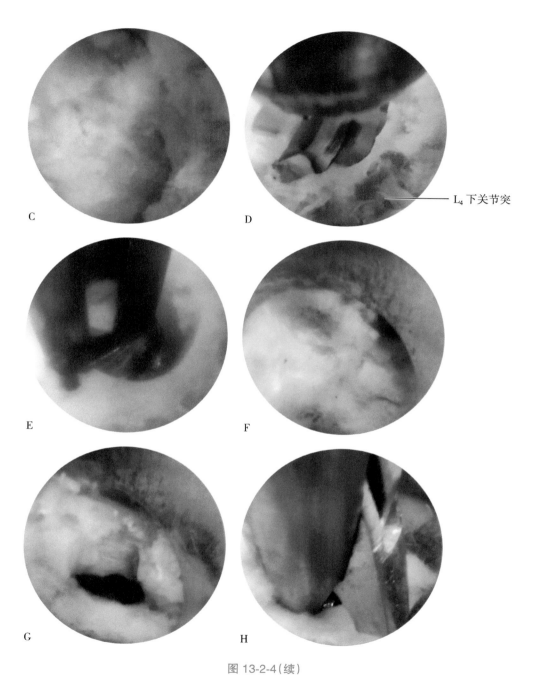

图 13-2-4(续)

D、E. 以镜下磨钻、椎板咬骨钳等工具切除右侧 $L_4$ 下关节突内侧部分骨质;F. 充分显露椎板间隙的黄韧带组织;G、H. 以篮钳切开黄韧带,并向关节突关节内侧延伸

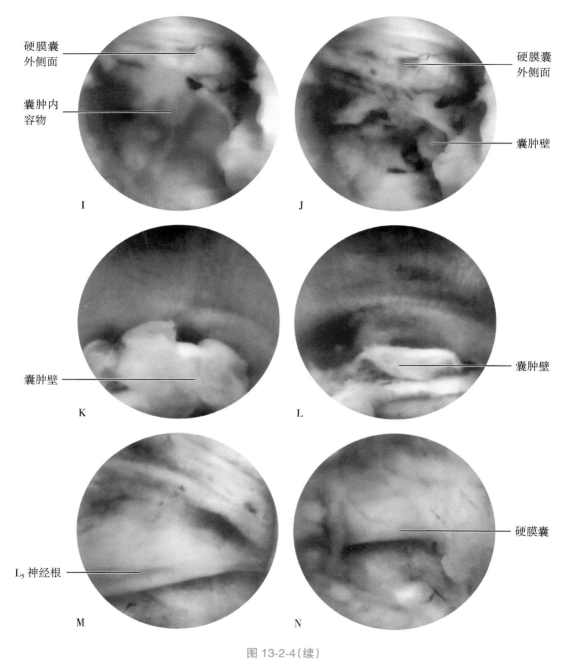

硬膜囊外侧面

囊肿内容物

硬膜囊外侧面

囊肿壁

囊肿壁

囊肿壁

I

J

K

L

L₅ 神经根

硬膜囊

M

N

图 13-2-4（续）

I、J. 切开囊肿、暴露并摘除囊肿内容物；K、L. 旋转工作套管、分离囊肿囊壁并隔离、切除；M、N. 术毕探查右侧 $L_5$ 神经根及硬膜囊减压的彻底性

6. 探查、结束手术（图 13-2-4M、N）。

## 四、手术疗效

1. 临床症状变化　术后下肢放射痛缓解，右侧 $L_5$ 皮节感觉明显恢复。
2. 影像学结果　术后第二天及术后 3 个月随访腰椎 MRI 显示关节突关节囊肿被切除，术后 3 个月复查 MRI 显示囊肿无复发、黄韧带塑形好，无手术痕迹（图 13-2-2B、C、E、F）。

（李振宙）

# 参 考 文 献

［1］ Miedema ML，Laker S. A ventral epidural facet cyst causing central canal stenosis and lumbar nerve compression in a woman with lumbar radicular pain. PM R，2012，4（8）：632-633.

［2］ James A，Laufer I，Parikh K，et al. Lumbar juxtafacet cyst resection：the facet sparing contralateral minimally invasive surgical approach. J Spinal Disord Tech，2012，25（2）：E13-17.

［3］ Miyatake N，Aizawa T，Hyodo H，et al. Facet cyst haematoma in the lumbar spine：a report of four cases. J OrthopSurg（Hong Kong），2009，17（1）：80-84.

［4］ Manabe M，Doita M，Yoshikawa M，et al. Far lateral extraforaminal facet cyst causing L5 radiculopathy. J Spinal Disord Tech，2006，19（6）：447-450.

［5］ Kusakabe T，Kasama F，Aizawa T，et al. Facet cyst in the lumbar spine：radiological and histopathological findings and possible pathogenesis. J Neurosurg Spine，2006，5（5）：398-403.

［6］ Deshmukh NV，Kanse P. Lumbar facet synovial cyst. Postgrad Med J，2003，79（933）：419，423-424.

［7］ Bougie JD，Franco D，Segil CM. An unusual cause for lumbar radiculopathy：a synovial facet joint cyst of the right L5 joint. J Manipulative Physiol Ther，1996，19（1）：48-51.

［8］ Marston RA，Burwell M，McAuliffe TB，et al. Synovial cyst of a lumbar facet joint：a rare cause of back pain and sciatica. Report of two cases. Eur Spine J，1993，2（1）：56-57.

［9］ Fedder SL. Preoperative diagnosis of an extradural cyst arising from a spinal facet joint：case report. Neurosurgery，1992，31（4）：804.

［10］ Wilby MJ，Fraser RD，Vernon-Roberts B，et al. The prevalence and pathogenesis of synovial cysts within the ligamentum flavum in patients with lumbar spinal stenosis and radiculopathy. Spine，2009，34（23）：2518-2524.

［11］ Khan AM，Girardi F. Spinal lumbar synovial cysts. Diagnosis and management challenge.Eur Spine J，2006，15（8）：1176-1182.

［12］ Epstein NE. Lumbar laminectomy for the resection of synovial cysts and coexisting lumbar spinal stenosis or degenerative spondylolisthesis：an outcome study. Spine，2004，29（9）：1049-1055；discussion 1056.

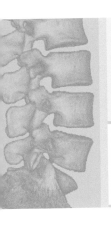

# 第十四章

# 经皮内镜下腰椎骨样骨瘤切除术

骨样骨瘤是一种孤立性、小圆形或圆形的瘤性病变,属于少见良性肿瘤。病灶可以完全位于皮质骨内,也可以在皮质骨的内侧面、皮质骨与骨膜间,或者在松质骨内。腰椎的病变常位于椎弓或小关节突。肿瘤总是呈卵圆形或圆形,包括中心巢和周围硬化骨,中心巢大多数是肉芽肿型,呈砂粒样密度,均质性,棕红色。周围硬化骨厚薄不一,两者界限清楚。由于病变局限、单发,适合于经皮内镜下手术精准切除。

(曾建成)

## 第一节 经皮内镜下 $L_4$ 椎弓根骨样骨瘤切除术

### 一、典型病例简介

IDZJC003,女,32 岁。

1. 症状 腰痛伴左侧臀部、左下肢疼痛、跛行、麻木、无力 1 年余;

2. 体征 跛行步态,左臀部、左小腿肌肉较对侧萎缩,$L_4$ 及 $L_5$ 棘突、$L_{4\sim5}$ 棘突间压痛,$L_4$ 及 $L_5$ 左侧椎旁压痛,并向左下肢放射,$L_4$ 神经根支配区感觉减退。左侧 4 字试验(+);左侧踝背伸、踇背伸肌力 III 级,左侧下肢直腿抬高试验 55°(+);

3. 影像学检查

(1) DR(图 14-1-1)

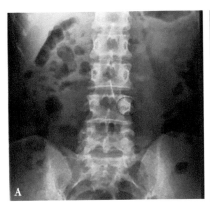
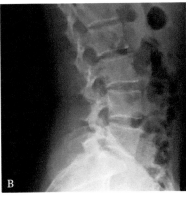

图 14-1-1 术前 DR 显示 $L_4$ 左侧椎弓根下份可见一类圆形低密度影伴中央结节状高密度区(红色虚线圆圈)
A. 正位片;B. 侧位片

（2）CT（图 14-1-2）

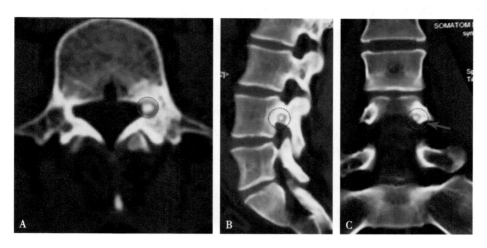

图 14-1-2 术前腰椎 CT 显示 L$_4$ 椎左侧椎弓根下份可见一类圆形低密度影伴中央结节状高密度区（红色虚线圆圈）。

A. 轴位相；B. 矢状位二维重建；C. 冠状位二维重建

（3）MRI（图 14-1-3）

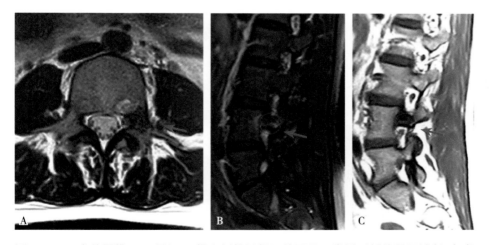

图 14-1-3 术前腰椎 MRI 显示 L$_4$ 椎左侧椎弓根下份可见一类圆形低信号区域（红色虚线圆圈）

A. 轴位相 T$_2$ 加权相；B. 矢状位 T$_1$ 加权相；C. 矢状位 T$_2$ 加权相

4. 诊断 L$_4$ 左侧椎弓根骨样骨瘤伴左侧 L$_4$ 神经根损害。

## 二、术前计划

1. 手术入路及技术选择 采用经皮内镜后路入路技术。
2. 原因 患者 L$_4$ 左侧椎弓根下份可见一类圆形低密度影伴中央结节状高密度病灶，椎弓根未完全破坏,周围骨性结构未明显累及,采用经皮内镜后路入路技术,手术创伤小,定位精准,在清除肿瘤病灶的同时,对患处椎弓根正常骨质进行最大限度的保留,减少对脊柱稳定性的影响,避免使用内固定。同时,镜下解剖结构清晰,能够有效进行左侧 $L_4$ 神经根的减压及保护,有效控制手术风险。

### 三、手术过程

1. 麻醉及体位(图 14-1-4) 患者采用全身麻醉。俯卧于俯卧垫上使腹部悬空,调整手术床,使患者腰前弓尽量减小,尽量使椎板间隙张开,以利于工作管道进入。术中采用神经电生理监测双下肢感觉运动功能。

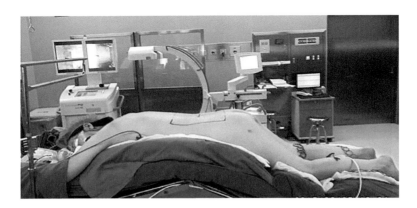

图 14-1-4 手术体位

2. 穿刺及工作套管置入(图 14-1-5)。

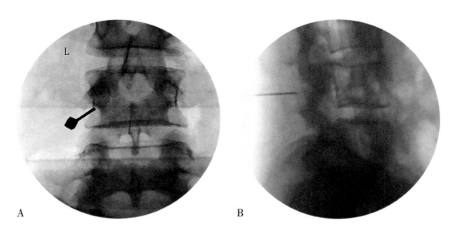

图 14-1-5 穿刺及工作套管置入

A、B.C 形臂机正侧位透视下穿刺准确定位于 $L_4$ 左侧椎弓根内下象限

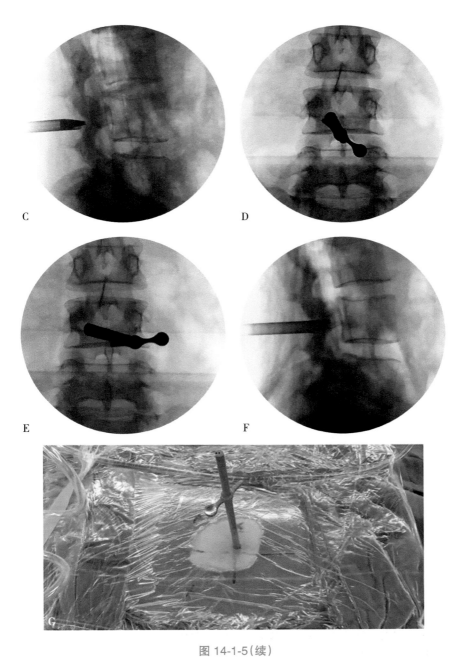

图 14-1-5（续）

C~D. 沿导丝置入软组织扩张器及工作套管；E~F. 再次 C 形臂机透视下调整工作管
道方向及位置；G. 大体相显示工作套管及软组织扩张器位置

3. 内镜下清除肿瘤病灶（图 14-1-6）。

4. 探查、结束手术（图 14-1-6G）。

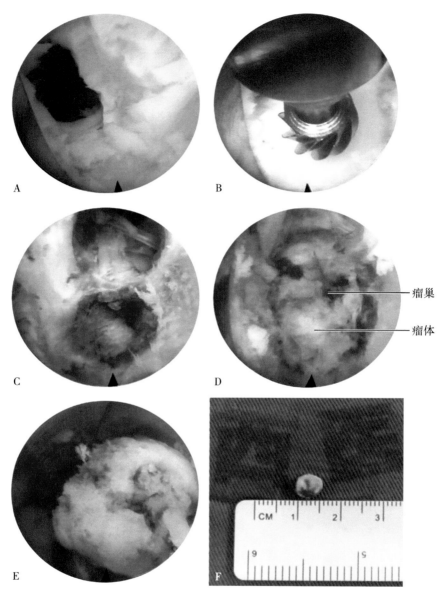

图 14-1-6　内镜下骨样骨瘤切除术

A. 置入内镜寻找 $L_{3\sim4}$ 椎板间黄韧带、$L_{3\sim4}$ 左侧关节突及 $L_4$ 左侧副突，明确解剖结构及内镜位置；B. 以镜下磨钻磨除 $L_4$ 左侧部分椎板及椎弓根进行开窗开槽；C. 逐层磨除目标位置骨皮质，直至发现肿瘤组织；D. 磨钻扩大开窗病灶周围骨质，可见一直径约 6mm 的瘤巢，呈暗红色，中央区域有一 5mm×5mm×6mm 的质硬白色瘤体，瘤体表面毛糙，内部类似钙化结节，瘤体被厚度约 1mm 的暗红色肉芽压组织包裹，整个瘤体、瘤巢血供差，肿瘤侵及椎弓根内下壁，邻近椎弓根、椎板等骨质明显反应性硬化，瘤体占据侧隐窝，导致侧隐窝明显狭窄；E. 神经钩松解瘤体周围粘连组织，髓核钳钳取瘤巢内暗红色肉芽部分，完整取出骨性瘤体，磨钻彻底捣毁瘤巢，双频射频电极灭活残留组织，大量生理盐水冲吸散落的肿瘤细胞；F. 术中取出的骨样骨瘤瘤体部分

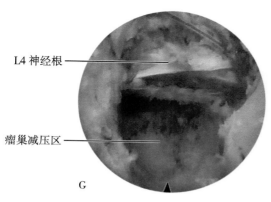

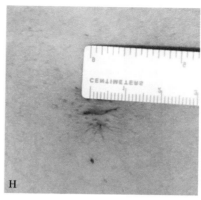

L4 神经根

瘤巢减压区

G

H

图 14-1-6（续）

G. 探查 L₄ 左侧神经根，可见狭窄的侧隐窝挤压 L₄ 左侧神经根，致神经根颜色灰暗、毛糙、明显充血、水肿，局部炎性血管增生，神经根与周围组织粘连，有明显的条索状瘢痕粘连，活动度差，松解瘢痕，解除瘤壁对神经根的挤压，充分减压后，可见 L₄ 左侧神经根活动良好，清理术区散落组织，手术结束；H. 手术切口（7mm 左右）

### 四、手术疗效

1. 临床症状变化　术后患者腰痛及左下肢疼痛、麻木较术前明显缓解，术前腰痛 VAS 评分 9 分，术后腰痛 VAS 评分 2 分。

2. 影像学结果　术后第二天及术后 1 个月复查 DR、CT、MRI 显示骨样骨瘤被切除、无复发；腰椎屈身稳定性无明显改变。

（1）DR（图 14-1-7、图 14-1-8、图 14-1-9、图 14-1-10）

（2）CT（图 14-1-8、11）

（3）MRI（图 14-1-9）

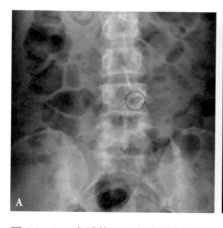

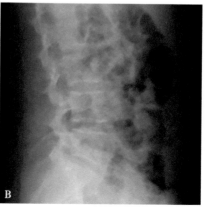

A

B

图 14-1-7　术后第二天复查腰椎正侧位 X 线片显示左侧 L₄ 椎弓根内骨样骨瘤被切除（红色虚线圆圈）

A. 正位片；B. 侧位片

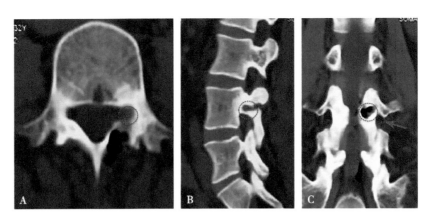

图 14-1-8　术后第二天复查腰椎 CT 显示左侧 L₄ 椎弓根内骨样骨瘤被彻底切除（红色虚线圆圈）；L₄ 左侧椎弓根中上 2/3 完整,结构稳定性未受到影响

A. 轴位相；B. 矢状位二维重建；C. 冠状位二维重建

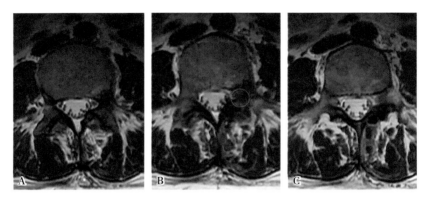

图 14-1-9　术后第二天复查腰椎 MRI 显示左侧 L₄ 椎弓根内骨样骨瘤被彻底切除（红色虚线圆圈）,左侧 L₄ 神经根减压充分

A. L₄ 椎弓根上缘水平；B. L₄ 椎弓根中分水平；C. L₄ 椎弓根下缘水平

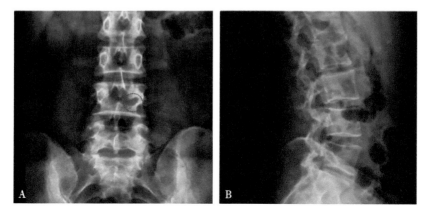

图 14-1-10　术后 1 个月复查腰椎 X 线片显示左侧 L₄ 椎弓根内骨样骨瘤被切除（红色虚线圆圈）,腰椎无节段性不稳定

A. 正位片；B. 侧位片

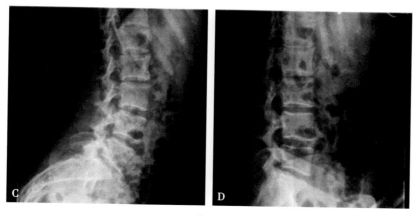

图 14-1-10(续)

C.过屈侧位片；D.过伸侧位片

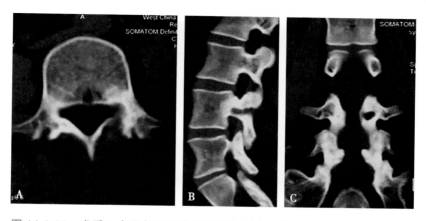

图 14-1-11　术后 1 个月复查腰椎 CT 显示左侧 L₄ 椎弓根内骨样骨瘤被彻底切除、无复发

A.轴位相；B.矢状位二维重建；C.冠状位二维重建

（曾建成）

# 第二节　经皮内镜下 S₁ 关节突骨样骨瘤切除术

## 一、典型病例简介

IDZJC004，女，9 岁 8 个月。

1. 症状　腰痛伴左下肢疼痛、麻木、跛行 1 年余。

2. 体征　脊柱轻度侧弯，L₅~S₁ 平面左侧椎旁压痛、叩击痛明显，左侧小腿前外侧、足背皮肤感觉减退，左侧跗背伸、跖屈肌力Ⅳ级。

3. 影像学检查

（1）DR（图 14-2-1）

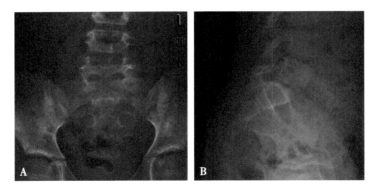

图 14-2-1　术前腰椎 DR
A. 正位相；B. 侧位相

（2）CT（图 14-2-2）

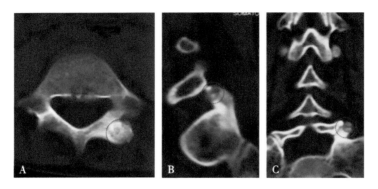

图 14-2-2　腰椎 CT 显示 $S_1$ 左侧上关节尖部靠外侧突有低密度区域，内有点状高密度影（红色虚线圆圈）
A. $S_1$ 椎弓根水平轴位相；B. 矢状位二维重建；C. 冠状位二维重建

（3）ECT（图 14-2-3）

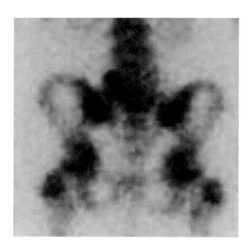

图 14-2-3　全身核素骨显像示 $S_1$ 左侧上关节突处核素浓聚

（4）MRI（图 14-2-4）

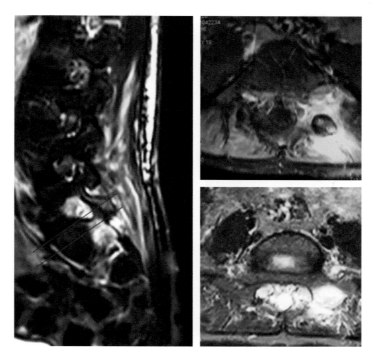

图 14-2-4　腰椎增强 MRI 显示 $S_1$ 椎体左侧上关节突及邻近软组织（竖脊肌）内异常信号

4. 诊断　$S_1$ 左侧上关节突骨样骨瘤伴不全神经损害。

## 二、术前计划

1. 手术入路及技术选择　采用经皮内镜后路入路技术。

2. 原因　本例为小儿患者，疼痛症状重，病变累及 $S_1$ 左侧上关节突，且腰骶段脊柱发育存在异常，采用经皮内镜技术能够精准定位病灶，能够有效清除肿瘤组织，减少创伤，最大限度地保护骨性结构，降低对腰椎稳定性的影响。

## 三、手术过程

1. 麻醉及体位　患者采用全身麻醉，俯卧于俯卧垫上使腹部悬空。

2. 穿刺及内镜置入（图 14-2-5）。

3. 内镜下清除肿瘤病灶（图 14-2-6）

## 四、手术疗效

1. 临床症状变化　术后患者腰痛及左下肢疼痛、麻木较术前明显缓解，术前腰痛 VAS 评分 8 分，术后腰痛 VAS 评分 1 分。

2. 影像学结果　术后第二天复查 DR、CT 及 MRI 显示肿瘤组织被彻底切除。

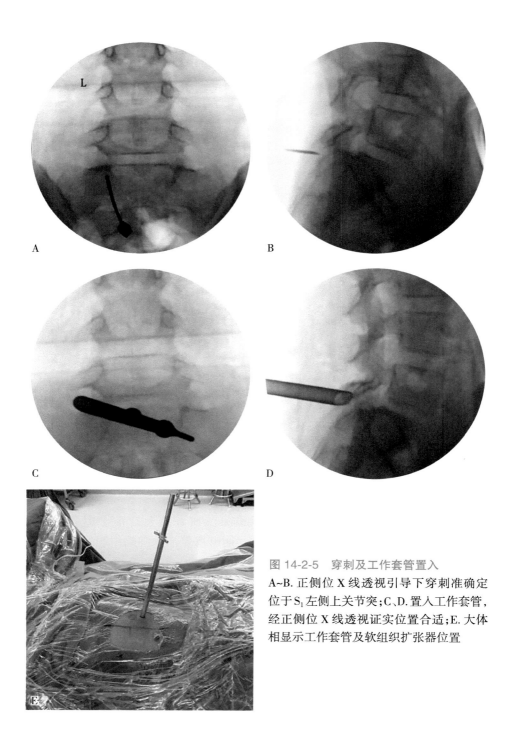

图 14-2-5 穿刺及工作套管置入
A~B. 正侧位 X 线透视引导下穿刺准确定位于S₁左侧上关节突;C、D. 置入工作套管,经正侧位 X 线透视证实位置合适;E. 大体相显示工作套管及软组织扩张器位置

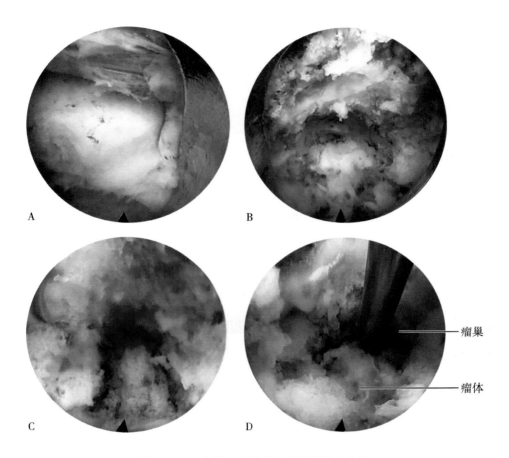

图 14-2-6 内镜下显露及切除骨样骨瘤病灶

A. 置入内镜,暴露 $S_1$ 左侧上关节突,清理周围软组织,C 形臂机透视,再次明确病灶位置;
B. 磨钻磨除 $S_1$ 左侧上关节突尖部外侧骨皮质,对瘤巢表面骨皮质部分予以开窗,可见瘤巢周围暗红色异常骨样组织;C. 继续扩大开窗显露病灶,可见直径约 12mm 的瘤巢,呈暗红色,中央区域有大小不等数颗沙粒样暗红色瘤体,瘤壁附着有厚度约 1mm 的暗红色肉芽组织,血供较丰富,肿瘤侵及并突破部分 $S_1$ 椎体左侧上关节突皮质骨,瘤体与黄韧带紧密粘连;D. 松解瘤体与周围组织粘连部分,切除部分黄韧带,松解神经根,使用双频射频电极进行残留组织消融灭活,磨钻磨除瘤壁病变骨组织约 1mm,捣毁瘤巢,大量生理盐水冲吸散落的肿瘤细胞,手术结束

（1）DR（图 14-2-7）

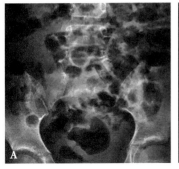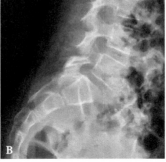

图 14-2-7 术后第二天复查 DR
A. 正位片；B. 侧位片

（2）CT（图 14-2-8）

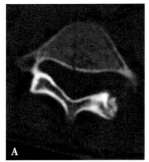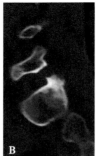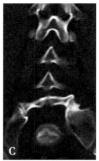

图 14-2-8 术后第二天复查腰椎 CT 显示 $S_1$ 左侧上关节突肿瘤病灶清除彻底
A. 轴位相；B. 矢状位二维重建；C. 冠状位二维重建

（3）MRI（图 14-2-9）

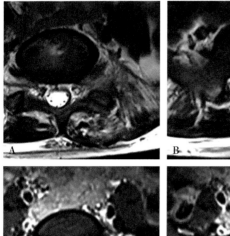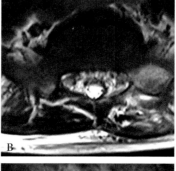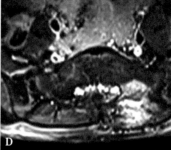

图 14-2-9 术后第二天复查腰椎 MRI 显示 $S_1$ 左侧上关节突肿瘤病灶清除彻底

（曾建成）

# 参 考 文 献

［1］ Yoshioka K, Matsuda E, Murakami H, et al. Microendoscopicexcision of osteoid osteoma in the pedicle of the third lumbar vertebra. Asian Spine J, 2015, 9(6):958-961.

［2］ Even JL, O'Malley MJ, Ward WT.Osteoid osteoma of the lumbar spine. Spine J, 2012, 12(10):971-972.

［3］ Hephzibah J, Theodore B, Oommen R, et al. Use of single-photon emission computed tomography/low-resolution computed tomography fusion imaging in detecting an unusually presenting osteoid osteoma of the lumbar vertebra. Am J Orthop(Belle Mead NJ), 2009, 38(3):117-119.

［4］ Lin HH, Yu CT, Chang IL, et al. Painful scoliosis secondary to osteoid osteoma of the lumbar spine in adolescents. Int Surg, 2008, 93(1):32-36.

［5］ Trentani F, Trentani P, Donzelli O, Osteoid osteoma of the lumbar spine. A case report.ChirOrganiMov, 2001, 86(4):311-314.

［6］ Koh S, Yazaki S, Owaki Y, et al. Osteoid osteoma of the third lumbar vertebra:sequential observations with MRI--a case report. Acta Orthop Scand, 1996, 67(1):79-80.

［7］ Poey C, Clement JL, Baunin C, et al. Percutaneous extraction of an osteoid osteoma of the lumbar spine under CT guidance. J Comput Assist Tomogr, 1991, 15(6):1056-1058.

［8］ Villas C, Lopez R, Zubieta JL. Osteoid osteoma in the lumbar and sacral regions:two cases of difficult diagnosis. J Spinal Disord, 1990, 3(4):418-422.

［9］ Symeonides PP.Osteoid osteoma of the lumbar spine. South Med J, 1970, 63(8):975-976.

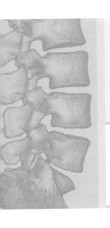

第十五章

# 经皮内镜下腰椎手术并发症的防范

所有腰椎开放手术可能发生的并发症在经皮内镜下腰椎手术都可能发生。以下为经皮内镜下腰椎手术常见并发症。

## 第一节 神 经 损 伤

### (一) 出口神经根损伤

1. 可能原因(图 15-1-1) ①经椎间孔入路穿刺贯通伤及后续的软组织扩张器、工作套管挤压;②工作套管从侧方的挤压;③ TESSYS 技术椎间孔成形时裸露环锯的直接损伤;④术中毗邻结构辨认不清、器械直接的误损伤;⑤术中射频、激光等导致的热损伤。

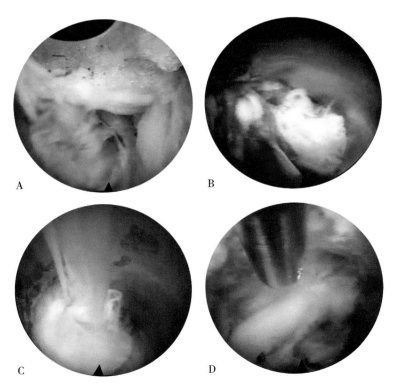

图 15-1-1 出口神经根损伤
A. 神经贯通伤;B. 神经侧方挤压伤;C. 毗邻结构辨认不清导致神经直接损伤;D. 侧开口激光导致的热损伤

2. 防范措施　①经椎间孔入路经皮内镜下手术采用局部麻醉；②局部麻醉时采用0.5%利多卡因溶液，低浓度、高容量浸润麻醉，即可获得满意的镇痛效果，同时保持神经根对疼痛的足够警觉性及反馈；③对极外侧型腰椎间盘突出，应避免"靶向穿刺"，应该行YESS盘内穿刺技术，沿椎间盘脱出方向逐步切除脱出物、避免对突出物及出口神经根造成进一步挤压；④对患者反馈的疼痛要重视，实时调整穿刺针及工作套管位置；⑤镜下操作前需要仔细辨认毗邻结构，避免误伤；⑥使用射频、激光等热能止血时，避免在神经表面长时间烧灼止血，应该轻靠、短促、点射止血；⑦如果出口神经根不需要减压，不要常规显露出口神经根。

**（二）走行神经根损伤**

1. 可能原因（图15-1-2）　①椎间孔成形时，成形器械对走行神经根的直接损伤；②内镜下使用器械超视距操作，尤其是头部可屈曲髓核钳的使用；③镜下结构辨识不清楚导致的直接损伤；④经椎板间隙入路工作套管的盲目旋转、挤压性损伤；⑤对腋型椎间盘脱出者，采用经椎板间隙肩部入路手术，工作套管与突出物对神经根形成"三明治"挤压性损伤。

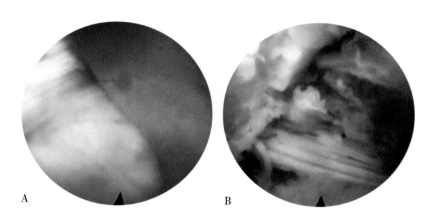

图 15-1-2　走行神经根损伤
A. 神经撕裂伤；B. 神经碾挫伤

2. 防范措施　①经椎间孔入路手术宜在局部麻醉下进行，随时与患者沟通、交流，关注患者的疼痛反馈；②椎间孔成形时需要缓慢、轻柔及可控性操作，避免粗暴使用手术器械，尤其是暴力击打；③内镜下使用手术器械，其头部工作部分必须在内镜视野范围内，避免超视距操作；④经椎板间隙入路内镜下手术应采用逐层切开技术，避免直接把穿刺针、软组织扩张器及工作套管直接穿刺置入椎管内或椎间盘内；⑤经椎板间隙入路手术中，切开黄韧带后，需要清晰显露走行神经根的外侧缘、头尾侧分离走行神经根后方可将工作套管旋入椎管内；⑥内镜下使用锐性切割性器械前，必须明确辨识镜下结构及毗邻解剖，防止误伤。

**（三）硬膜撕裂、马尾神经损伤**

1. 可能原因（图15-1-3）　①椎间孔成形时，成形部位为上关节突尖部，内侧紧邻硬膜囊，走行神经根尚未发出，不能提供可靠的疼痛反馈；②内镜下使用器械超视距操作，尤其是头部可屈曲髓核钳的使用；③镜下结构辨识不清楚导致的直接损伤；④经椎板间隙入路工作套管的盲目旋转、挤压性损伤。

2. 防范措施　①经椎间孔入路手术宜在局部麻醉下进行，随时与患者沟通、交流，关注

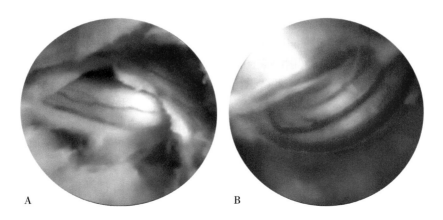

图 15-1-3 硬膜撕裂及马尾神经损伤

A. TESSYS 椎间孔成形术导致硬膜囊撕裂及缺损;B.手术器械超视距操作导致
硬膜撕裂及马尾神经嵌顿

患者的疼痛反馈;②椎间孔成形部位应靠近上关节突根部腹侧;③内镜下使用手术器械,其
头部工作部分必须在内镜视野范围内,避免超视距操作;④经椎板间隙入路内镜下手术应采
用逐层切开技术,避免直接把穿刺针、软组织扩张器及工作套管直接穿刺置入椎管内或椎间
盘内。

**(四)分叉神经、变异神经根损伤**

1. 可能原因 ①神经解剖变异(图 15-1-4);②全麻下手术,患者无疼痛反馈,即使采用
神经电生理监测,也不能精确提示变异神经受损状况。

2. 防范措施 ①术前详细评估手术区域的影像学资料,排除明显的神经解剖变异;
②经椎间孔入路手术宜采用局部麻醉下手术;③术中如遇到无法解释的患者剧烈疼痛或肢
体功能障碍,须果断终止手术,避免进一步损伤。

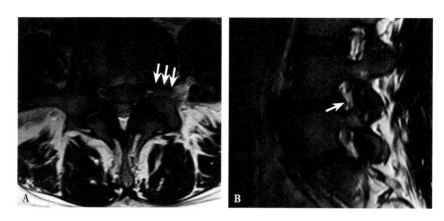

图 15-1-4 椎间孔变异神经损伤

A. 术前 $L_5$ 椎体上终板平面 $T_2$ 加权 MRI 轴位相显示 $L_{4-5}$ 中央型椎间盘突出,左
侧椎间孔有变异神经走行(白色箭头);B.术前左侧椎间孔水平 $T_2$ 加权 MRI 矢状
位相显示左侧椎间孔内神经变异

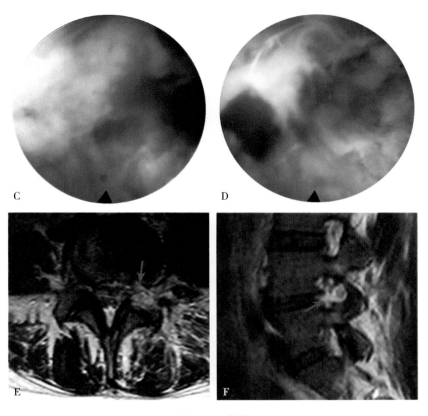

图 15-1-4（续）

C. 内镜下显示变异神经与硬膜囊的毗邻关系；D. 术毕探查发现变异神经损伤；E. 术后 $L_5$ 椎体上终板平面 $T_2$ 加权 MRI 轴位相显示 $L_{4-5}$ 中央型椎间盘突出被摘除，左侧椎间孔内变异神经被损伤（红色箭头）F. 术后左侧椎间孔水平 $T_2$ 加权 MRI 矢状位相显示左侧椎间孔内变异神经被损伤

# 第二节  血 管 损 伤

## （一）椎管内血管损伤致术后椎管内血肿

椎管内血管损伤主要会引起术中视野不清，经过术中严格止血一般不会导致严重后果。如果止血不彻底，术中有可能损伤周围神经组织，也可能会导致术后椎管内血肿（图 15-2-1），引起术后症状不缓解或加重，严重者可能需要翻修手术治疗。其防范措施包括：①轻柔操作，对手术操作区域进行预防性止血；②通过旋转套管及增加盐水灌注压、清晰显露出血点，使用射频双极模式精准止血；③如果出血一时止血困难，可将工作套管置入椎间隙，先行盘内清理，然后再进入椎管内操作（椎间盘内 - 盘外操作技术），受损血管往往会自发止血；④必要时术毕放置引流管。

### （二）腰椎节段血管损伤

腰椎节段性血管损伤可导致腹膜后血肿（图15-2-2），严重时可能需要开放手术止血。其损伤多为经椎间孔入路穿刺不当所致。穿刺针过于偏腹侧及头侧可直接损伤节段血管，TESSYS椎间孔成形部位在上关节突尖部，该部位有分支动脉经过，亦有损伤导致血肿可能。其防范措施包括规范穿刺部位及技术，在侧位X线透视监视下穿刺，目标为下位椎体后上缘，避免穿刺针偏向腹侧及头侧；如果行椎间孔成形，成形部位应该选择上关节突根部腹侧，避开动脉分支走行区域。

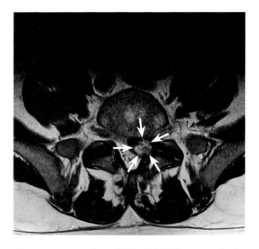

图 15-2-1　术后 $S_1$ 椎体上终板平面 $T_2$ 加权 MRI 轴位相显示椎管内血肿（白色箭头围绕区）

### （三）腹腔大血管损伤

经皮内镜下手术导致腹腔大血管损伤非常罕见，轻者导致腹膜后血肿（图15-2-3），重者导致患者死亡。其原因大多是穿刺置管或手术器械行椎间盘清理时穿破前方纤维环直接损伤腹主动脉或下腔静脉及其分支血管。防范措施包括：①规范穿刺部位及技术，在侧位X线透视监视下穿刺，目标为下位椎体后上缘，避免穿刺针偏向腹侧；②将工作套管末端"半潜"于椎间盘后纤维环，同时监视椎间盘内及椎管内结构；③严格控制器械进入椎间盘内的深度，避免器械过深，刺破椎间盘前纤维环导致腹腔血管或脏器损伤；④盘内清理时尽量使用开口较大的髓核钳，开口进、闭口出，避免刺破椎间盘前纤维环；⑤当术中有任何疑问或异常情况时，及时行X线透视确定工作套管及器械位置。

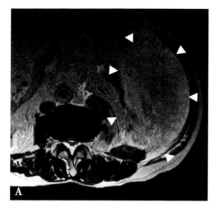
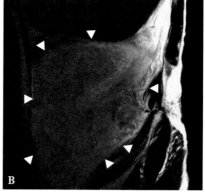

图 15-2-2　腰椎左侧节段动脉损伤导致腹膜后血肿（白色箭头围绕区）
A. $L_{4\sim5}$ 椎间盘水平 $T_2$ 加权 MRI 轴位相；B. 左侧 $T_2$ 加权 MRI 矢状位相

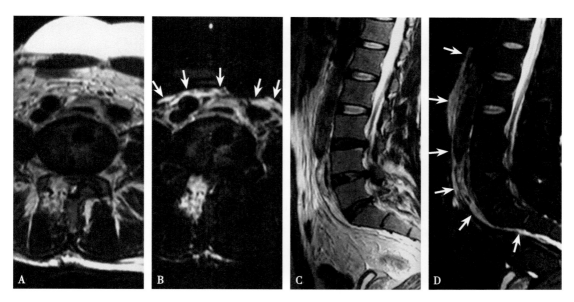

图 15-2-3 手术器械穿破前纤维环,损伤左侧髂内静脉导致腹膜后血肿(白色箭头围绕区)

A. 术后 $L_{4\sim5}$ 椎间盘水平 $T_2$ 加权 MRI 轴位相;B. $L_{4\sim5}$ 椎间盘水平 $T_2$ 加权 MRI 轴位相(脂肪抑制相);C. 术后左旁正中水平 $T_2$ 加权 MRI 矢状位相;D. 术后左旁正中水平 $T_2$ 加权 MRI 矢状位相(脂肪抑制相)

## 第三节　腹腔脏器损伤

经皮内镜下腰椎手术导致腹腔脏器损伤多为经椎间孔入路穿刺不当所致(图 15-3-1),其防范措施包括:①详细评估术前工作区域影像学资料,根据手术节段个体化设计穿刺点及穿刺路径;②规范穿刺部位及技术,在侧位 X 线透视监视下穿刺,第一目标为下位椎体上关节突外侧缘,然后穿刺针沿上关节突前外侧面滑向椎间孔,避免穿刺针偏向腹侧。

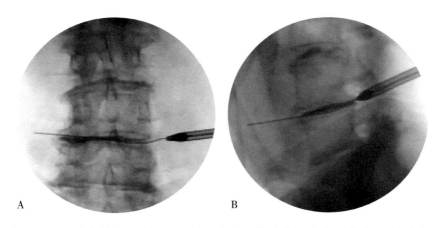

图 15-3-1 术中折弯的导丝可能被软组织扩张器连带推进、贯通椎间盘后损伤腹腔脏器或血管

A. 正位 X 线透视;B. 侧位 X 线透视

## 第四节 椎间盘突出物残留、减压不充分

椎间盘突出物残留、减压不彻底（图 15-4-1）的根本防范措施是合理选择手术适应证、制定个体化手术策略、规范手术技术操作流程及手术结束标准。

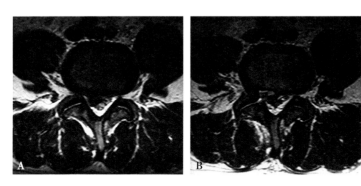

图 15-4-1 术后椎间盘突出物残留

A. 术前 $L_{4-5}$ 椎间盘水平 $T_2$ 加权 MRI 轴位相显示椎间盘右侧腋型脱出；B. 术后 $L_{4-5}$ 椎间盘水平 $T_2$ 加权 MRI 轴位相显示右侧 $L_5$ 神经根减压充分，但腋部脱出物残留

## 第五节 术中器械故障、碎裂，异物残留

术中内镜、器械的使用不当、老化等因素都可能导致术中器械故障、碎裂，异物残留（图 15-5-1）。防范措施包括：①规范内镜及器械的使用方法；②常规储备备用内镜及器械，保证手术完成；③及时报废老化器械；④术中及时完整取出碎裂器械；⑤术毕常规检查器械完整性，做好内镜及器械的清洗、维护及保养。

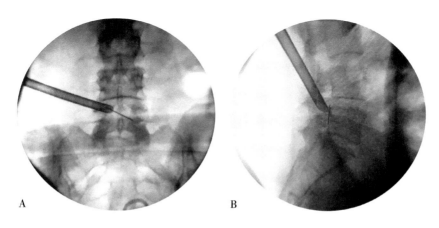

图 15-5-1 术中器械断裂、异物残留

A、B. 导丝断裂、残留于椎管内

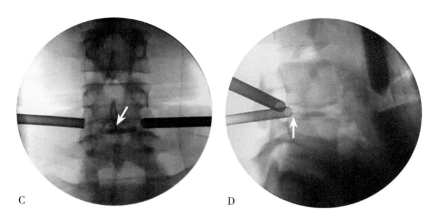

图 15-5-1(续)

C、D. 髓核钳末端断裂,残留于椎间盘内(白色箭头)

## 第六节 术后腰椎间盘炎

腰椎间盘术后椎间盘炎包括化脓性感染和无菌性椎间盘炎(类似 Mordic I 型改变)(图 15-6-1)。腰椎间盘炎的防范措施应该包括:①改善患者机体全身抗病能力,严格控制糖尿病患者血糖水平、提高患者免疫功能及抗感染能力;②排除手术部位感染灶的存在;③提高术者技术能力,避免过长手术时间;④避免损伤椎间盘上、下终板;⑤加强手术室感染控制管理,加强手术器械洗消规范及流程化管理。

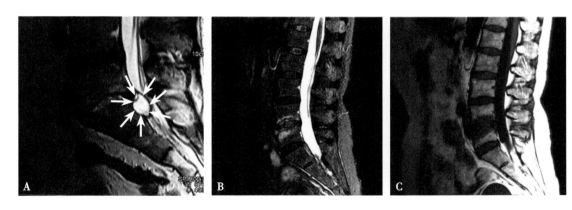

图 15-6-1 经皮内镜术后椎间盘炎

A. 术后正中水平 $T_2$ 加权 MRI 矢状位相显示椎管内脓肿(白色箭头围绕区);B、C. 术后正中水平 $T_2$ 及 $T_1$ 加权 MRI 矢状位相显示 $L_{4-5}$ 椎间盘终板炎 Mordic I 型改变

## 第七节　术后椎间盘突出复发

严格意义上讲，腰椎间盘突出症术后复发（图 15-7-1）不是经皮内镜下腰椎手术的并发症，它是退变椎间盘的再次突出。但是可以通过合理选择适应证及改进手术技术尽量减少术后椎间盘突出复发的发生率。椎间盘突出部位如有纤维环明显缺损，其术后复发率明显高于其他类型椎间盘突出，这种情况可以考虑腰椎融合手术；单纯摘除脱出髓核组织而不行椎间盘内清理者术后复发率远高于椎间盘髓核次全切除术，故建议在摘除椎间盘外脱出髓核组织后还要行椎间盘内清理，尽量摘除椎间盘内松动、游离的髓核组织以减少术后椎间盘突出的复发几率。

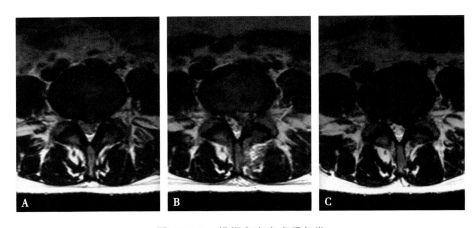

图 15-7-1　椎间盘突出术后复发

A. 术前 $L_{4-5}$ 椎间盘水平 $T_2$ 加权 MRI 轴位相显示椎间盘左侧旁中央型突出，后纤维环有明显缺损；B. 术后第二天 $L_{4-5}$ 椎间盘水平 $T_2$ 加权 MRI 轴位相显示突出物被摘除，左侧 $L_5$ 神经根减压充分；C. 术后 8 个月 $L_{4-5}$ 椎间盘水平 $T_2$ 加权 MRI 轴位相显示椎间盘突出原部位复发

## 第八节　术后腰椎关节突关节综合征

术后腰椎关节突关节综合征的可能原因：①椎间盘摘除术后椎间隙高度下降，后方关节突关节应力负荷加重，导致退变性关节突关节炎（图 15-8-1）；② TESSYS 技术椎间孔成形技术切除上关节突尖部，导致关节突关节稳定性受损，术后关节突关节力学紊乱，继发术后创伤性关节突关节炎；③ TESSYS 椎间孔成形术直接损伤上关节突尖部，损伤关节突关节囊，该部位关节囊内滑膜皱襞富含痛觉神经末梢，TESSYS 椎间孔成形术后，滑膜皱襞外露，疼痛感受器受刺激，产生术后关节突关节源性疼痛。防范措施包括：①腰椎间孔成形术不宜常规施行，仅对移位程度较高的或其他比较复杂的椎间盘突出症类型使用；②施行腰椎间孔成形术时，避免损伤上关节突尖部，成形部位宜选择上关节突根部腹侧，同时避免过度切除上关节突以免损伤关节突关节；③如需施行较大椎间孔扩大成形，明显损伤关节突关节时，可预防性行该关节突关节的支配脊神经背内侧支切除术。

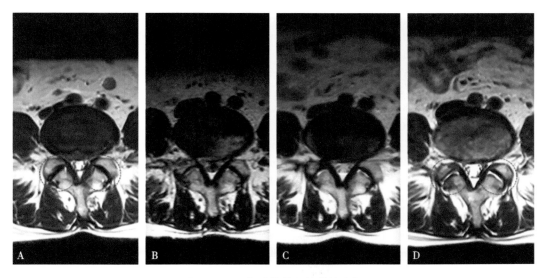

图 15-8-1　术后关节突关节综合征

A. 术前 $L_{4-5}$ 椎间盘水平 $T_2$ 加权 MRI 轴位相显示椎间盘中央型突出,关节突关节无明显异常(绿色虚线圈);B. 经椎间孔入路内镜术后第二天 $L_{4-5}$ 椎间盘水平 $T_2$ 加权 MRI 轴位相显示突出物被摘除,双侧 $L_5$ 神经根减压充分;C、D. 术后 3 个月及术后 12 个月,患者主诉腰痛逐渐加重,$L_{4-5}$ 椎间盘水平 $T_2$ 加权 MRI 轴位相显示椎间盘后缘塑型好,但双侧关节突关节出现炎性表现、关节腔积液(红色虚线圈)

(李振宙　付　强　马　辉)

# 参 考 文 献

［1］　Quirno M,Vira S,Errico TJ. Current evidence of minimally invasive spine surgery in the treatment of lumbar disc herniations. Bull Hosp Jt Dis(2013),2016,74(1):88-97.

［2］　Wang H,Zhou Y,Li C,et al. Risk factors for failure of single-level percutaneous endoscopic lumbar discectomy. J Neurosurg Spine,2015,23(3):320-325.

［3］　Tamaki Y,Sakai T,Miyagi R,et al. Intradural lumbar disc herniation after percutaneous endoscopic lumbar discectomy:case report. J Neurosurg Spine,2015,23(3):336-339.

［4］　Ahn SS,Kim SH,Kim DW. Learning curve of percutaneous endoscopic lumbar discectomy based on the period(early vs. late)and technique(in-and-out vs. in-and-out-and-in):a retrospective comparative study. J Korean Neurosurg Soc,2015,58(6):539-546.

［5］　Cheng YP,Lee KW,Lin PY,et al. Full-endoscopic interlaminar removal of chronic lumbar epidural hematoma after spinal manipulation. Surg Neurol Int,2014,5:55.

［6］　Choi I,Ahn JO,So WS,et al. Exiting root injury in transforaminal endoscopic discectomy:preoperative image considerations for safety. Eur Spine J,2013,22(11):2481-2487.

［7］　Ahn Y,Lee SH. Postoperative spondylodiscitis following transforaminal percutaneous endoscopic lumbar discectomy:clinical characteristics and preventive strategies. Br J Neurosurg,2012,26(4):482-486.

［8］　Wen BT,Zhang XF,Wang Y,et al. Complication and treatment of the lumbar intervertebral disc herniation using percutaneous endoscopic lumbar discectomy. Zhonghua Wai Ke Za Zhi,2011,49(12):1091-1095.

［9］　Tenenbaum S,Arzi H,Herman A,et al. Percutaneous Posterolateral Transforaminal Endoscopic Discectomy:

Clinical Outcome, Complications, and Learning Curve Evaluation. Surg Technol Int, 2011, 21: 278-283.

［10］ Sharma P, Ranjan A, Lath R. Lumbar nerve root hernia: an unusual complication of micro-endoscopic discectomy. Neurol India, 2011, 59 (2): 313-314.

［11］ Kang SH and Park SW. Symptomatic post-discectomy pseudocyst after endoscopic lumbar discectomy. J Korean Neurosurg Soc, 2011, 49 (1): 31-36.

［12］ Choi G, Kang HY, Modi HN, et al. *Risk of developing seizure after percutaneous endoscopic lumbar discectomy.* J Spinal Disord Tech, 2011, 24 (2): 83-92.

［13］ Cho JY, Lee SH, Lee HY. Prevention of development of postoperative dysesthesia in transforaminal percutaneous endoscopic lumbar discectomy for intracanalicular lumbar disc herniation: floating retraction technique. Minim Invasive Neurosurg, 2011, 54 (5-6): 214-218.

［14］ Ahn Y, Lee HY, Lee SH, et al. Dural tears in percutaneous endoscopic lumbar discectomy. Eur Spine J, 2011, 20 (1): 58-64.

［15］ Matsumoto M, Hasegawa T, Ito M, et al. Incidence of complications associated with spinal endoscopic surgery: nationwide survey in 2007 by the Committee on Spinal Endoscopic Surgical Skill Qualification of Japanese Orthopaedic Association. J Orthop Sci, 2010, 15 (1): 92-96.

［16］ Ahn Y, Kim JU, Lee BH, et al. Postoperative retroperitoneal hematoma following transforaminal percutaneous endoscopic lumbar discectomy. J Neurosurg Spine, 2009, 10 (6): 595-602.

［17］ Lee DY and Lee SH. Learning curve for percutaneous endoscopic lumbar discectomy. Neurol Med Chir (Tokyo), 2008, 48 (9): 383-388; discussion 388-389.

［18］ Hoogland T, van den Brekel-Dijkstra K, Schubert M, et al. Endoscopic transforaminal discectomy for recurrent lumbar disc herniation: a prospective, cohort evaluation of 262 consecutive cases. Spine, 2008, 33 (9): 973-978.

［19］ Hoogland T, Schubert M, Miklitz B, et al. Transforaminal posterolateral endoscopic discectomy with or without the combination of a low-dose chymopapain: a prospective randomized study in 280 consecutive cases. Spine, 2006, 31 (24): E890-897.

［20］ Yeung AT, Tsou PM. Posterolateral endoscopic excision for lumbar disc herniation: Surgical technique, outcome, and complications in 307 consecutive cases. Spine, 2002, 27 (7): 722-731.